위확대내시경

Yao Kenshi 지음 ∥ 김광하 옮김

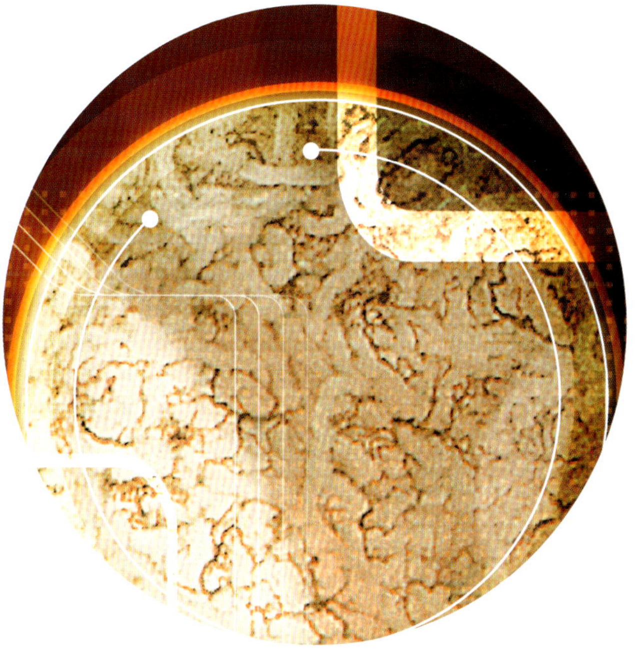

군자출판사

위확대내시경

첫째판 인쇄 | 2012년 8월 17일
첫째판 발행 | 2012년 8월 23일

지 은 이 Yao Kenshi
임상감수(臨床監修) Matsui Toshiyuki
병리감수(病理監修) Iwashita Akinori
옮 긴 이 김광하
발 행 인 장주연
편집 · 표지 채경신
발 행 처 군자출판사
등 록 제 4-139호(1991. 6. 24)

본 사 (110-717) 서울특별시 종로구 인의동 112-1 동원회관 BD 6층
Tel. (02) 762-9194/5 Fax. (02) 764-0209
부 산 지 점 Tel. (051) 893-8989 Fax. (051) 893-8986

ISBN 978-89-6278-594-4

정가 70,000원

역자 서문

위 내시경을 하는 내시경 의사라면 누구나 한 번쯤은 내시경 검사 중에 「지금 내가 작은 위암을 놓치고 있지 않을까?」「내시경 소견이 좀 이상한데 조직검사를 하지 않고 진단할 수는 없을까?」「내가 적절한 부위에 조직검사를 시행했을까?」라는 걱정과 생각을 가지게 된다.

실제로 최근 들어서 내시경 기기의 화질이 향상되면서 매우 뚜렷한 영상을 얻을 수 있다. 그 결과 조기 위암의 발견율이 높아지고 있지만, 너무나 많은 병변들이 눈에 들어와서 내시경 의사에게 조직검사를 해야 되는가 하는 고민과 함께 생검을 시행하는 횟수도 증가되고 있다. 만약에 현미경으로 볼 수 있을 정도까지 병변을 좀 더 확대할 수 있다면 필요 없는 생검을 피할 수 있을 것이다.

다행히도 이제는 실제 임상에서 내시경 검사 도중 80-100배 정도까지 확대관찰이 가능한 확대내시경을 이용할 수 있는 시대가 되었다. 하지만 확대된 영상만 가지고는 한계가 있다. 더 중요한 것은 확대된 영상을 해석할 수 있는 능력과 이에 대한 자신감이다.

많은 논문에서 위암의 확대내시경 소견에 대한 내용을 언급하고 있지만, 각각의 접근 방법과 판단기준이 다르고 각각의 소견에 대한 정확한 근거를 제시하고 있지 못한 실정이다. 이러한 상황에서 역자도 실제 임상에서 확대내시경을 시행하면서 많은 답답함이 있었다.

이러한 상황에서 이 책을 접하게 된 순간 "바로 이 책이다" 하는 놀라움과 함께, 이 책을 꼭 번역하여야겠다는 의욕이 생겨 八尾 선생님을 직접 만나서 번역의 허락을 받게 되었다.

이 책에서는 내시경 의사가 알아야 할 확대내시경의 광학적 지식과 확대내시경 영상이 형성되는 과정을 조직학적 소견을 근거로 제시하고 있다. 또한 확대내시경 검사 방법과 tip, 위암에서의 확대내시경 소견의 진단 기준과 함께 많은 다양한 증례를 보여주고 있다.

바라건대 이 책이 확대내시경을 시행하는 사람뿐만 아니라 일반적인 내시경을 시행하는 모든 내시경 의사에게 위암의 내시경 소견을 좀 더 심도깊게 이해하는 데에 조금이나마 도움이 되기를 간절히 바라는 바이다.

2012년 7월

부산대학교 의학전문대학원

내과학교실 김 광 하

목 차

Chapter 3. 전자내시경의 확대배율과 분해능

Chapter 4. 정상 위점막의 확대내시경 소견

Chapter 5. 만성위염-위체부의 확대내시경 관찰

Chapter 6. 조기위암의 미소혈관 구축상과 임상 응용

Chapter 7. Narrow-band imaging (NBI) 병용내시경의 원리

Chapter 8. NBI 병용확대내시경 소견의 형성과정

- 선상피에 대해 협대역광은 해부학적으로 무엇을 어떻게 보이게 하는가?

Chapter 9. VS classification system의 제창

- NBI 병용확대내시경 소견을 해석하는 원칙

Chapter 10. Light blue crest (LBC)와 White opaque substance (WOS)

Chapter 11. NBI 병용확대내시경의 임상효과

Chapter 12. 조기위암 진단에 사용되는 VS classification system

Chapter 13. 위상피성 종양(조기위암 · 선종)의 육안형별 확대내시경 소견의 해석법

Chapter 14. 백색광·NBI 병용위확대내시경의 새로운 임상 응용

-난이도별 Category에 따른 술 전 경계진단에 대한 임상적 유용성과 한계, 임상적 대응

컬럼-저자의 혼잣말

부록

Chapter 1

확대내시경 소견을 해석하는 원칙과 진단체계

Basic principles for the analysis of magnifying endoscopy: vessels (V) plus surface (S) classification system

저자는 아래 두 지표 형태를 각각 해석하고, 이들 소견을 종합하여 진단하는 원칙과 진단체계를 제시하고자 한다.[1~4]

요점

V, 미소혈관 구축상 Microvascular (MV) architecture

S, 표면미세구조 Microsurface (MS) structure

1.1 확대내시경 소견을 해석하는 원칙

보편적인 내시경 시에 색조와 형태(점막표면의 요철)에 의존하여 진단하는 것과 마찬가지로, 확대내시경 소견을 해석하는 원칙은 미소혈관 구축상(V)과 표면미세구조(S)를 지표로 하여 각각의 소견을 따로 해석하고 이들 소견을 종합하여 확대내시경 진단을 해야 한다고 저자는 생각하고 있다.

왜냐하면 미소혈관 구축상(V)과 표면미세구조(S)는 정상 상태에서는 선와와 선와 사이(와간부)에 일치하여 모세혈관이 분포하고 있는 규칙성이 있지만, 병적 상태에서는 반드시 이러한 원칙이 통용되지는 않기 때문이다.[5] 본 책에서는 미소혈관 구축상(V)과 표면미세구조(S)를 각각 구분하여 확대내시경 소견을 기술하는 VS classification system을 사용하여 일관성이 있는 원칙으로 표기법을 통일하여 소개하고자 한다.

1.2 VS classification system을 사용하는 이유

모세혈관까지 관찰 가능한 확대내시경 기술이 개발된 지금, 처음부터 확대내시경 소견의 일정한 패턴 분류를 시행하여 왔지만 염증, 종양 등을 망라하는 포괄적인 진단체계가 없어 여러 가지 다양한 병태에서 적용하기는 쉽지 않다고 생각된다. 또한 식도 · 대장과는 다르게 위에서는 체부선 영역과 유문선 영역 사이에도 정상적인 소견에 차이가 있고 만성위염에 의해 여러 가지 배경점막의 차이가 추가되므로, 식도와 대장에 있어서의 진단학과는 조건이 달라 단순히 패턴 분류를 할 수 있다고는 생각하기 어렵다. 한편 위암의 조직학적 분화도의 다양성도 고려해야 하므로 동일한 분화형의 조기암이라고 할지라도 식도암과 대장암에 대한 패턴 분류를 조직학적 다양성을 가진 위암에 사용하는 것은 불가능하다. 위에 대하여 병리학적 진단이 "이러한 패턴을 보이므로 위암이 있다" 고 진단할 수 없는 것은 위암과 만성위염의 감별진단을 단순한 사고 과정을 통해

하는 것이 아님을 말해주는 것이다.

1.3 해부학적 근거에 토대를 둔 새로운 진단체계의 구축

통상내시경으로는 "함몰된 병변이 있고, 색소를 산포 시 함몰 경계선이 내측으로 튀어나온 부정형이므로 0 IIc형의 조기위암으로 생각된다. 색소산포 전의 내시경 색조가 주변 배경 점막과 비교 시 적색을 보이므로 분화형암의 가능성이 높다" 등의 과정을 통해 진단해 나간다. 동일하게 확대내시경도 V와 S의 두 가지 지표를 사용하여 소견을 해석하고, 각 소견의 조직학적 또는 생물학적인 의의를 명확히 하여 해부학적 근거를 토대로 한 명쾌한 진단체계의 구축이 필요하다고 생각된다. 예외적으로 이러한 소견을 보일 때 바로 진단이 가능한 임팩트가 강한 소견이 있다면, 모든 사람들이 머리에 떠오르기 쉽게 닉네임을 사용할 수 있으면 좋다고 저자는 생각하고 있다.

Chapter 2

미소혈관 구축상을 표적으로 한 위확대내시경 관찰법

Magnifying endoscopy technigue for visualizing microvascular architecture

요점

기술상의 포인트

(1) 부드러운 확대관찰용 hood의 사용

(2) 비디오 프로세스의 적절한 설정

(3) 송기 · 흡인을 통한 위 내강 공기량의 조절

(4) 침수관찰법(water immersion technique)

해설

내시경은 과거에 기술이었고, 현재도 기술이며, 미래도 기술일 것이다. 이러한 기술을 사용하여 파악할 수 있는 소견이 과학적이라면 이상적이다.

저자는 현재 시행되고 있는 위확대내시경 관찰법이 그다지 어렵다고 생각하지는 않는다. 예컨대 해외에서도 처음부터 확대관찰용 hood를 장착하여 관찰하는 기술을 익히면 간단하게 최대배율로 pit에 대한 확대내시경상을 얻을 수 있다. 그러나 일본의 타지역 선생들과 여러 학회에서 만나 얘기를 나누어 보면, 저자가 시행하고 있는 관찰법이 어렵다고 하는 이들도 있다. 저자의 방법과 이전의 방법과의 차이점에 대해 심사숙고한 결과, 내강이 넓은 위점막을 안전하게 확대내시경하기 위해서는 어느 정도의 지도가 필요하다고 판단되었다.[6]

모든 관찰법에 대해서 지면에 기술하는 것은 불가능하지만, 필요하고 충분한 분해능을 가지는 확대내시경 화상을 얻기 위한 기술상의 포인트에 대하여 설명하고자 한다.

2.1 상부소화관 확대내시경

현재 저자는 올림푸스사 상부소화관 확대내시경 GIF-240Z (그림 1)과 GIF-H260Z을 사용하고 있다. 두 종류 모두 비확대 통상내시경 관찰을 한 후에 최대 80배까지 확대관찰이 가능하게 설계되어 있다. 내시경 손조작부(그림 1)의 zoom lever를 아래로 내리면 내시경 선단부에 내장된 렌즈가 움직여서 광학적 확대관찰이 가능해진다. 반대 방향으로 zoom lever를 올리면 확대배율이 감소된다. 이 내시경은 하부소화관 확대내시경에서 많이 사용되고 있는 전동식 zoom 기능과는 다르며, 선단부의 가동식 렌즈를 manual로 움직이기 때문에 무단계로 연속적인 배율을 조절할 수 있다. 익숙해지면 미세한 배율 조절이 가능하기 때문에 오히려

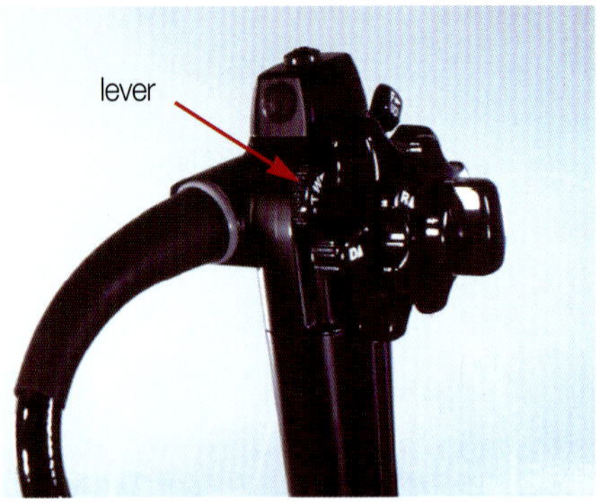

그림 1. 상부소화관 확대내시경 GIF-Q240Z의 손 조작부

manual 조작법이 편리하다.

GIF-Q240Z은 EVIS240 시스템 이후의 전자내시경 시스템이면 사용 가능하며, GIF-H260Z은 high vision CCD를 탑재하기 때문에 EVIS260 시스템 이후의 high vision 신호대응의 시스템에서만 사용 가능하다.

삽입부 외경은 GIF-Q240Z은 9.8 mm, GIF-H260Z은 10.5 mm이다. GIF-Q240Z은 통상내시경인 GIF-Q240과 동일한 외경을 가지고 있다. 반면에 GIF-H260Z은 high vision의 통상내시경인 GIF-H260보다 다소 삽입부 외경이 크지만 water jet 기능을 탑재하고 있다.

2.2 전자내시경 시스템의 설정 – 비디오 프로세스의 설정과 손 조작부 스위치의 할당

광학적 확대관찰에서 충분한 분해능을 가진 확대내시경 화상을 얻기 위해서는 전자내시경 시스템의 설정도 중요하다. 저자는 올림푸스사 전자내시경 시스템(EVIS spectrum)을 사용하고 있으므로, 상기 비디오 프로세스(CV 260)의 설정에 대해 기술하고자 한다. 최근에는 narrow band imaging (NBI)를 병용하면 쉽게 혈관을 높은 contrast로 관찰 가능하다. 하지만 우선 프로세스에 표준적으로 탑재하고 있는 구조강조를 비롯한 영상처리기능을 적절히 설정하는 것이 중요하다(그림 2).

2.2.1 구조강조기능[7]과 NBI

구조강조기능에는 A-mode와 B-mode 두 종류가 있다. 그리고 백색광 관찰 · NBI 관찰 각각에 대해 독립적으로 설정이 가능하다. A-mode는 level을 올리면 혈관의 두께가 커지기 때문에, 저자는 B-mode를 사용하고 있다. 그리고 비디오 프로세스의 사용자 설정기능을 이용한다. 미리 구조강조기능을 B-mode level 4, 6, 8 세 단계로 설정하고 있다. 실제 검사에서는 먼저 비확대관찰 시에는 level 4 또는 6을 사용하여 관찰을 시작하고, 확대관찰 시에는 level 8로 바꾼다(그림 3).

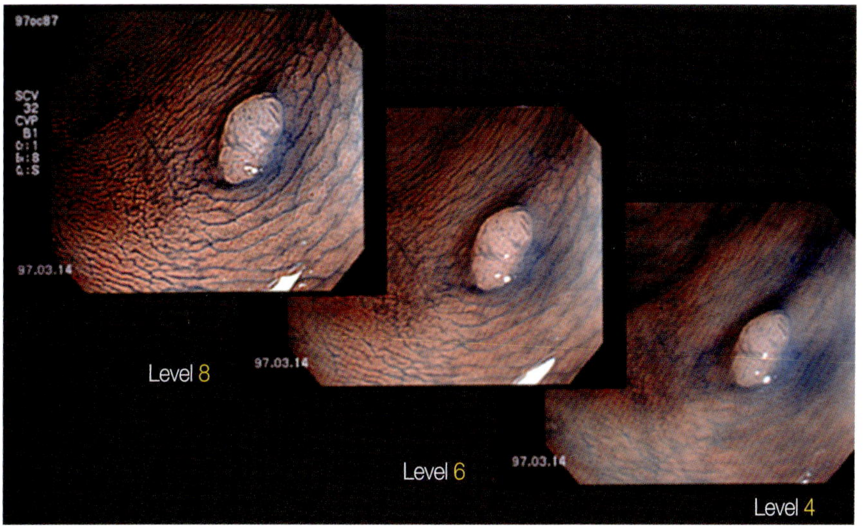

그림 2. 표준적으로 탑재되어 있는 구조강조기능
대장 선종의 색소산포상을 표시하고 있으며, 구조강조 level을 올리면 표면미세구조가 명확해지는 효과가 있다.

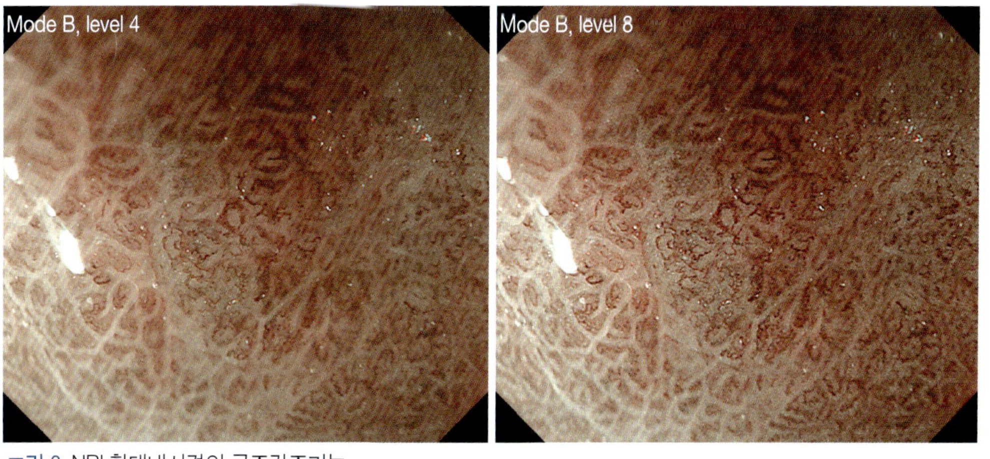

그림 3. NBI 확대내시경의 구조강조기능
Level 4에 비해 level 8의 구조강조기능을 사용하는 경우가 미소혈관 구축상이 더 선명해진다.

NBI에 대해서는 상부소화관용의 NBI 색채 mode 1을 사용한다. 구조강조기능은 B-mode level 4, 6, 8로 설정한다. 저자는 NBI를 확대관찰 시에만 사용하고 있기 때문에, 실제 검사 중에는 NBI 구조강조기능은 level 8 밖에 사용하지 않는다.

2.2.2 적응형 IHb (index of hemoglobin) 색채강조기능[8)]

동시에 적응형 IHb 색채강조기능은 level 0, 2, 4의 세 가지 단계로 설정할 수 있으며, 프로세스의 스위치를

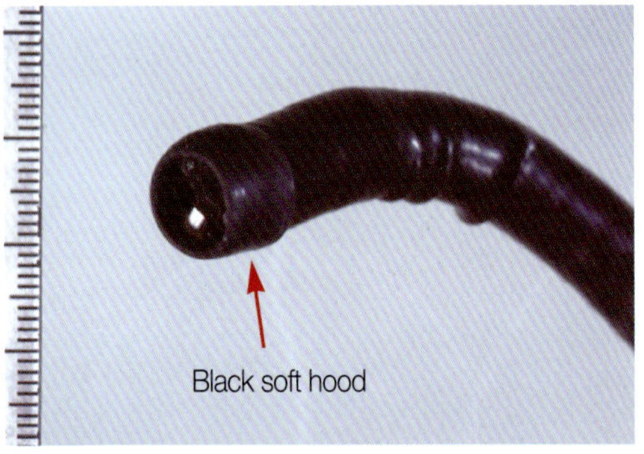

그림 4. GIF-Q240Z의 선단에 흑색 고무 hood (MB 162)를 장착한 사진

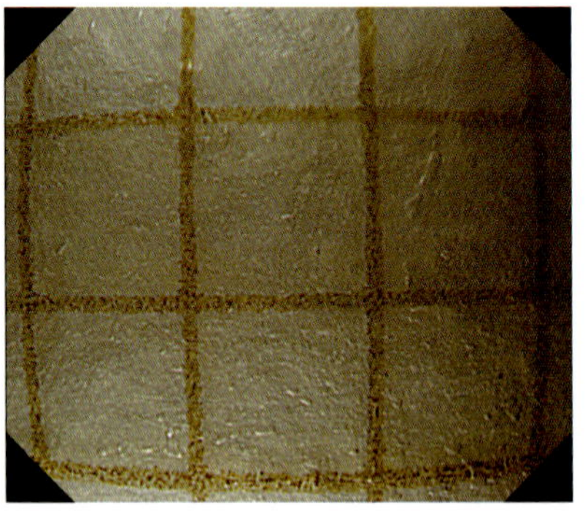

그림 5. 내시경에 부착한 hood 선단을 수직으로 모눈종이에 근접시켜 최대배율로 촬영한 영상
화면의 횡축이 3.2 mm 전후이면 hood의 장착 위치가 적절하고 내시경의 광학적 확대기능이 정상이라고 확인할 수 있다.

사용하여 바꿀 수 있다. 적응형 IHb 색채강조기능은 사용하는 빈도가 적기 때문에 보통 0 상태로 두지만, 미소혈관빈도가 높은 병변의 확대관찰 시 유용하게 사용할 수 있다.

2.2.3 손 조작부 스위치의 기능 할당

손 조작부 스위치 기능의 할당은 1번 스위치는 freeze, 2번 스위치는 구조강조기능의 3단계, 3번은 백색광관찰과 NBI 관찰변환, 4번은 shutter로 할당하고 있다.

2.3 Black soft hood의 사용

2.3.1 확대관찰용 hood의 필요성

위점막의 확대관찰 시 최대배율에서 안정하게 확대내시경 화상을 얻기 위해서는 확대내시경의 선단에 흑색의 부드러운 고무 hood (black soft hood, GIF-Q240Z용 : MB-162, GIF-H260Z용 : MB46, Olympus)의 장착이 필요하다(그림 4). Hood의 깊이는 내시경의 최대 확대배율 시의 관찰 심도와 동일하게 하기 때문에, 내시경 손 조작부의 zoom lever를 아래로 내려 확대배율을 최대로 올린 뒤 hood의 선단을 점막에 밀착하면 최대배율에서 초점이 맞추어진 확대내시경 영상을 얻는 것이 가능하다. 즉 최대 분해능(GIF-Q240Z의 경우 7.9 μm)[9]에서 안정적으로 모세혈관 level까지 관찰이 가능하게 된다. 호흡에 따른 움직임과 대동맥에 의한 박동, 내강이 넓은 위의 확대관찰 시에는 아무리 분해능이 높은 확대내시경을 사용하더라도 hood를 사용하지 않으면 초점이 맞는 영상을 단시간 내에 얻기는 불가능하다. 반대로 hood를 장착하면 간단히 필요한 분해능을 가진 확대상을 얻을 수 있다.

2.3.2 Black soft hood를 사용하는 이유

저자는 확대관찰을 처음 시작할 때에는 투명 플라스틱 hood를 사용하였지만, 2000년에 확대관찰용 black soft hood로 변경하였다. Black soft hood를 투명 플라스틱 hood 대신 사용하는 이유는 (1) 플라스틱에 비해서 재질이 부드럽기 때문에 점막과 병변에 손상을 주어 생기는 출혈 등을 피할 수 있고, (2) hood의 깊이가 얕기 때문에 비확대관찰 시에도 전혀 시야가 방해되지 않으며, (3) 비확대관찰 시 플라스틱 hood를 사용하면 반사가 일어나 관찰에 방해가 되지만, black soft hood를 사용하면 반사가 잘 일어나지 않기 때문이다. 저자는 정밀 검사뿐만 아니라 일반 검사 시에도 반드시 black soft hood를 장착하여 비확대관찰로 병변을 발견한 후에 최대배율로 확대관찰하여 확대내시경 진단을 하고 있다.

2.3.3 검사 전의 확인

각 검사 전에는 미리 내시경의 광학적 확대기능이 정상적으로 작동하는가, hood의 장착부위가 적절한가 확인하고 있다. 구체적으로 살펴보면 사전에 약 1 cm 크기의 정사각형 모눈종이를 내시경 본체에 셀로테이프로 부착한 후, 내시경에 hood를 장착하여 모눈종이에 수직으로 맞추고 손 조작부의 zoom lever를 최대로 올린다. 모니터의 내시경 화면의 횡축이 모눈종이의 눈금 3.2 mm와 일치하게 표시되면 zoom 기능이 정확히 작동하고 있고 hood의 장착부위가 적절함을 확인할 수 있다(그림 5).

2.4 관찰법 (1) : 비확대관찰부터 확대내시경관찰까지

2.4.1 전처치

Pronase 1만 단위, 중층 1 g, 기포제거제(dimethylpolysiloxane 20 mg/ml) 10 ml을 100 ml에 용해한 뒤, 검사 30분 전에 복용시킨다. 인두마취는 통상내시경 검사와 동일하게 한다. 진정제 사용의 적응은 통상내시경 검사와 동일하며, 환자가 원하는 경우라든지 사전에 인두반사가 심한 경우에는 진정제를 사용한다. 정밀 검사 시에는 진정제의 사용이 추천된다. 진경제의 근육주사 후에 검사를 시작한다.

2.4.2 내시경 검사

삽입은 통상내시경 검사와 동일하다. 중하인두 · 후두부 · 식도를 관찰한 후 내시경을 위 내에 삽입하고, 뒤에 기술된 바와 같이 공기를 흡인하여 위벽 점막을 내시경에 밀착할 때에 위액이 검사를 방해하지 않게 위액을 가능한한 흡인한다. 병변을 찾은 후에는 가스콘으로 병변과 주변 점막을 잘 세정한 뒤 통상 관찰을 시행한다.

2.4.3 관찰 목적에 따른 위확대관찰법

현재까지 미분화형 암에 대한 확대관찰이 비확대관찰에 비해 우월하다는 보고가 없으므로, 본 장에서는 분화형 조기암을 대상으로 관찰법을 한정시켜 기술하고자 한다.

분화형 암에서 미소혈관 구축상을 지표로 하는 확대내시경의 임상적 유용성은 주로 (1) 통상 검사법의 "평탄하고 작은 국한성 위염이나 미란양 병변"과 "O IIb나 미소암"의 감별진단과,[10-16] (2) 분화형 조기암의 ESD 전 측방진전도 진단(이후 경계진단)이라고 이전에 보고되었다.[4, 17-20] 실제에서는 미지병변에 대한 스크리닝 검사는 이미 알려진 병변에 대한 정밀 검사이며, 미소혈관 구축상을 지표로 한 확대내시경관찰법과는 다르다. 백색광과 NBI의 관찰 순서는 저자의 경우 우선 백색광 확대를 먼저 시행하고, NBI를 병용한 확대관찰로 수시로 바꾸고 있다. 백색광 관찰에서 진단이 어려운 경우나 NBI를 사용하는 경우가 암과 비암의 특징을 파악하기 쉬운 경우에는 NBI를 병용하고 있다.

통상적인 검사

통상적인 검사 시라도 병변을 발견하면 바로 정밀도가 높은 확대관찰이 가능하게 하기 위해 처음부터 확대관찰용 hood를 장착하고 있다. 병변을 발견하면 통상적인 관찰을 충분히 시행하고 비확대내시경 사진을 촬영한 뒤, 바로 확대배율을 최대로 올리고 hood의 선단을 병변에 수직으로 최대배율로 확대관찰을 시행하여 초점이 맞는 사진을 촬영한다.

저자는 이전에는 병변을 발견하면 바로 그 자리에서 확대관찰을 시행하였다. 최근에는 확대관찰에 집중하면 다른 병변을 놓치는 위험성이 있으며, 부위에 따라 공기를 주입 또는 흡인하게 되면 검사 시간이 길어지고 연동운동을 유발하는 등 불편감을 피할 수 없다고 생각되어 관찰법을 변경하였다. 지금은 비확대관찰로 위내의 스크리닝을 연속해서 시행한 후에 확대관찰의 대상 병변을 결정하고 다시 병변에 접근하여 확대관찰을 시행하여 demarcation line 유무, irregular microvascular pattern (IMVP) 유무를 판정하고 있다.

정밀 검사

미지병변에 대하여 정밀 검사로 암의 경계를 진단하는 원칙은, 조기위암의 일반적인 내시경 진단과 동일하게 먼저 병변 외측의 비암성 배경점막부터 시작하여 암병변쪽으로 관찰을 시행한다. 암의 경계진단을 하는 경우, 병변으로의 두 가지 접근법이 있다.[21] 구체적으로 살펴보면

(1) 약확대로 먼저 주변 배경점막의 regular subepithelial capillary network (SECN) pattern을 관찰한다.

(2) 약확대에서 regular SECN pattern이 소실되는 demarcation line을 동정한다.

(3) 뒤이어 배율을 최대로 올려 demarcation line의 내측에 IMVP의 존재를 확인하여, 이 부위부터 암에 의한 진짜 경계인가를 확인한다.

(4) 병변이 작은 경우는 최대배율로 전주성에 걸쳐 demarcation line과 IMVP를 동정하여 경계를 결정한다.

(5) 병변이 큰 경우는 (1)~(3)까지의 과정을 각 부위에서 반복한다. 또는 일단 (1)~(3)까지 과정에서 demarcation line과 IMVP를 동정하면서, 약확대에서 전부분에 걸쳐 demarcation line만을 동정한다. 숙련이 되면 광범위한 병변이라도 (4)와 동일하게 최대배율로 demarcation line과 동시에 내측의 IMVP를 연속해서 전주성에 걸쳐 확인하는 것도 가능하다.

실제 증례에 대해서는 암의 경계진단의 항목을 참고하기 바란다.

소병변의 관찰이나 광범위한 병변의 경계진단에 관계없이, hood를 사용한 확대내시경 수기의 중요한 사항은 내시경의 미세한 조작, 흡인과 물의 적절한 사용(다음 항목 참조)에 의해 항상 비암점막에 hood를 접촉시키는 방향부터 접근하여 암점막에는 접촉하지 않게 적절한 거리를 유지하면서 관찰하는 것이다.

2.5 관찰법 (2) : hood를 사용하는 관찰부위별 접근법

확대내시경은 직시상이고 대부분의 위벽 부위가 내시경관찰 방향과 사선방향에 위치하고 있으므로, 내시경을 병변점막에 수직으로 하고 게다가 병변으로부터 출혈이 나지 않게 관찰하려면 조금의 궁리와 지도가 필요하다.

부위에 따라서 병변에의 접근법이 다르다. 모든 부위에 대해서 설명하는 것은 어려우므로, 여기에서는 위체부 소만후벽의 0 IIc 병변 (그림 6)을 예로 하여, 관찰법의 포인트에 대하여 기술하고자 한다. Hood를 장착한 확대내시경관찰법의 원칙은 암 수술 전에 비암 배경점막에 hood 선단의 일부를 가볍게 접촉한 뒤, 주변 배경점막부터 경계부 방향으로 접근하는 것이다. 약확대로 암 경계부를 관찰할 때도 hood로 내시경 선단을 점막에 어느 정도 고정할 수 있기 때문에, 상기 접근법은 유용한 방법이다. 그리고 점막과 hood 선단을 수직으로 밀착시키는 것이 중요하다.

2.5.1 분문부와 체부의 소만

직시 · 구측 접근법 (그림 7)

우선 구측부터 접근하여 약확대에서 병변의 demarcation line을 찾고 연속해서 최대배율에서 내부의 IMVP을 확인한 뒤, 암의 구측 침윤범위를 결정한다.

반전 · 항문측 접근법 (그림 8)

구측부터 연속해서 전주성으로 경계 부위를 추적하는 경우, 내시경과 점막의 위치관계가 사선으로 되기 때문에 곤란한 경우가 많다. 이러한 경우에는 일단 반전하여 비확대관찰로 병변의 전체상을 찾은 후, 병변의 항문측부터 접근한다. 내시경을 연속해서 병변의 경계부라고 생각되는 부위의 바로 바깥쪽 비암점막에 가볍게 hood의 선단을 접촉시킨다(그림 8A). Up angle을 조금씩 줄이고 약확대에서 초점을 맞추면서 demarcation line을 확인한다(그림 8C). Demarcation line이 확인되면 내시경을 밀어누르지 말고 위 전체의 공기를 흡인하면 위벽이 빨려들면서 점막이 선단 hood와 수직으로 위치하게 하는 방법을 사용하는 것이 유용하다(그림 8E). 이렇게 demarcation line과 IMVP를 동시에 파악하면서 비암부위와 암부위 사이의 특징적인 경계를 진단한다.

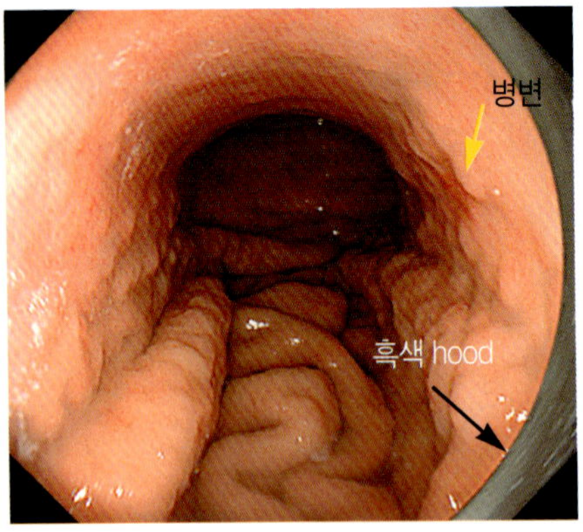

그림 6. 위체부의 0 IIc 병변
비확대관찰 시 GIF-Q240Z의 경우 hood가 우측 상부와 우측 하부의 내시경 화면의 일부에서 보인다. 병변에 대한 접근법의 1예를 그림 7, 8에 표시하였다.[6)]

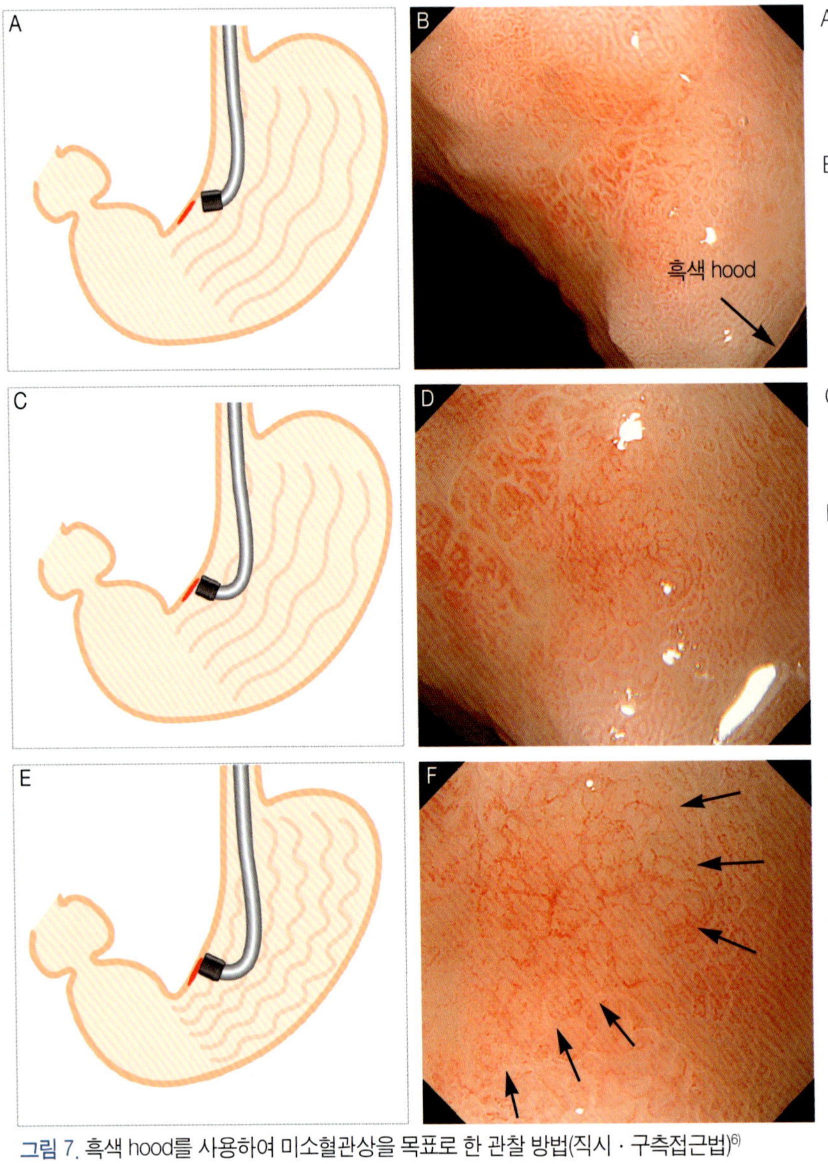

A. 직시에서 병변에 근접하면서 zoom lever를 조금씩 내려 약확대로 하고, hood 선단의 일부분을 구측의 비암 점막에 가볍게 밀착시킨다.
B. A 상태에서의 약확대내시경 영상. 이 정도의 배율에서 미소혈관 구축상의 판정은 불가능하다.

C. 연속해서 확대배율을 최대로 올리고 up angle을 조작하면서 병변에 가까이 밀착시킨다.
D. C 상태에서 최대배율의 확대내시경 영상. 최대배율이라도 초점이 맞지 않으면 미소혈관상의 판정이 곤란하다.

E. 내시경이 병변을 압박하게 조작하면 출혈이 발생하므로, 위 내의 공기를 흡인하여 점막을 hood의 선단에 밀착시킨다.
F. E의 조작 후 최대배율로 초점을 맞춘 영상. 화살표는 demarcation line을 표시하며, 내부에 regular SECN pattern이 소실되어 있고 각각의 형태와 배열이 불규칙한 IMVP가 존재한다고 판정할 수 있다.

그림 7. 흑색 hood를 사용하여 미소혈관상을 목표로 한 관찰 방법(직시 · 구측접근법)[6)]

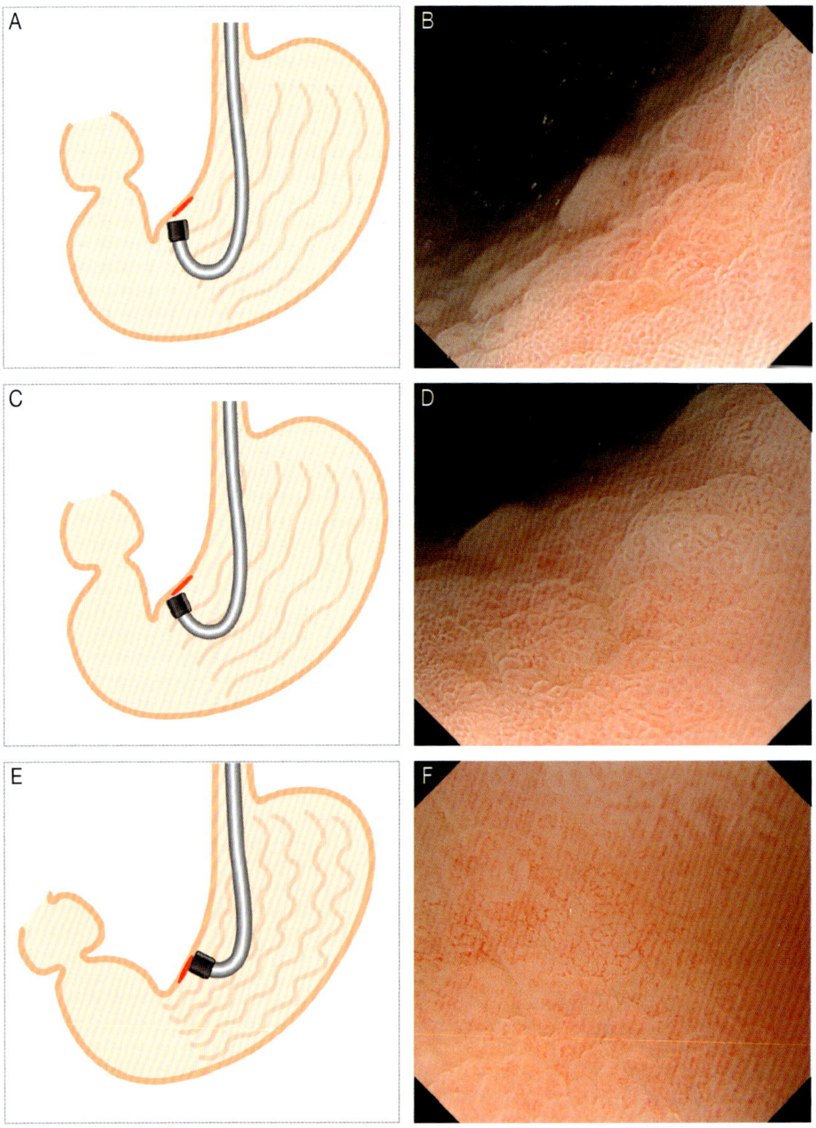

그림 8. 흑색 hood를 사용하여 미소혈관상을 목표로 한 관찰 방법(반전 · 항문측 접근법)[6]

A. 체부 소만의 병변은 반전해서 항문측부터 접근하여 관찰하는 것이 용이한 경우가 많다. 반전하여 병변의 경계부에 접근한 뒤 hood의 선단 일부를 가볍게 항문측의 비암점막에 접촉시킨다.

B. A 상태에서 촬영한 내시경 영상 (침수관찰)

C. 배율을 최대로 한 뒤 up angle을 풀면서 내시경을 조금 빼면, 점막에 접촉된 hood 선단을 기점으로 점막이 더 근접하게 된다.

D. C 상태에서 관찰한 약확대 내시경 영상 (침수관찰)

E. D 상태에서 내시경 up angle과 내시경을 조작하고 위 내의 공기 (또는 물)을 흡입하면, 위벽과 hood 선단이 적절히 밀착하게 된다. 이러한 과정이 숙련되면 최대배율에서 연속적으로 demarcation line을 전 부위에 걸쳐 추적할 수 있게 된다.

F. 최대배율에서 초점이 맞추어진 영상 (본 증례는 침수관찰로 halation이 없어 미소혈관 구축상이 매우 선명하다).

최대배율에서의 관찰요령

그림 8E에 표시된 바와 같이 위 내의 적절한 공기량을 조절하게 되면 위점막과 내시경 선단의 각도가 보통 수직으로 위치하게 되므로, 미세하게 내시경 선단을 조절하면서 hood 선단을 점막에 밀착하면 최대배율로 연속해서 암의 전부위에 걸쳐 경계부를 관찰하는 것이 가능하다.

Hood를 밀착한 상태에서 초점을 맞추는 요령 : 점막이 너무 가까이 위치한 경우 약간 공기를 넣으면 점막이 내시경 선단에서 멀어지게 된다. 역으로 점막과 hood가 밀착되지 않은 경우 약간 공기를 흡인하면 점막이 흡인되어 hood와 수직으로 밀착된다. Hovercraft와 유사하게 조금씩 공기를 주입하면 hood가 점막의 위를 미끄러지면서 나아가게 되어 최대배율로 연속해서 넓은 병변의 경계를 전 부분에 걸쳐 확대관찰할 수 있다.

연속해서 확대배율로 demarcation line을 추적하는 요령 : 보통 비암 배경점막에 hood 선단을 가볍게 밀착하고, 암부에 너무 세게 닿지 않게 내시경을 조작하는 것이 가장 중요한 요령이다.

2.5.2 위각부 소만

위각부 소만은 통상적인 내시경으로 병변의 정면상을 잡기 쉬운 부위이지만, 위의 모양과 크기에 따라 근접관찰이 곤란한 경우가 많다. 이러한 부위에 대해서는 병변을 비확대로 정면 관찰 후, 확대배율로 올린 뒤 위 내의 공기를 다량으로 흡인하게 되면 hood를 점막에 밀착시킬 수 있다.

위 내의 공기가 다량으로 흡인되면 위체부에 저류된 위액이 위각부까지 유입되어 관찰을 방해하므로, 사전에 위액을 가능한 한 흡인해 놓는 것이 필요하다.

이러한 hood를 사용하여 위점막 미소혈관 구축상을 목표로 하는 위확대관찰법은 내시경의 조작뿐만 아니라, 위 내 공기량의 조절, 내시경을 얼마나 위벽에 수직으로 위치하기 쉬운 상태로 가져가는가가 내강이 넓은 위에서 모든 부위에 대해 안정하게 확대관찰하는 요령이다.

2.5.3 위체부 대만

위체부 대만은 halation이 일어나기 쉽고 환자의 호흡과 박동의 영향을 받기 쉬우며 위액이 자주 관찰을 방해하기 때문에 아래에 기술하는 바와 같이 최근에는 침수관찰을 하는 것이 상기 영향을 줄일 수 있어 효과가 좋다.

이상의 방법을 사용하더라도, 최대배율에서 자주 관찰이 곤란한 부위는 접근이 어려운 상부체부 대만-전벽과 호흡에 의해 위벽의 움직임이 큰 궁륭부가 있다.

2.6 침수법 (water immersion technique)

점막 · 내시경 선단 · hood로 둘러싸인 좁은 틈에 탈기수(수도물도 가능)를 채우면 확대관찰의 정밀도가 높아지는 경우가 많다. 이것을 침수법(water immersion technique)이라고 부르며, 저자는 침수법을 선호한다. 십이지장의 융모관찰에 대해 상기 방법이 보고되고 있다.[22] 한편 위에서 상기 방법의 유용성에 대해서는

저자가 일본 소화기내시경학회잡지에 보고하였다.[6)]

통상의 확대관찰과 비교하여 침수법의 장점과 단점을 Table 1에 기술하였다.

검사 방법은 아래의 2가지가 있다. ① 초음파내시경과 동일하게 위 내에 탈기수를 채우는 탈기수 충만법(그림 9A), ② water jet 기능과 주사기의 syringe를 사용하여 탈기수를 겸자공으로 물을 주입하는 주수법 (그림 9B).

실제 임상에서는 초음파내시경 검사 시 위에 탈기수를 채울 때 확대관찰을 하고 있다(그림 9A).

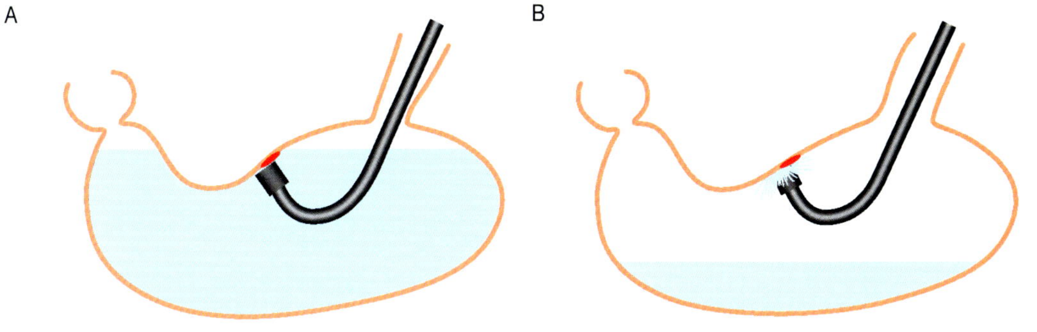

그림 9. 침수법
A. 침수관찰 1법 (탈기수 충만법). 탈기수를 채워서 관찰한다.
B. 침수관찰 2법 (주수 관찰법). Water jet 기능이나 EUS용 주수장치를 사용해서 hood 내로 물을 주입하면서 관찰한다.

Table 1. 통상확대관찰법과 비교한 침수법의 장점과 단점.

장점
1) 점막표면에서 빛의 반사(halation)를 감소시킬 수 있으므로 미소혈관 구축상과 점막표면 미세구조 관찰이 쉽다. 2) 피사체 심도가 깊어지기 때문에 최대배율에서도 초점을 맞추기가 쉽다. 3) 분해능이 증가된다. 4) Hood와 점막 사이에 물이 존재하므로 수평방향으로 미끄러지기 쉽고, 점막에 손상을 주는 경우가 적다. 5) Lens에 점액이 묻는 경우가 적다. 6) 위 내를 채울 정도로 물을 주입하면, 호흡과 대동맥에 의한 박동의 영향이 감소되므로 초점을 잡기가 쉽다.
단점
1) 침수관찰 시 생검이나 일반적인 marking 등의 처치가 힘들다. 2) 원근감이 적어지게 되어 점막의 미세한 요철을 파악하기 어렵다. 3) 물을 주입할 장치를 준비해야 하는 불편감이 있다. 4) 물이 혼탁한 경우, 비확대관찰이 곤란해진다.

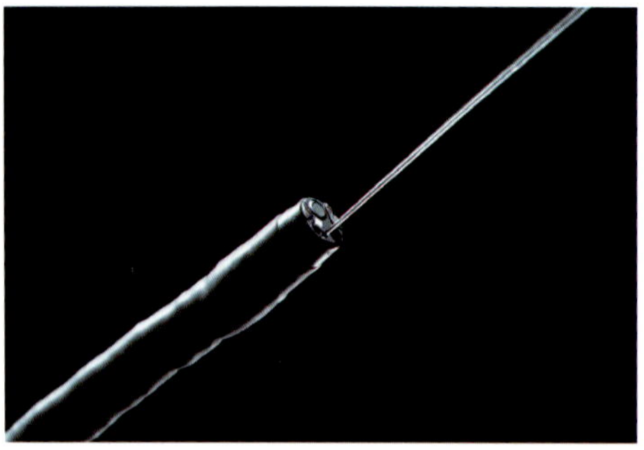

그림 10. Water jet 기능을 가진 내시경 (GIF-H260Z, Olympus)

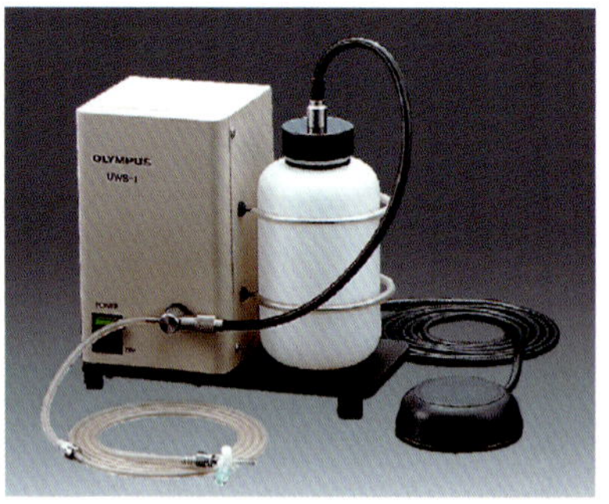

그림 11. EUS용 주수장치 (UWS-1, Olympus)

또한 GIF-H260Z 내시경에는 전용 water jet 기능이 내재되어 있으므로, 최대배율로 점막에 hood를 밀착한 상태에서 hood 내부로 물을 주입하면 침수확대관찰이 가능하다(그림 9B). Water jet 기능(그림 10)을 사용하여 연속해서 hood 내로 물을 채워나가면 점막과 hood 선단 사이에 물로 인한 간격으로 마찰이 적어져서 내시경을 수평방향으로 미끄러지게 하기 쉬워져 검사 시 대단히 편리하다.

Water jet 기능이 없는 GIF-G240Z을 사용 시에는 겸자공을 통해 초음파내시경용 주입장치(그림 11)를 사용하여 연속적으로 물을 주입하면서 관찰한다. 또 다른 방법으로는 주사기의 syringe를 사용해서 탈기수(수도물도 가능)를 주입하여 hood 내에 물을 충만하면서 순간 사진을 촬영한다.

내시경의 선단이 위로 향하는 경우 위 전체에 물을 주입하지 말고, 점막 · 내시경 선단 · hood로 둘러싸인 협소한 공간에 물을 채우면 물이 잠시 저류되어 있는 경우가 많아 검사가 가능하다.

저자의 혼잣말

20세기까지 위확대내시경이 임상적용이 안된 이유와 21세기에서의 진전

최근 대장 확대내시경이 일반 임상에 광범위하게 보급되고 있는 실정이나, 위점막에 대한 확대내시경의 유용성은 연구 단계에서 다양한 소견이 다수 보고되고 있지만 일반 임상에 보급되고 있지는 못하다. 이와 같이 내시경의사가 적극적으로 위확대내시경을 임상에 도입하지 않는 것은 아래의 3가지 요인 때문이라고 생각된다.[6]

첫 번째는 상부소화관내시경에 대하여 기술적으로 일반 내시경과 동일한 크기와 조작성을 가지는 내시경을 개발하기가 어렵다는 점이다.

두 번째는 위는 해부학적으로 확대관찰이 어려운 장기이다. 이를테면 위는 대동맥의 박동 · 호흡에 따른 움직임이 심하고, 확대관찰 시 초점을 맞추기가 어렵고 진한 점액의 존재가 확대관찰의 시야를 방해한다는 문제점이 있다.

세 번째는 대장점막의 점막표면 미세구축과 여기서 발생하는 선종과 암은 종양의 중심에서라도 비교적 단순한 pit pattern을 보여 확대내시경 해석을 위한 지표를 비교적 확립하기 쉬움에 반해, 위에서는 부위별로 다른 정상 소견이 존재하고 또한 배경에 만성위염 또는 미란 등 다양한 소견을 보이는 만성염증도 있기 때문에 진단에 유용한 지표를 얻기가 어렵다는 점이다. Sakaki 등[7-9]의 위점막 미세모양의 분류가 광범위하게 도입되고 있지만 미소암을 정확하게 진단하기에는 한계가 있다.[10]

그런데 2000년부터 여러 방면의 진보로 상기의 문제점이 해결되어 위의 확대관찰이 비교적 쉽게 되었다.[6]

즉, 첫 번째 무제점에 대해서는 2000년부터 일반 상부소화관내시경과 동일한 크기와 조작성을 가지며, 최대배율과 충분한 분해능 및 관찰 심도를 가지는 내시경(GIF-Q240Z)가 처음으로 개발되어 일반 임상에서 사용할 수 있세 뇌었다. 통상 내시경검사 중에 일반 관찰 후 연속해서 확대관찰을 쉽게 할 수 있게 되었다.

두 번째 문제점인 해부학적 요인에 대해서는 확대관찰용 hood의 사용으로 문제가 해소되었다. 구체적으로 살펴보면 내시경 선단에 확대관찰용인 흑색의 부드러운 hood를 장착하고 hood 선단을 점막에 밀착한 뒤 광학적 배율을 최대로 하면 점막과 lens와의 거리가 일정하게 유지되기 때문에 움직임이 심한 위점막에서도 최대배율로 확대내시경 영상을 얻기가 쉬워졌다.

세 번째 문제점인 확대관찰 시의 유용한 지표에 대해서는, 위점막 미세모양은 소위 pit pattern라고 하는 점막표면 미세구조의 지표가 있다. 저자가 제시한 위점막 미소혈관 구축상은 분화형암에 대해서는 통상 내시경으로 진단할 수 없는 미소암, IIb의 진단에도 유용하여,[11] 이후 다양한 임상적응이 가능한 새로운 지표라고 생각하고 있다. 즉, 확대내시경 소견을 해석하기 위한 새로운 미소혈관이라고 하는 지표가 임상진단에 도입되었기 때문이다.

상기의 세 가지 요인들이 모두 동시에 해결됨으로써 새로운 진전이 초래되었던 것이다.

Chapter

3 전자내시경의 확대배율과 분해기능

Magnifying ratio and resolution of the electronic endoscope

1990년대는 대장확대내시경의 전성시대로서 "100배 배율의 대장확대내시경을 사용하면 pit pattern을 관찰할 수 있으므로 ..." 등의 보고가 여러 차례 있었다. 그렇지만 저자는 배율이라는 것은 상대적이고 막연한 것이므로 배율이라 표현하는 것에 대해 위화감을 느끼고 있었다.

그래서 Endoscopy Forum Japan (EFJ) 2000년 모임에서 내시경의 확대배율과 분해능의 원리에 대하여 저자가 올림푸스 메디칼 시스템의 엔지니어에게 의뢰하여 내시경의사가 알 수 있게 프리젠테이션을 부탁하였다. 그 때의 슬라이드 일부를 제공받고 논문[23]의 내용을 발췌한 뒤, 여기에 저자의 생각을 보충하여 내시경의 확대배율과 분해능의 원리에 대하여 간단히 기술하고자 한다.

확대배율과 분해능의 정의, 측정법, 표기법은 전자기기 회사마다 다르므로 어디까지나 참고 자료로 생각하기 바란다.

3.1 확대배율(magnifying ratio)의 정의

전자내시경 시스템에서는 절대적인 확대배율이라는 개념은 존재하지 않으며, 확대배율은 상대적인 지표이다. 구체적으로 말하자면, 그림 12에 표시된 바와 같이 실제는 직경 10 mm의 폴립이 14인치 모니터에서는 100 mm로 표시되면 "전자내시경의 확대배율은 10배이다" 라고 표현한다. 만약 동일한 직경의 10 mm 폴립이 28인치 모니터에서 200 mm로 표시되면 "전자내시경의 확대배율은 20배이다" 라고 표현한다. 그러므로 확대배율은 어떤 모니터로 표시되는지 조건을 명기할 필요가 있다.

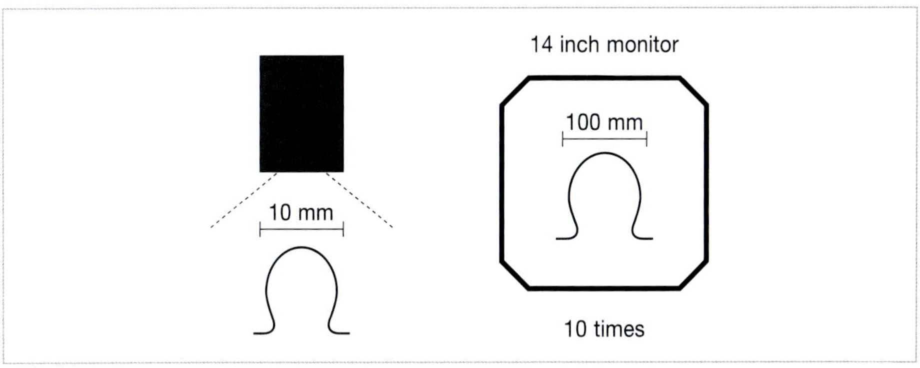

그림 12. 확대배율의 정의[23]

저자의 경험에서도 GIF-Q240Z의 최대배율은 일본 국내에서는 80배, 영국에서는 115배라고 제품 카탈로그에 기술되어 있다. 내시경실이 협소한 일본에서는 14인치 모니터가 표준이지만 내시경실이 넓은 해외에서는 20인치 모니터가 표준사양으로 판매되고 있기 때문이다. 80배 × (20인치 ÷ 14인치) = 약 115배로 계산된다.

3.2 최대배율(maximal magnifying ratio)의 정의

내시경 선단과 대상의 거리에 따라 확대배율이 달라지는 것은 당연한 것이다. 구체적으로 설명하면 동일한 대상이더라도 내시경 선단과 대상의 거리가 가깝게 되면 모니터에서 크게 표시되기 때문에 확대배율은 높은 것이며 내시경 선단과 대상과의 거리가 멀게 되면 확대배율이 낮아지게 되는 것이다.

이러한 점을 고려한다면 "초점을 맞춘 상태에서 초점이 흐려지기 직전까지 대상에 가깝게 근접시켰을 때 측정한 배율" 을 최대 확대배율(maximal magnifying ratio)이라고 한다.

3.3 분해능(해상력, resolution)의 정의

전자내시경의 분해능 정의는 "일정한 거리에서 얼마나 작은 대상을 명확하게 관찰할 수 있는가" 이다. 그림 13은 분해능을 측정하는데 사용되는 JIS (Japan Industrial Standard) 규격의 차트이다. 흑색 배경의 중심에 3개를 한 묶음으로 백색선으로 표시해 놓았다. 백색선의 폭과 흑색 부분의 폭은 같다. 윗부분은 수평방향의 분해능을, 아래부분은 수직방향의 분해능을 측정하기 위해 사용된다.

3.4 분해능의 계측 · 표기법

현재 4종류의 분해능 계측 · 표기법이 있다. 예를 들면 그림 14처럼 백색선의 간격폭(pitch)인 100 μm (백색선 자체의 폭은 50 μm)의 선이 명료하게 관찰되면,

(1) 분해능은 10 lines pairs (Lp)/mm이다(백색선과 흑색선이 1쌍이며, 두 색의 선폭을 합치면 100 μm이므로, 1 mm에 10 line pairs가 존재한다는 의미이다).
(2) 백색선의 간격폭(pitch)를 사용하면 분해능은 100 μm이다.
(3) 백색선의 폭을 사용하면 분해능은 50 μm이다.
(4) 그 외에도 전자영상기기(TV 모니터)의 분해능을 사용하는 경우는 분해능은 TV 모니터 주사선의 수로 표기되어 있다. 이러한 방법은 상기 3가지 계측법의 정의와는 완전히 다르다.

방법 (2)와 방법 (3)을 사용하면 수치가 2배 정도 다르기 때문에 일반적인 내시경의 분해능을 표기하기 위

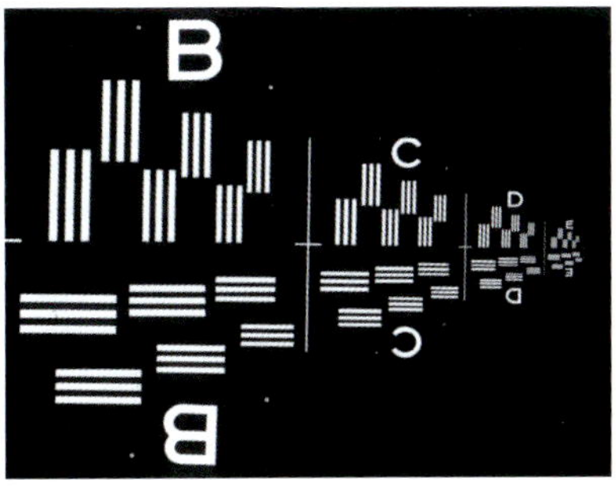

그림 13. 분해기능(해상력)의 정의[23]

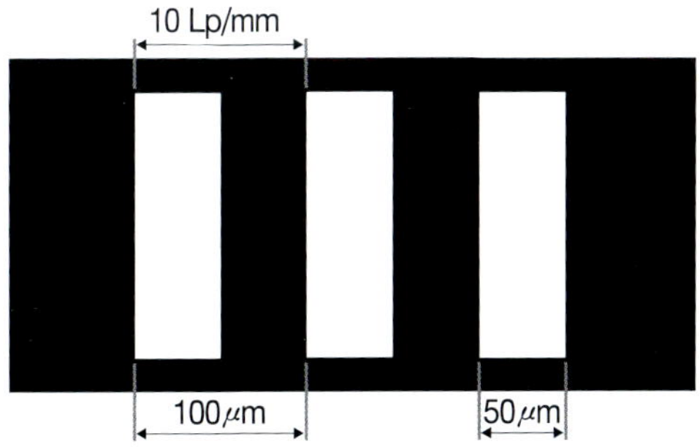

그림 14. 분해기능의 계측법[23]

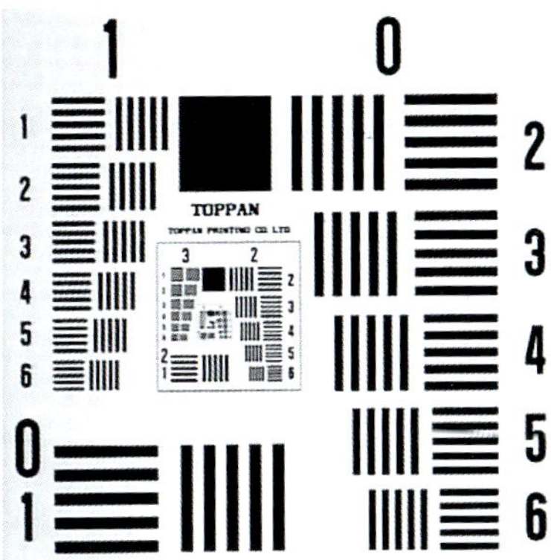

그림 15. 분해기능의 계측에 사용되는 차트 (TOPPAN TEST CHART NO1)

해서는 방법 (1)을 사용하는 것이 가장 적절하다. 방법 (2) 또는 (3)을 사용하는 경우는 각각의 분해능을 표기할 수밖에 없으므로, pitch를 사용하는가 또는 백색선의 폭을 사용하는가를 명기하는 것이 필요하다.

GIF-Q240Z의 분해능을 계측해보면 (2)번 방법으로는 15.8 μm가 최대분해능이고, (3)의 방법으로는 7.9 μm가 최대분해능이다. 미세혈관을 목표로 한 확대내시경의 분해능은 「어느 정도의 미세한 혈관까지 뚜렷하게 볼 수 있는가?」라고 표시하는 것이 내시경의사가 이해하기 쉬워 실제 임상에서 적합하다. 그러므로 흑색선의 폭을 가지고 (3)의 계측 · 표기법을 사용하여 7.9 μm라고 논문에 기재하였다.[9]

실제 전자확대내시경의 최대분해능을 계측하기 위해 TOPPAN TEST CHART NO1(그림 15)이 사용되고 있다. 관찰이 가능한 최소 흑색선의 폭을 최대의 분해능으로 하고 있다. GIF-Q240Z의 최대분해능은 7.9 μm이며, 최신의 high vision 전자확대내시경 GIF-H260Z의 최대분해능은 5.6 μm이다.[4]

3.5 수평분해능과 수직분해능

TV 모니터의 주사선은 수평방향으로 표시되지만 수평방향과 수직방향의 분해기능은 원칙적으로 다르다. 그러므로 수평방향과 수직방향의 분해기능은 각각 수평분해기능, 수직분해기능으로 표기되고 있다.

실제 GIF-Q240Z의 최대분해기능은 (3)의 방법으로 7.9 ㎛라고 표기하고 있지만 수직방향의 분해기능은 이것보다 낮다고 추정된다. 그러나 수평방향에 수직으로 주행하는 혈관의 존재를 생각하지 않을 수 없으므로 수평분해기능을 가지고 최대분해기능이라고 정의하고 있음을 추가하는 것이 바람직하다.[9]

3.6 최대분해능(maximal resolution)의 정의

내시경 선단과 대상과의 거리가 근접하게 되면 배율이 높아지는 것과 마찬가지로 미세한 구조가 보이게 된다. 그러나 앞에서 기술한 바와 같이 대상에 너무 근접하게 되면 초점이 잡히지 않게 된다. 분해기능은 이러한 거리를 기점으로 감소하게 된다. 즉, "초점을 맞추어 근접 관찰이 가능한 대상의 최소 크기"를 최대의 분해기능이라고 정의한다.

3.7 확대내시경(magnifying endoscopy)의 정의와 배율 · 분해능력

올림푸스사는 대물렌즈의 광학계가 다단계로 변환가능한 내시경을 확대내시경(magnifying endoscope)으로 부르고 있다.

덧붙여 말하면 통상내시경인 GIF-Q240의 최대배율은 20배이며, 확대내시경인 GIF-Q240Z의 최대배율은 80배이다. 요컨대 광학적 배율은 GIF-Q240Z이 Q240보다 4배 높다고 할 수 있다. 이러한 4배 높아진 배율을 "4배 밖에 또는 4배씩이나"라고 생각하는 것은 독자의 자유이다.

또한 전자확대(electronic magnification)를 사용하면 최대배율은 증가되지만 최대분해기능은 변하지 않는 것은 쉽게 이해될 수 있다. 다만 모니터의 해상도가 낮아 내시경의 분해기능을 충분히 반영할 수 없는 경우에는 전자확대에 의해 해상도가 높아질 가능성은 남아 있다.

맺음말: 저자가 강조하고 싶은 점

이상의 광학적 배경을 이해한 후, 저자는 확대내시경의 능력을 표현하기 위해 「최대배율은 상대적인 지표이므로, 제품 선전으로는 impact가 있지만 과학적으로 의미는 없다. 내시경의 해상력을 최대분해기능으로 표기하는 것이 필요하다」라고 재차 강조하고 싶다. 이후로 최근 학회와 논문에서 배율이 아니라 최대분해기능으로 표기하고 있다. 내시경도 과학적인 방법론의 하나이기 때문에 이러한 점은 중요하다. 굳이 본서에 확대배율과 분해기능에 대하여 장을 만들어 설명한 이유도 이러한 관점에서다.

모세혈관 level까지의 미세혈관상을 목표로 한 확대내시경은 아무리 낮더라도 최저 8 ㎛의 분해기능이 필요함을 미루어 짐작할 수 있다. 「이러한 점을 이해하지 않고 불충분한 분해기능(약확대)으로 포착한 미세혈관상을 대상으로 학술적 토론을 발표하는 내시경의사는 과학적인 기초를 이해하지 못했다고 생각하지 않을 수 없다」라는 의구심을 가지는 것은 저자만의 생각일까?

사사 · 문헌

본 장의 그림은 올림푸스 메디컬 시스템의 엔지니어로부터 제공받아 게재하였다. 또한 Dig Endosc에 게재된 논문[9)]에서도 도움을 받았기에 부디 원문을 참고하기 바란다.

Chapter

4 정상 위점막의 확대내시경 소견

Magnified endoscopic findings of normal gastric mucosa

요 점

Basic anatomical findings

Gastric body mucosa

V : A regular honeycomb-like SECN pattern with presence of a regular CV pattern

S : A regular oval crypt-opening pattern

Gastric antral mucosa

V : A regular coil-shaped SECN pattern with absence of a regular CV pattern

S : A regular linear or reticular crypt-opening pattern

해 설

Helicobacter pylori (H. pylori) 위염과 같은 병적 변화가 없는 위점막의 확대내시경 소견은 위체부와 위전정부 위치에 따라 완전 다른 형태를 보인다.[24,25] 확대내시경으로 관찰되는 정상 위점막 소견을 해석하기 위해서는 우선 어떤 해부학적 구조가 보이는가를 이해하는 것이 필요하다. 본 장에서는 indigo carmine 색소산포를 병용하여 백색광을 사용하는 확대내시경으로 얻어지는 소견을 설명하고자 한다.

정상 위점막에는 (1) 미소혈관 구축상(V)을 해석하기 위한 기본적인 해부학적 구성요소는 점막 상피하의 모세혈관총(subpeithelial capillary network, SECN)과 집합세정맥(subepithelial collecting venule, CV)이 있으며, (2) 점막표면 미세구조(S)를 해석하기 위한 기본적인 해부학적 구성요소는 위고유선의 선개구부(crypt opening)와 위소구(gastric sulcus)가 있다.

4.1 위체부 (gastric body mucosa)

4.1.1 미소혈관 구축상(V)

정상 위체부・위저부(체부선 영역)(그림 16A)의 V는 상피하에 선개구를 둘러싸는 다각형의 모세혈관의 폐쇄성 loop가 존재하고 이들은 인접하는 모세혈관과 상피하에서 문합되며, 규칙적인 배열을 하여 벌집 모양의 상피하 모세혈관총(regular honeycomb-like SECN pattern)으로 보인다. 이러한 모세혈관총은 모세혈관보다 조금 직경이 큰 CV로 합쳐진다(그림 16B).

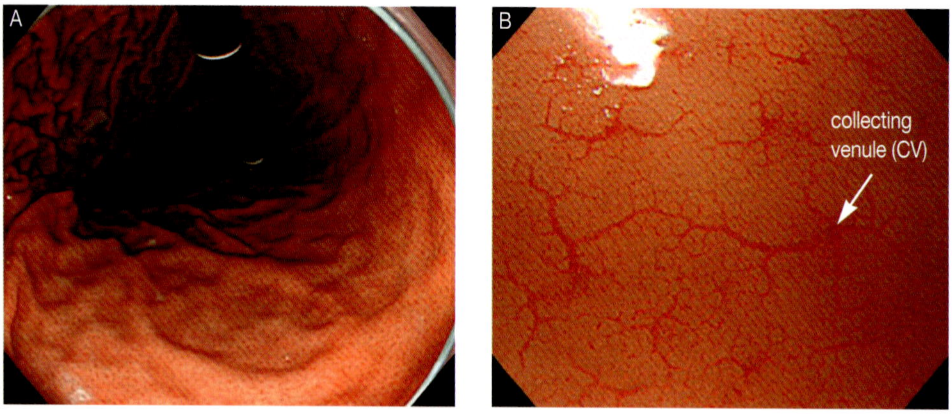

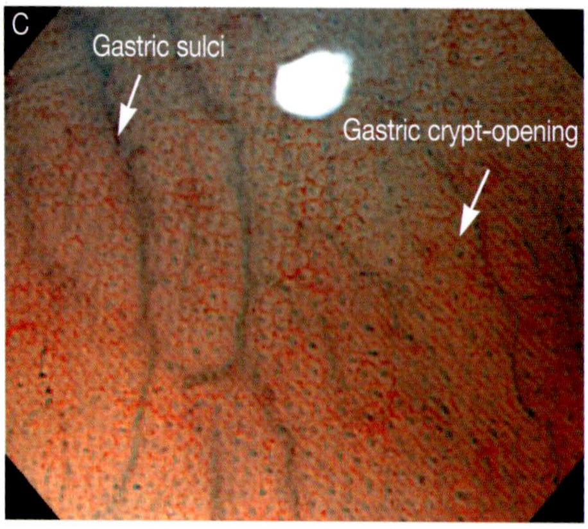

그림 16. 정상 위체부 (체부선 영역) 백색광 관찰[24)]
A. 비확대관찰상
B. 확대관찰상
C. indigo carmine 색소 산포 후 확대관찰상

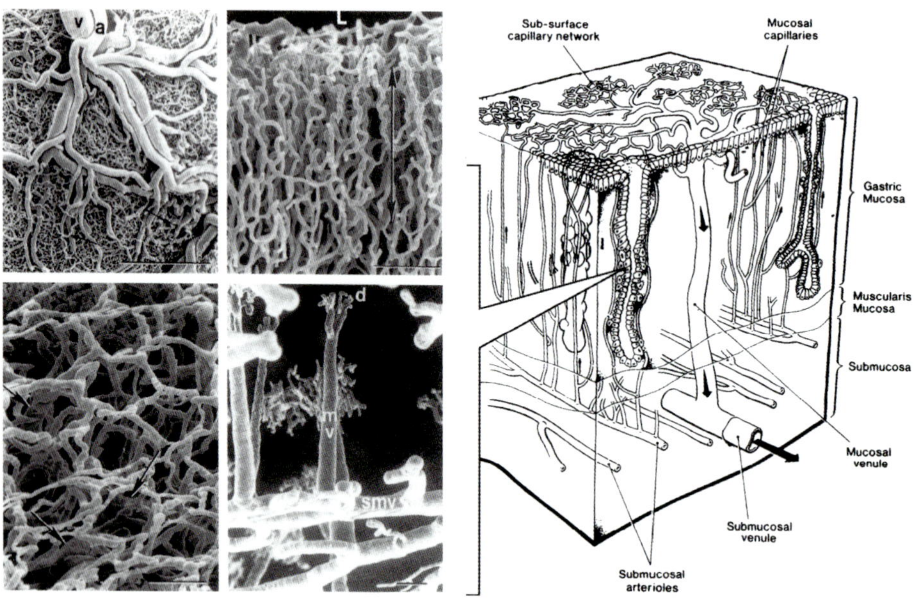

그림 17. 위체부 · 저부점막의 미소혈관 구축상[28,29)]
A-D. 혈관주형을 이용한 주사전자현미경상. A. 점막하층측 (rat). 점막하층에서 분지하는 세동맥(a)과 세정맥(v)은 평행하게 주행하고 있다. 이들 사이에 mesh모양의 점막심층 모세혈관층이 관찰된다. Bar = 1 mm. B. 점막 내의 수직절단상 (rat). 모세혈관은 수직방향(화살표)으로 반복해서 문합하면서 내강표면으로 주행한다. Bar = 100 ㎛. C. 관강측의 미소혈관상 (rat). 다각형의 모세혈관이 선와를 둘러싸면서 정교하게 배열하고 있다. 표층의 모세혈관 밑에는 집합세정맥의 분지(화살표)가 관찰된다. Bar = 100 ㎛. D. 집합세정맥과 모세혈관의 일부 (rat). 집합세정맥(mv)은 상피하의 모세혈관(d)으로부터 관류하여 점막하층의 정맥층으로 연결되어진다. Bar = 100 ㎛. E. A-D 소견을 종합한 모식도.

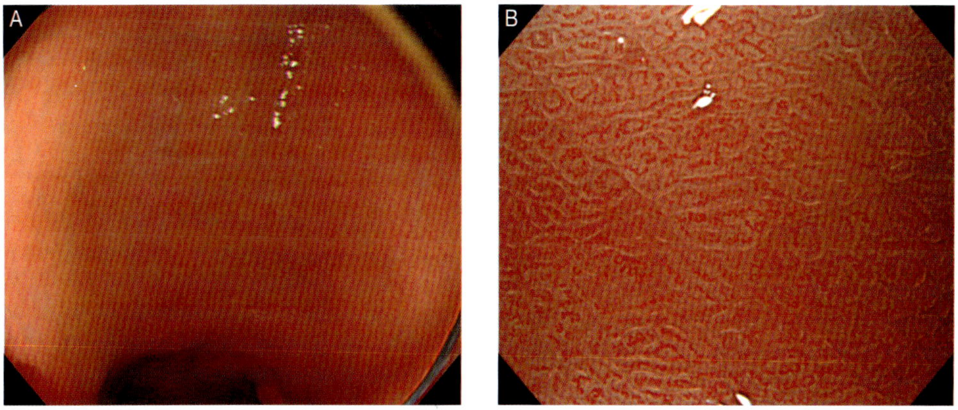

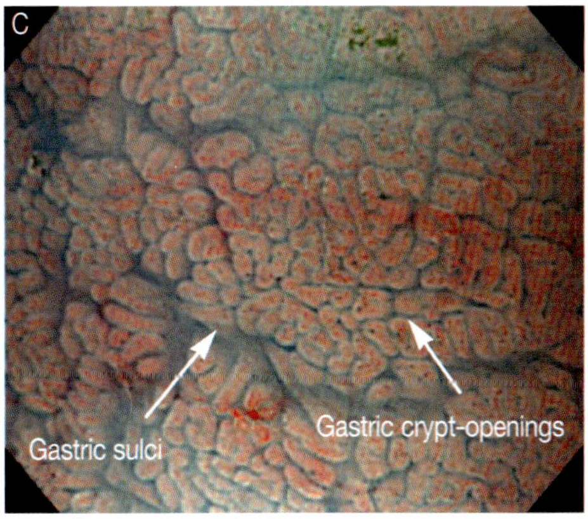

그림 18. 정상 위전정부 (유문선 영역) 백색광 관찰[24)]
A. 비확대관찰상
B. 확대관찰상
C. indigo carmine 색소산포 후 확대관찰상

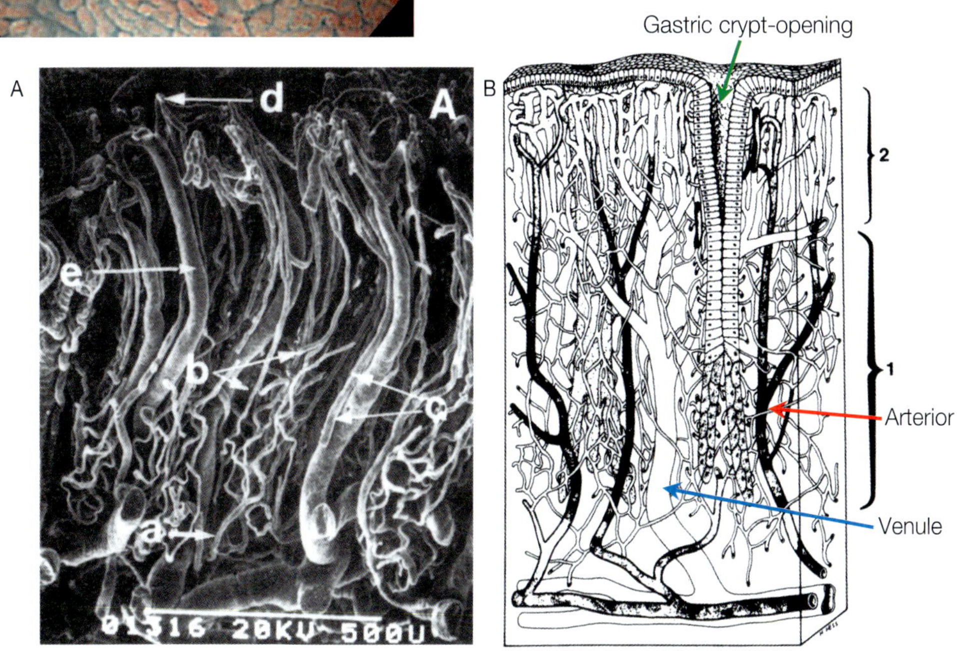

그림 19. 위전정부점막의 미소혈관 구축상[32,33)]
A. 혈관주형을 이용한 전자현미경상. 수직방향의 단면 (dog). a: 점막하층의 모세혈관이 분지하는 세동맥, b: 점막심층의 모세혈관망과 상피하의 모세혈관망의 연결, c: 상피하의 모세혈관망에 직접 분지하는 세동맥, d: 상피하 모세혈관이 관류되는 세정맥.
B. 전정부 점막 내 미소혈관 구축상의 도식도 (dog).

4.1.2 점막표면 미세구조(S)

색소산포 후에 S가 명료하게 보이게 된다. 구체적으로 살펴보면 원형부터 타원형의 선개구부가 균일한 간격으로 배열하여 regular oval crypt-opening pattern을 보이고 있으며, 동시에 선상의 위소구도 관찰된다(그림 16C). 생체에서 위체부의 모세혈관상을 포함한 정상 확대내시경 영상은 Yagi 등이 최초로 보고하였다.[26, 27]

4.1.3 해부학적 근거

상기의 확대내시경 소견은 이미 혈관주형을 이용한 주사전자현미경상의 연구로 증명되어 있다.[28, 29] 즉 그림 17에 표시된 것처럼 점막하층을 주행하는 세동맥(submucosal arterioles)으로부터 바로 모세혈관(capillary)이 분지하며, 분지된 모세혈관은 점막근판을 관통하여 점막고유층의 선저부부터 선관의 주위를 둘러싸면서 서로 반복해서 문합하면서 점막 표층쪽으로 분포하고 있다. 그리고 상피하에서 벌집모양의 모세혈관망(regular honeycomb-like SECN)을 형성하고, 상피하 표층부에서 집합세정맥(CV)으로 이어진다. CV는 점막고유층 내로 비스듬하게 내려가서 점막하층의 세정맥(submucosal venule)으로 관류된다.

4.2. 위전정부 (gastric antrum)

4.2.1 미소혈관 구축상(V)

위전정부(유문선 영역)(그림 18A)는 V와 S 모두 위체부와는 완전히 다르다.[24, 25] 위전정부에서는 상피하 모세혈관 개개의 형태는 주로 coil 모양, 때때로 망상 형태로 보이며(그림 18B) 모세혈관망의 형태와 분포는 균일하고 규칙적이므로 위전정부의 V는 regular coil-shaped SECN pattern이라고 명명하였다.[24, 25] 전정부에서는 집합세정맥(CV)이 관찰되는 경우는 드물다.[24, 25, 30]

4.2.2 점막표면 미세구조(S)

색소산포 후에 S와 V의 관계가 명확해진다(그림 18C). 일반적으로 정상 선개구 형태는 원형의 함몰이라고 상상되지만 이것은 잘못된 생각이다.[31] 또한 조직학 교과서를 참조하더라도 위전정부 유문선의 개구부도 조직학적 절단도에서 관상의 함요로 표시되어 있다. 이것은 틀림없는 사실이다. 그렇지만 실제로는 점막표면을 확대내시경으로 보면 전정부의 선개구부 형태(crypt-opening pattern)를 3차원적으로 관찰할 수 있는데, 선개구부는 위체부에서는 원형으로 보이는 것에 반해 도랑모양이다.[24] 상기 내용을 다시 정리하면 도랑모양의 함요를 수직방향으로 절단하여 조직학적으로 관찰하면 관상의 고유선 모양이 됨을 이해할 수 있다.

그리고 이러한 도랑모양의 위소와를 둘러싸면서 상대적으로 융기가 된 부위(소위 와간부)의 상피하에서 coil 모양의 모세혈관이 규칙적으로 분포됨을 확인할 수 있다. 선상의 선개구부보다 폭이 넓고 긴 고랑이 위소구(胃小溝)이다. 또한 위소구를 둘러싸는 단위는 위소구(胃小區, gastric area)이다. 최대배율의 내시경 영상의 관찰 시야는 횡경이 약 3.2 mm밖에 안되기 때문에 보통은 한 시야에서 위소구 전체를 관찰하기는 어렵다. 생체 내에서 위전정부의 모세혈관상을 포함하는 정상 확대내시경 영상은 저자 등이 최초로 보고하였다.[24)]

4.2.3 해부학적 근거

위체부와 동일하게 혈관주형을 관찰할 수 있는 전자현미경을 이용한 연구에서 위전정부의 점막미소순환계의 해부가 명확하게 밝혀져 있다(그림 19).[31-33)] 위체부와는 다르게 위전정부 점막고유근층 내의 모세혈관이 모두 점막하층의 세동맥으로부터 점막근판 바로 아래에서 분지하는 것만은 아니다. 모세혈관의 일부는 점막근판 바로 아래의 세동맥에서 바로 분지하여 점막고유층에 분포하고 있으며, 세동맥의 일부는 점막근판을 관통하여 점막고유층 내에서 모세혈관으로 이행한다. 점막 내 모세혈관의 밀도는 위체부에 비해 성기다. 이러한 모세혈관은 위체부와 마찬가지로 점막고유층 내에서 반복해서 문합하면서 상피하로 도달하여 와간부의 상피하에서 분포한다. 이 부분을 표층에서 관찰하면 coil 형태로 보인다고 추측할 수 있다.

확대내시경으로 관찰하면 정상 위체부에 비해 정상 위전정부에서는 CV가 관찰되는 빈도가 낮은 이유는 그림 17, 19와 표시된 바와 같이 상피하 모세혈관망이 위체부에서는 점막상피의 바로 아래에서 CV에 연결되지만, 위전정부에서는 상피 바로 아래에서 연결되지 않고 점막고유층 내의 비교적 깊은 부분에서 CV로 이행하기 때문이라고 추측된다. 즉, CV는 위전정부에서는 표층보다 다소 깊은 부위에 위치하기 때문에 표면에서는 투과되어 보이지 않을 것이다.

또한 도랑모양의 선와를 둘러싸는 와간부 상피하의 간질은 전정부에서 위체부에 비해 넓은 점이 특징이다.

저자의 혼잣말

우연과 필연

저자는 2000년 5월부터 확대내시경을 시작하였으며 GIF-Q240Z에 hood를 사용하면서 최대배율로 pit에 해당하는 확대내시경 영상을 얻을 수 있게 된 후 여러 가지 소견을 발견하면서 흥분했다. 그러나 동시에 불안감도 있었다. 예를 들면 정상 위점막상이 체부와 전정부에서 전혀 다른 미소혈관 구축상과 점막표면 미세구조를 보인다는 것을 깨달으면서 흥분했다. 그러나 「직접 관찰하고 있는 것이 인체 혈관의 최소 단위인 모세혈관인가, 확대 소견이 정말 정확한가?」 하는 자문자답이 매일 반복되었다. 같은 해 7월에 Endoscopy Forum Japan (EFJ)에서 위 확대관찰상에 대해 기조강연을 할 예정이 다가옴에 따라 자신은 있지만 불안감이 머리에서 떠나지 않았다.

후코오카 대학병원 병리학 교수님께서 온갖 병리 교과서를 소장하고 있다는 사실이 생각나서, 발표 2일전 밤 11시경에 병리학 교수님 방을 방문하자 교수님께서 내가 말하기 전에 나의 얼굴을 보면서 "책은...?" 이라고 물어보셨다. "어떻게 알 수 있을까요" 라고 하는 질문에 대답하지 않으셨다. 책장에 진열된 5권의 영어 병리 교과서의 한쪽 편을 넘기니 「Gastrointestinal and Oesophageal Pathology」라는 교과서에 저자가 정말로 관찰하고 싶은 미소혈관 구축상과 점막표면 미세혈관에 대한 해부학적 소견(그림 17, 19)이 기재되어 있었다. 그 때의 감동은 지금도 선명하게 기억 난다. 이틀 뒤에 자신감을 갖고 강의를 하였고, 모세혈관을 확대내시경으로 관찰가능하다는 것을 객관적으로 보여주는 evidence를 지지받게 되었다.

당시에 EFJ의 간사였던 저자는 엔지니어와 의견을 나눈 뒤 panel discussion을 제안하였고, 기조발언 시 확대배율과 분해능의 차이점에 대하여 내시경의사가 이해 가능하도록 슬라이드 10매 정도를 준비해 달라고 엔지니어에게 부탁하였다. 제3장에서도 소개되었지만 GIF-Q240Z를 개발한 팀을 총괄하는 엔지니어가 보여준 슬라이드 중에 최대 분해능이 8 ㎛ 정도라는 자료를 저자가 보게 되었다.

우연은 (1) 저자가 관찰한 모세혈관이 틀리지 않았으며, (2) 이것이 해부학적으로도 증명되었고, (3) 게다가 저자가 사용하고 있는 확대내시경은 광학적으로 모세혈관을 충분히 표출할 수 있다는 점이었다. 상기의 3가지 요인으로 저자가 자신감을 갖고 이후 연구에 탄력을 받아 박차를 가하게 되었다. 그리고 드디어 책까지 내게 되었다. 우연과 필연이라는 것은 이제 와서는 아무래도 좋다. 일찍이 원고를 완성하지 않으면…

문헌

a) Gannon B. The vasculature and lymphatic drainage. In : Whitehead R, editor. Gastrointestinal and oesophageal pathology. Edinburgh : Churchill Livingstone, 1995. p129-99.

Chapter 5

만성위염 –위체부의 확대내시경 관찰

Magnified endoscopic findings of gastric mucosa with chronic gastritis

요점

The gastric body mucosal patterns identified on magnifying endoscopy

Type 1 (그림 20)

V : A regular honeycomb-like SECN pattern with presence of a regular CV pattern

S : A regular oval crypt-opening pattern

Type 2 (그림 21)

V : A regular honeycomb-like SECN pattern with absence of a regular CV pattern

S : A regular oval/tubular crypt-opening pattern

Type 3 (그림 22)

V : Loss of a regular honeycomb-like SECN pattern with absence of a regular CV pattern

S : A regular but enlarged white oval/tubular crypt-opening pattern

Type 4 (그림 23)

V : Loss of a regular honeycomb-like SECN pattern with presence of a slightly irregular CV pattern

S : Flat or non-structural type with absence of MS pattern

해설

*Helicobacter pylori (H. pylori)*에 의한 만성위염을 수반한 위점막 확대내시경 소견은 MV구조와 MS구조가 다양하게 보일 수 있어 아직 충분히 설명할 수 없는 실정이다. 위체부의 확대내시경상은 어느 정도 임상에 적용 가능한 소견으로 보고되고 있어 여기서 소개하고자 한다. Light blue crest에 대해서는 제10장에서 설명할 예정이다.

H. pylori 감염 유무와 만성위염의 정도를 판정하기 위해서 위체부 점막의 확대내시경 관찰의 유용성이 보고되고 있다.[30, 34, 35] 이에 대해서는 아래에 기술되는 Yagi와 Nakagawa의 보고를 토대로 위체부의 확대내시경 소견을 사용하여 *H. pylori* 감염 유무와 위축에 대해서 2005년 저자 등이 영국에서 재현성을 검토할 때에 작성한 category가 있다. 이러한 지견의 원본은 Yagi[34]와 Nakagawa[30]의 보고나 원저를 부디 참조하기 바란다.

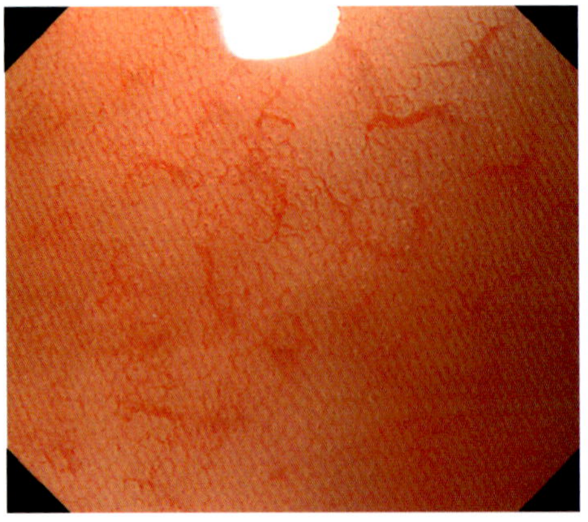

그림 20. Type 1.
저자 등의 검토에서는 100%의 양성 적중률로 *H. pylori* 음성의 정상 위점막 소견이라고 할 수 있다. Nakagawa 등의 R pattern가 동일한 소견이다.

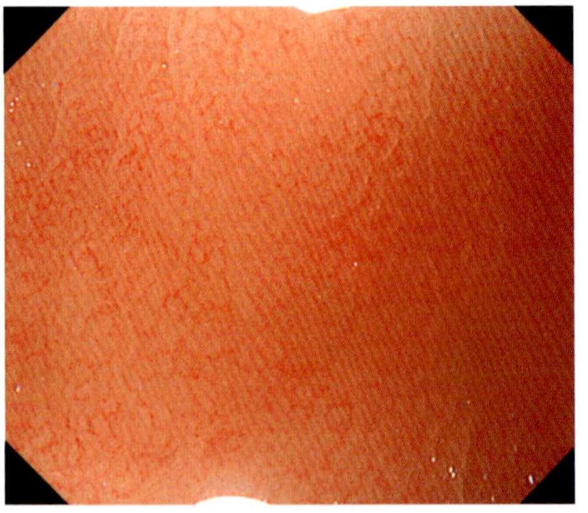

그림 21. Type 2.
저자 등의 검토에서는 83.8%의 양성 적중률로 *H. pylori* 감염 위점막 소견이라고 진단할 수 있다, Nakagawa 등의 O pattern가 동일한 소견이다.

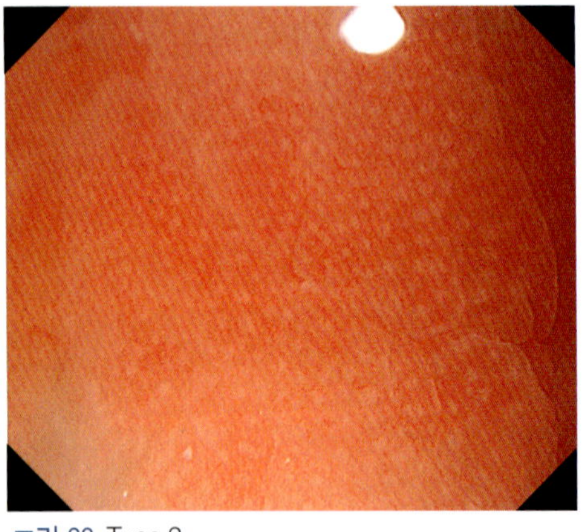

그림 22. Type 3.
저자 등의 검토에서는 83.8%의 양성 적중률로 *H. pylori* 감염 위점막 소견이라고 진단할 수 있다. Nakagawa 등의 O pattern가 동일한 소견이다.

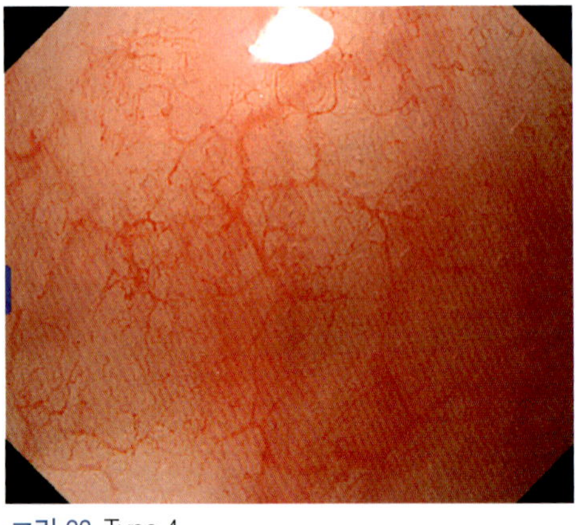

그림 23. Type 4.
저자 등의 검토에서는 85.7%의 양성 적중률로 위축성 위염 소견이라고 진단할 수 있다. Nakagawa 등의 I pattern가 동일한 소견이다.

간단하게 기술하면 위체부에서 *H. pylori* 감염을 인지할 수 없는 정상 점막에서는 틀림없이 V : regular honeycomb-like SECN pattern with CVs plus S : regular or oval crypt-opening pattern (그림 20)을 보이며, *H. pylori* 감염을 수반하면 그림 21, 22에 표시된 바와 같이 집합세정맥(CV)이 소실되고, 그림 23에 표시된 바와 같이 위축성 위염이 수반되면 재차 CV를 관찰할 수 있지만, CV의 형태와 배열은 정상과 비교 시 불규칙하다.

5.1 Yagi 등의 분류 (2002년)

2002년에 Yagi 등은 확대관찰의 지표에 대하여 위체부의 모세혈관을 반영하는 V와 S에 대해 중부체부 전벽과 대만의 확대내시경 소견을 Z-0, Z-1, Z-2, Z-3, Z-4형으로 분류하여 *H. pylori* 감염의 유무와 updated Sydney System을 토대로 한 조직학적 위염과의 연관성에 대해 보고하였다.[34)]

상기 보고에 의하면 확대내시경 소견이 Z-0 pattern을 보이는 환자의 90%에서 조직검사, 배양, rapid urease test에서 *H. pylori* 감염 음성이었다고 기술하였고, 이러한 소견은 *H. pylori* 감염 음성을 판단하는데 유용하다고 강조하였다. 게다가 data를 좀 더 신중하게 분석해보면 Z-0를 제외한 Z-1~3 pattern의 경우는 100% *H. pylori* 감염 양성이였고, Z-1~3 중에서 어느 하나의 patten을 보이면 *H. pylori* 감염 양성을 예측하는 데에 유용하다고 제시하였다.

5.2 Nakagawa 등의 분류 (2003년)

2003년 Nakagawa 등은 확대관찰의 지표로서 위전정부 대만, 위체부 소만, 위체부 대만의 CV 형태를 토대로 확대관찰 시의 CV형태를 Regular (R), Irregular (I), Obscured (O)의 3형태로 분류하여 *H. pylori* 감염의 유무와 updated Sydney System을 토대로 한 조직학적 위염과의 연관성에 대해 보고하였다.[30)]

기본적으로 각각의 크기와 거리가 일정하고 CV의 3차 분지까지 관찰할 수 있는 형태학적 특징을 보이는 경우를 R pattern으로, 크기와 거리가 일정하기 않고 CV의 2차 분지 또는 3차 분지까지 명료하게 관찰되지 않으며 각각의 형태가 불규칙한 경우를 I pattern으로, 단순하게 CV 자체가 관찰되지 않는 경우를 O pattern으로 정의하였다. 이러한 pattern과 *H. pylori* 감염 유무와의 연관성을 조사해보면, R pattern과 R pattern 이외의 pattern (I와 O pattern)에 따라 *H. pylori* 감염의 유무를 예측할 수 있다고 기술하고 있다. 예를 들면, 체부 대만의 CV의 확대내시경 소견이 R pattern (그림 20)이면 *H. pylori* 감염 음성을 예측할 수 있는 확률은 100%였다. R pattern 이외의 O pattern (그림 21, 22) 또는 I pattern (그림 23)인 경우는 *H. pylori* 감염 양성을 예측할 수 있는 확률은 82.4%라고 보고하였다. 또한 체부 대만의 확대내시경 소견을 updated Sydney System을 사용한 조직학적 점수(activity, inflammation, atrophy, metaplasia)와 비교해 보면, R pattern은 대부분 조직학적 염증이 없는 경우였으며, O pattern, I pattern의 순으로 조직학적 염증 정도가 증가하였다. 특히 I pattern은 조직학적으로 고빈도의 위축과 연관이 있었다.

5.3 저자 등의 검토 (2007년)

저자는 영국에서 재현성에 대한 연구를 시행하였는데,[35)] Type I 소견을 보이면 100% (95% CI: 92.9~100%)의 양성 적중률을 가지고 *H. pylori* 감염 음성 정상 위점막으로 진단할 수 있었다. Type 2와 Type 3의 경우는

83.8% (95% CI: 65.5~93.9%)의 양성 적중률을 가지고 *H. pylori* 감염 위점막으로, Type 4의 경우는 85.7% (95% CI: 62.6~96.2%)의 양성 적중률을 가지고 위축성 위염으로 진단할 수 있었다. 그러므로 인종과 국가에 상관없이 위체부의 확대내시경 소견은 정상, *H. pylori* 감염 위점막, 위축성 위염의 진단에 유용하다는 것이 증명된 것이다.

이외에도 만성 위염에 대해서는 Yagi 등이 상세히 검토하고 있지만,[36] 실제 임상에서의 유용성과 재현성에 대해서는 추후 검토가 기대된다.

고찰과 이후의 과제

체부 위염에 대해서는 Yagi[34]와 Nakagawa[30]의 연구를 토대로 CV의 형태와 선개구부 형태가 *H. pylori* 감염 판정의 기초가 되며, 조직학적 위염의 정도와 연관이 되어 있다.

그러나 위체부에서의 유용성은 증명되었지만, 위전체에 퍼진 미만성 만성 위염을 발생 모지로 하는 궤양, 위암, 림프종과 같은 다양한 질환의 발생 위험도를 내시경으로 예측하기 위해서는 아직 자료가 불충분하다.

위암을 예를 들면, 확대내시경으로 *H. pylori* 위염의 존재와 정도가 예측되더라도 「이 정도의 확대내시경 소견을 보일 때 어느 정도의 위암 발생 위험도가 높아지는가를 예측할 수 있는가」, 「이러한 소견을 토대로 했을 때 도대체 어느 정도의 빈도로 환자가 내시경 검사를 받는 것이 적절한가」, 「이러한 확대내시경 소견을 보일 때 제균 치료를 시행하면 위암의 위험도를 확실히 감소할 수 있는가」 등 임상적으로 실제 유용함을 증명하기 위해서는 해야 할 일이 많다.

H. pylori 위염을 대상으로 좀 더 일관되게 확대관찰의 실제 임상과 직접 연결되는 의의를 찾고 싶은 것이다.

저자의 혼잣말

영국에서 확대내시경에 의한 만성위염상의 impact

2005년 4월부터 2006년 3월까지, 저자는 내시경 기술과 해석법의 확립과 공동연구를 목적으로 영국으로 건너가서 실제 내시경 검사와 치료를 시행하였다. 영국 의사들에게 Yagi 선생[34]과 Nakagawa 선생[30]의 논문을 소개한 결과 저자가 기대한 이상으로 흥미를 보여 실제 자신들이 스스로 직접 관찰을 하기 시작하였다. 모든 예에서 검은색 hood를 사용한 확대내시경 검사를 시행하였다. 국소병변이 없는 위점막을 확대관찰하여 「이것은 만성위염이다」, 또는 「저기에는 없다, 여기에도 없다」 등 검사 중에 서로 의견을 교환하였다.

그 결과 그렇지 않아도 많이 밀리는 내시경 검사의 검사 시간이 길어지게 되어, 저자와 확대내시경은 간호사들이 싫어하는 대상이 되는 시기가 있었다. 곤란한 상황이었다. 하지만 영국의사들은 흐트러지지 않고 연구를 계속하였으며, 그 결과 논문[35]이 나오게 되었다.

처음에는 내시경 소견만으로 판정할 수 없지만, 요소호기 검사 또는 혈청 항체 검사를 측정하여 감염 유무를 알 수가 있어 「큰 흥미를 유발할 수 있을까」라고 저자는 생각하였다. 하지만 예상과 반대로 확대내시경으로 *H. pylori* 위염의 존재와 정도를 객관적으로 진단할 수 있게 되자 상당한 큰 파급효과가 있어 놀라지 않을 수 없었다. 처음에는 Yagi 선생과 Nakagawa 선생의 분류를 각각 사용했지만, 영국 의사들도 검은색 hood를 이용한 7.9 um의 세계를 알자 Nakagawa 선생의 분류에서는 미세혈관상과 선개구부 형태의 기재가 없고, Yagi 선생의 분류에서는 위축성 위염에 대한 집합세정맥(CV)에 대해 기재가 없어 소견의 판정이 곤란해시사 어쩔 수 없이 앞에서 기술한 category를 작성하게 되고 말았다.

Chapter 6

조기위암의 미소혈관 구축상과 임상 응용

Microvascular architecture characteristics for early gastric cancer as visulalized by magnifying endoscopy and its clinical applications

6.1 조기위암의 미소혈관 구축상의 특징

요점

진단에 사용되는 지표 - V : MV architecture

1. Differentiated carcinoma

(1) Disappearance of regular SECN pattern

(2) Presence of irregular microvascular pattern (IMVP)

(3) Presence of a demarcation line (DL)

2. Undifferentiated carcinoma

Loss of microvascular pattern

해설

저자 등은 공간분해능이 7.9 ㎛인 확대내시경의 최대배율을 사용해서 확대관찰을 시행하여 조기위암의 미소혈관 구축상을 인체에서 처음으로 관찰하여 세계에서 최초로 보고하였다.[9, 24] 즉, 2001년에는 preliminary 소견을,[24] 2002년에는 궤양을 동반하지 않은 점막내암을 대상으로 체계적으로 조기위암의 미소혈관 구축상의 특징을 검토하여 아래의 소견을 보고하였다(그림 24, 25).[9]

상기 연구 결과 암주변 배경점막은 한결같이 상피하의 모세혈관망이 규칙적인 배열을 보이는 regular subepithelial capillary network (SECN) pattern을 모든 예에서 관찰할 수 있었다(그림 24C). 그러나 암점막에서는 미소혈관 구축상이 조직학적 분화도, 즉 분화형암과 미분화형암에 따라 다른 특징을 가지고 있었다.

6.1.1 분화형암 (그림 24)

분화형암은 모든 예에서 암부위에서 주변의 regular SECN pattern이 소실되어 형태 · 크기 및 배열이 불규칙적인 미소혈관의 증식상(irregular microvascular pattern, IMVP)을 보이며(그림 24D), 비암부의 regular SECN pattern과 암부의 IMVP가 다르기 때문에 경계가 명확한 demarcation line (DL)을 볼 수 있다(그림 24E).

이러한 분화형암에서 미소혈관 구축상은 분화형암에서 관찰되는 암고유간질의 조직학적 소견을 반영하고 있다(그림 24F). 즉, IMVP는 불규칙하게 증식되는 암고유간질의 종양혈관에 해당되며, 주변 regular SECN pattern의 소실과 경계부의 명료한 demarcation line의 존재는 분화형암의 확대성 또는 치환성 발육형식을 반

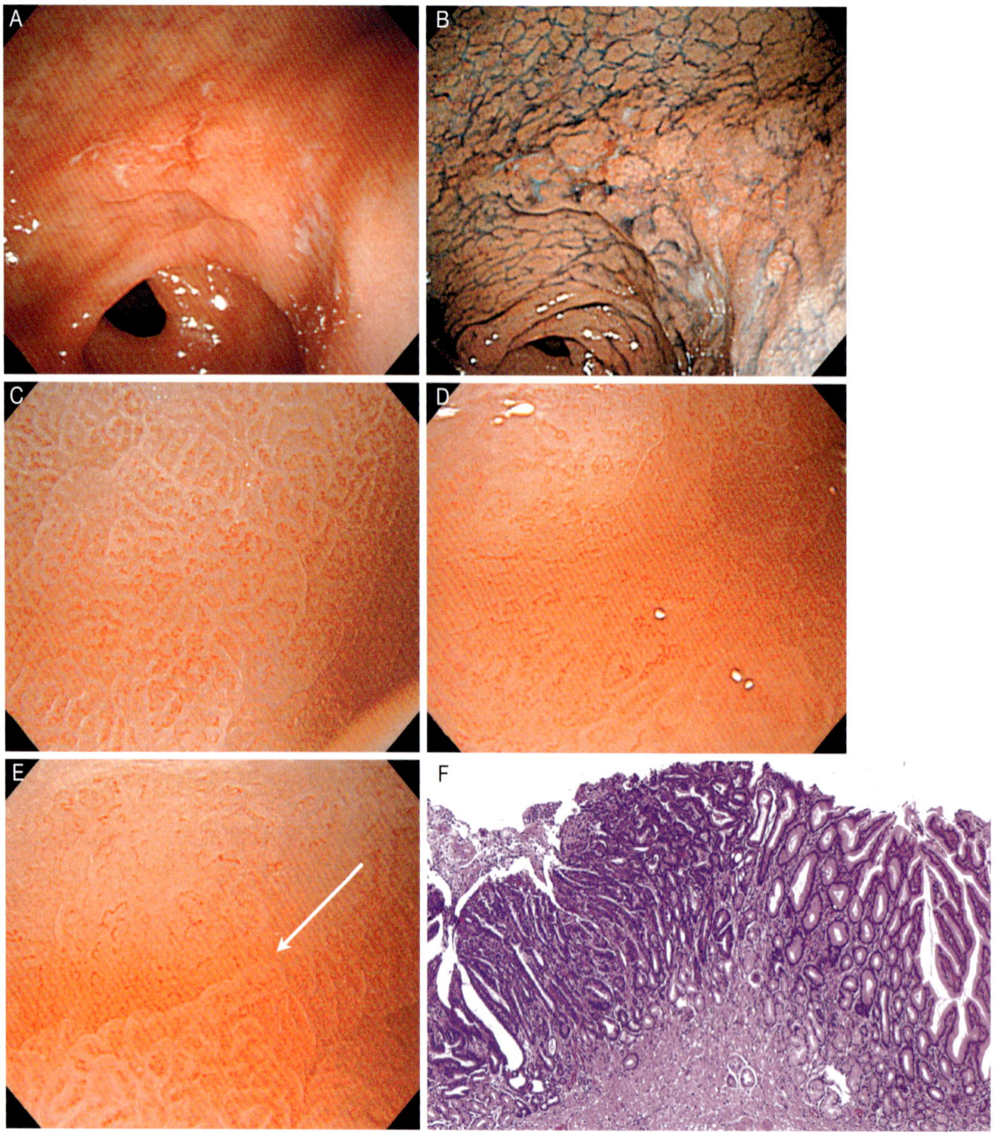

그림 24. 분화형암(0 IIc, 점막내암)[9]
A. 통상내시경상. 위전정부에 경계가 불분명한 발적 함요성 병변이 관찰된다.
B. 색소산포상. 색소산포 후에 부정한 경계를 보이는 전형적인 조기위암 소견이 관찰된다.
C. 비암배경점막의 확대내시경상. 개개의 혈관은 coil상 또는 loop상의 균일한 소형의 모세혈관으로 이루어져 있으며, 분포 · 배열이 각각 대칭성이고 규칙적인 상피하 모세혈관망(regular SECN pattern)을 보이고 있다.
D. 암점막의 확대내시경상. 암점막에서는 regular SECN pattern이 완전히 소실되어 있다(disappearance of regular SECN pattern). Loop상 · 분지상 고리모양 등이 모두 불균일하며, 부정한 형태를 가지는 확장 · 사행하는 미소혈관이 증식되어 있으며, 분포 · 배열은 비대칭성 · 불규칙적이다. 이러한 불규칙한 미소혈관상을 irregular microvascular pattern (IMVP)이라고 한다.
E. 암과 비암부 경계부위의 확대내시경상. 암점막과 비암점막의 미소혈관 구축상이 다르므로 명확한 DL을 인지할 수 있다.
F. 경계부의 병리조직학적 소견. 분화형암은 확대성 또는 치환성으로 증식하기 때문에 주변의 배경점막과 명확한 경계를 형성한다. 분화형암의 암선관에 수반하여 혈관증식을 포함하는 고유간질도 불규칙한 형태를 보이고 있다.

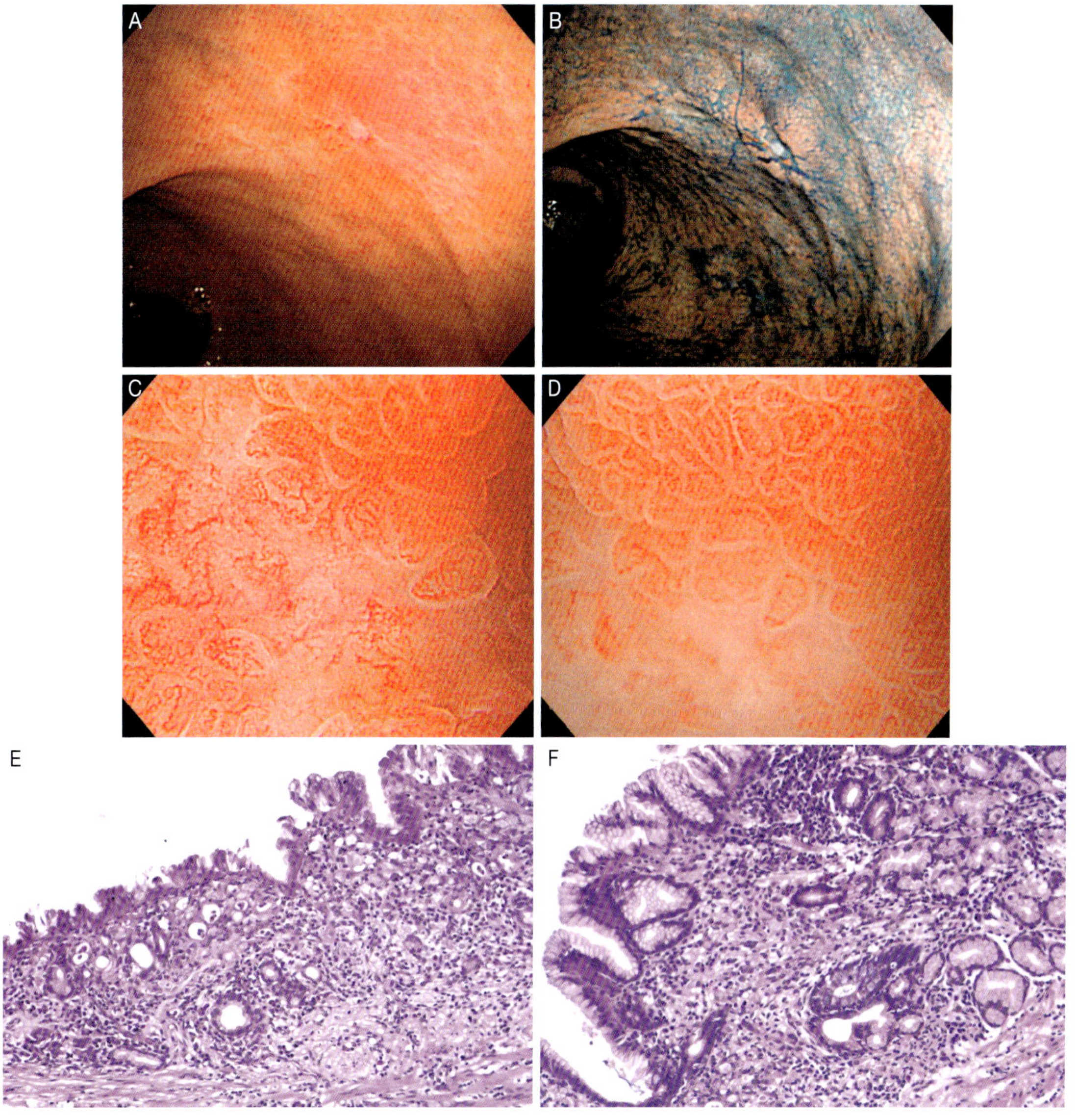

그림 25. 미분화형암(0 IIc, 점막내암)[9]
A. 통상내시경상. 위체부 후벽에 경계가 불분명한 퇴색조의 함요성 병변이 관찰된다.
B. 색소산포상. 색소산포 후에 함요 형태의 작은 병변이 명확하게 보이지만, 경계는 불명료하다.
C. 병변에서 함요가 가장 깊고 퇴색이 저명한 부위의 확대내시경상. 주변의 regular SECN pattern이 소실되어 있다(loss of MVP).
D. 경계부의 확대내시경상. 경계가 불명료하며, 배경점막의 regular SECN pattern의 혈관밀도가 서서히 감소되어 있다(loss of MVP).
E. 그림 25C에 대한 병리조직학적 소견. 인환세포암을 동반한 미분화암이며, 거의 전 층을 침윤하고 있다. 그렇지만 혈관을 포함하는 간질의 증식을 동반하지 않고, 점막은 함요되어 있다. 즉, 「암성 위축」의 소견이다.
F. 그림 25D에 대한 병리조직학적 소견. 경계부에서는 개개의 암세포가 뿔뿔이 흩어져 있으며 점막고유층 중층을 침윤하고 있다. 혈관을 포함한 고유간질의 증식은 관찰되지 않는다.

영하는 소견으로 생각된다.

6.1.2 미분화형암 (그림 25)

한편 미분화형암은 배경위점막에서 관찰되는 regular SECN pattern이 감소 또는 소실되는 양상(loss of microvascular pattern)을 보이고 있다(그림 25C, D). 조직학적으로는 미분화형암은 궤양과 미란 등의 이차적인 영향이 더해지지 않는 한 점막 내에는 미소혈관을 포함한 고유간질을 수반하지 않으며 암세포가 점막고유층의 상피하를 침윤성 또는 파괴성으로 증식하는 조직학적 발육형식을 보이기 때문에(그림 25E, F) 원래의 regular SECN pattern의 밀도가 감소되는 확대내시경 소견을 보이는 것으로 생각된다.

6.2 미소혈관 구축상을 토대로 한 확대내시경의 임상 응용

분화형암의 미소혈관 구축상은 암에 특징적인 소견으로 생각되며 아래의 임상적용이 가능하다.

(1) routine 검사에서 암과 비암의 감별진단 : 국한성 위염 vs. IIb, 미소 IIc의 감별진단[10-16]

(2) 조기위암의 술 전 정밀검사 : 암의 경계진단[4, 15, 17-20]

구체적으로 살펴보면 아래의 분화형암의 특징적인 미소혈관상을 사용하여 임상적 유용성을 보고하고 있다.

(1) Disappearance of regular SECN pattern (암점막에서 주변의 규칙적인 상피하 모세혈관망이 소실된 소견)

(2) Presence of irregular microvascular pattern (IMVP) (암점막에서 크기, 형태, 배열이 불규칙한 미소혈관의 증식상)

(3) Presence of a demarcation line (DL) (암점막과 비암점막의 경계에 명료한 경계선이 존재하는 소견)

미소혈관 구축상의 irregularity를 판정하는 원칙은 (1) 혈관 각각의 형태와 (2) 혈관의 배열과 분포를 구분하여 판정한다.

6.3 암과 비암의 감별진단 : 국한성 위염 vs. IIb, 미소 IIc의 감별진단

요 점

Routine 검사에서 확대내시경관찰의 적응 : 비확대관찰에서 발적을 보이는 평탄한 또는 함요성 소병변

진단에 사용되는 지표-V : MV architecture

Differentiated carcinoma

(1) Disappearance of regular SECN pattern

(2) Presence of a demarcation line (DL)

(3) Presence of irregular microvascular pattern (IMVP)

Criteria for carcinoma

Positive for (1), (2) and (3)

Criteria for non-carcinoma

Negative for (1), (2), or (3)

해 설

6.3.1 배경 : 통상내시경 진단의 한계

확대내시경으로 미소혈관 구축상을 지표로 하는 조기위암의 진단법을 개발하기 이전에는 표면평탄형 조기위암(0 IIb)과 표면함요형 미소위암(minute 0 IIc)을 진단하기 위한 방법은 국한된 발적과 같은 색조변화를 동반한 평탄한 점막 또는 미세한 함요성 (미란형) 병변으로부터 다수의 생검을 시행하여 병리진단의 결과로 진단하였다. 즉, 발적을 보이는 평탄한 병변 또는 미란성 병변은 통상내시경만으로는 암과 비암의 감별이 어려우므로 실제 임상에서는 불필요한 생검을 여러 번 시행하는 상황이 보고되고 있다.[37]

6.3.2 Double blind, prospective study의 임상적 의의와 한계

저자 등은 분화형암의 특징적인 미소혈관 구축상을 지표로 사용하면, 발적을 보이는 평탄한 또는 함요성 소병변을 대상으로 암과 비암의 감별진단에 유용함을 2002년부터 보고해 왔다.[10-15] 그리고 다수의 증례를 대상으로 double blind, prospective study를 시행하여 상기의 유용성을 증명하였다(Table 2, 3).[16]

Table 3에서 보여진 바와 같이 본 연구에서 얻어진 주목해야 할 임상적 의의는 두 가지가 있다.

첫 번째는 DL의 negative predictive value (NPV)가 100%이다. 즉, 발적을 보이는 평탄한 병변을 통상내시경으로 발견하고, 연속해서 확대내시경으로 관찰을 시행한 결과 DL이 없으면 암이 있을 가능성이 100% 없다고 할 수 있다. 이와 유사하게 disappearance of regular SECN pattern의 NPV도 100%이다. 즉, 병변의 주변부터 연속해서 내부에도 동일한 SECN이 관찰되면 100% 확률로 암이 없다고 말할 수 있다.

Table 2. The prevalence of magnified endoscopic findings in 158 flat reddened lesions[16)]

	Demarcation line	Disappearance of SECN	IMVP
Gastritis (95% CI)	25.3% (18.6-32.8%)	22.9% (16-29.8%)	0.7% (0-2.1%)
Gastric cancer (95% CI)	100%	100%	92.9% (79.4-100%)

SECN: subepithelial capillary network;IMVP: irreular microvascular pattern;CI: confidence interval

Table 3. The diagnostic accuracy of each of the magnified endoscopic findings when making a diagnosis of gastric cancer[16)]

	Demarcation line	Disappearance of SECN	IMVP
Sensitivity	100%	100%	92.9%
Specificity	74.3%	77.1%	99.3%
PPV	27.5%	29.8%	92.9%
NPV	100%	100%	99.3%
Overall accuracy	76.6%	79.1%	98.7%

SECN: subepithelial capillary network, IMVP: irregular microvascular pattern, CI: confidence interval, PPV: positive predictive value, NPV: negative predictive value

상기의 소견을 토대로 실제 임상에서 많은 쓸데없는 생검을 생략할 수 있는 가능성이 있다는 점에서 임상적, 그리고 의료경제적 의의가 있다고 생각할 수 있다.

두 번째는 IMVP의 diagnostic accuracy가 98.7%로 높아, IMVP가 관찰되면 암을 강력하게 의심할 수 있다는 점이다.

그러나 이와 같은 높은 diagnostic accuracy가 생검을 생략하고 암을 진단하여 치료를 시행할 수 있다는 정도까지의 evidence는 없다고 생각한다. 왜냐하면 상기 연구에서 발견하였던 암은 불과 14병변이었으며, 게다가 한 명의 내시경의사(저자)에 의해서 단일기관에서 시행된 연구라는 제한점이 있다. 즉, 재현성 검토에 대한 필요성이 남아 있다. 현재 다기관에서 전향적, 무작위 연구가 진행되고 있어 결과가 기대된다.

6.4. 소병변에 대하여 확대내시경을 사용한 screening 검사 시의 관찰법과 감별진단 포인트

6.4.1 어떤 병변에 대하여 언제 확대를 할까

우선 위를 통상관찰에 의해 맹점 없이 관찰하여 어느 병변을 목표로 할 것인가 결정한다. 처음에 저자는 병변을 찾은 후에 통상관찰에서 바로 확대관찰을 시행하였으나, 최근에는 통상관찰을 끝낸 후에 확대관찰을 시행하는 방법으로 변경하였다. 이는 다음과 같은 이유 때문이다. ① 통상관찰에 의해 가장 암이 의심되는 병변에서 생검을 하는 것과 마찬가지로, 가장 암과 감별진단이 필요한 병변을 확대관찰하는 것이 기본이라는 사실, ② 대장과 다르게 모든 위를 통상관찰한 후에 병변에 다시 접근하는 것이 쉽다는 사실 ③ 확대관찰 시행 시 제2장에서 언급한 바와 같이 위의 공기를 흡인하는 technique를 빈번하게 사용하면 연동을 유발하고 재차 공기를 넣을 필요가 있어, 다른 부위 관찰에 지장을 주고 필요 이상으로 전체 검사시간이 길어진다는 사실 때문이다.

비유하자면 「통상관찰을 전체적으로 시행한 후에 최종적으로 생검을 할 병변을 결정」하는 방법과 동일하다.

6.4.2 근접하여 한 번에 배율 올리기

병변의 통상관찰 사진을 여러 장 촬영한 후, 병변에 가깝게 접근함과 동시에 내시경 손조작부의 zoom lever를 한 번에 최대배율까지 올리면서 제2장에 기술된 술기를 사용하여 hood의 선단과 점막을 밀착시킨다.

6.4.3 미소혈관 구축상의 판정 알고리즘

위의 확대내시경 진단은 비병변부를 control로 하여 시행하는데 원칙은 경계부를 먼저 관찰 · 촬영하고, 이후에 내측의 미소혈관 구축상을 관찰 · 촬영하여 판정한다. 구체적으로 설명하면 아래의 알고리즘을 사용하여 저자는 미소혈관 구축상을 판정하고 있다.

(1) 우선 주변의 regular SECN pattern의 특징을 파악한다.
(2) 경계부에서 주변의 regular SECN pattern이 소실되어 있는가?
(3) 소실된 부분에서 명료한 DL이 관찰되는가?
(3) 내측의 혈관이 주변의 regular SECN pattern과 동일한가?
(5) 다른 경우에는 IMVP인가, 아닌가?

6.4.4 최대배율에서 초점을 맞추는 요령

Hood 선단을 밀착한 후에도 점막이 다소 떨어져 있어 초점이 맞추어지지 않는 경우에는 약간 흡인을 시행하면 hood측으로 점막이 근접하게 된다. 반대로 점막이 너무 근접하여 초점이 맞지 않는 경우에는 약간 송기하면 hood 내 점막이 다소 떨어지게 된다. 이러한 조작으로 점막을 hood 내로 넣거나 빼면서 초점이 맞추어지는 순간에 촬영을 하는 기술도 중요하다.

6.4.5 맥박 · 호흡의 영향이 큰 경우

체부 대만과 같이 맥박과 호흡의 영향 때문에 위점막의 움직임이 큰 경우에는 정지 영상으로 판정을 한다. 내시경의 모니터에서 판정이 어려운 경우에는 검사 후의 영상을 다시 상세히 살펴본 뒤 판정하기도 한다 (그렇지만 실제 검사를 염두에 두는 경우에는 현실적이지 않다).

6.5 Screening 검사에서 암과 비암의 감별진단 실제

다음 페이지부터는 실제 임상에서 발견되는 여러 가지의 평탄 발적 병변과 미란양 병변 등 실제 증례를 제시하면서 판독법에 대하여 설명하고자 한다(그림 26~32).[16] 이러한 병변은 모두 앞에서 기술한 바와 같이 전향적 맹검 연구의 대상병변이다.[16] 통상내시경에서는 단순한 발적으로 인지되지만, 확대관찰을 시행하면 다양한 미소혈관 구축상을 보인다.

증례 1. 중부 체부 소만의 평탄한 미소발적병변 (그림 26)

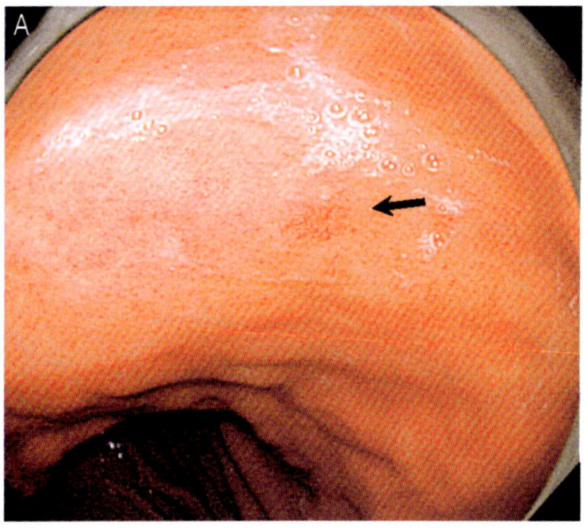

그림 26A. 통상관찰
중부 체부 소만에 발적을 보이는 미소한 평탄 병변이 관찰된다.

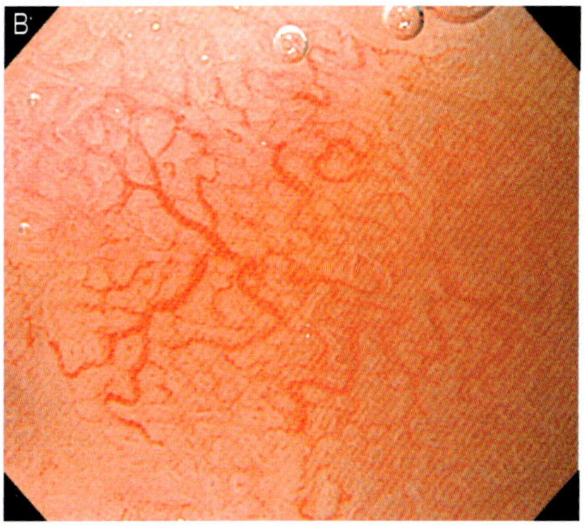

그림 26B. 확대관찰 (최대배율)
확대관찰을 하면 주변의 비암부분의 점막은 그물모양의 규칙적인 모세혈관망(regular SECN pattern with reticular morphology)을 보인다. 이러한 regular SECN pattern은 발적을 보이는 평탄한 점막까지 연속되어 있으며, 서서히 확장되어 집합세정맥양 미소혈관으로 연결된다. 즉, regular SECN pattern은 발적면 내측에도 보전되어 있으므로 disappearance of regular SECN pattern은 (-)라고 판정한다.
당연히 경계도 보이지 않으므로, DL (-)이다. 발적 내측의 미소혈관 구축상은 주변의 regular SECN과 동일하므로, the same microvascular pattern as that in the surrounding mucosa라고 기재하며 IMVP (-)라고 판정한다.

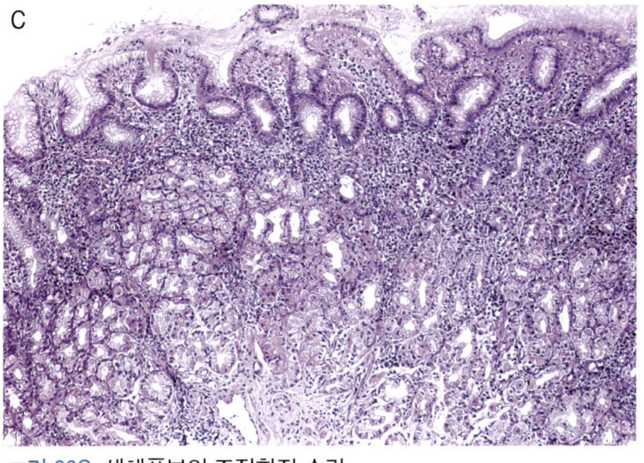

Demarcation line	Disappearance of regular SECN	Irregular microvascular pattern
(−)	(−)	(−)

그림 26C. 생체표본의 조직학적 소견
위저선 점막에 경도의 만성염증세포의 침윤을 수반하는 만성위염상이다.

증례 2. 전정부 소만의 평탄한 미소발적병변 (그림 27)

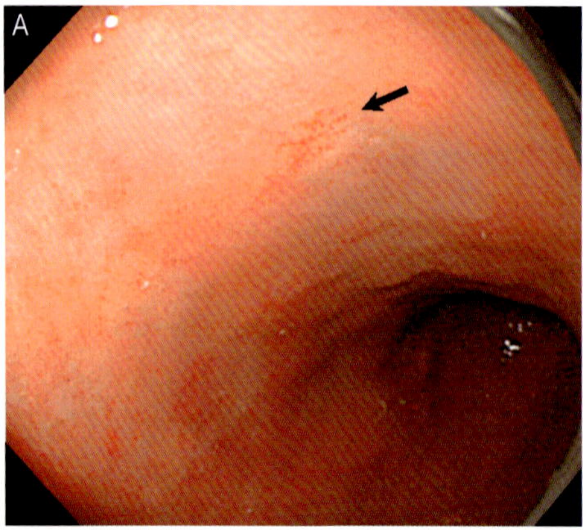

그림 27A. 통상관찰
전정부 소만에 미소발적반이 관찰된다.

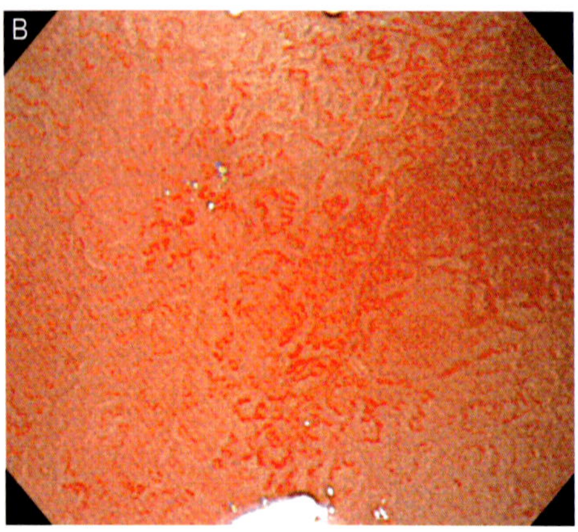

그림 27B. 확대관찰 (최대배율)
확대관찰을 하면 주변의 비암부분의 점막은 규칙적인 coil 모양의 모세혈관망(regular SECN pattern with coil-shaped morphology)을 보이며, 동일한 형태를 유지한 채로 병변부에서 저명하게 확장되어 있다. 그러므로 발적면 내측에도 주변의 regular SECN pattern은 보존되어 있기 때문에 disappearance of regular SECN pattern은 (-)라고 판정한다.
경계도 보이지 않으므로 DL (-)이다. 발적 내측의 미소혈관 구축상은 주변의 regular SECN과 동일하므로, the same microvascular pattern as that in the surrounding mucosa라고 기재하며 IMVP (-)라고 판정한다.

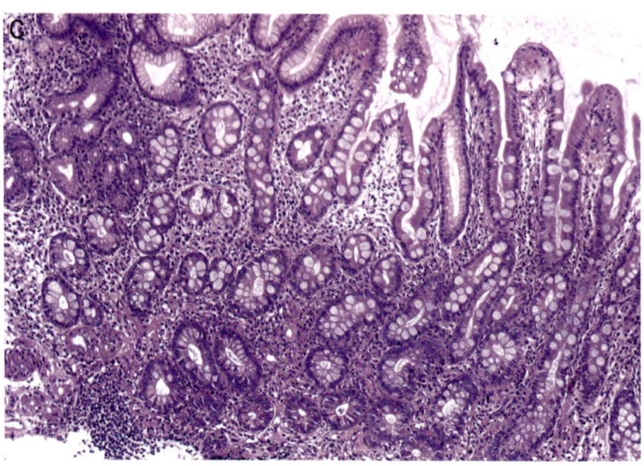

그림 27C. 생체표본의 조직학적 소견
위유문선 점막에 경도의 만성염증세포의 침윤과 장상피화생을 수반하는 만성위염상이다.

Demarcation line	Disappearance of regular SECN	Irregular microvascular pattern
(−)	(−)	(−)

증례 3. 전정부 소만의 발적 미란성 병변 (그림 28)

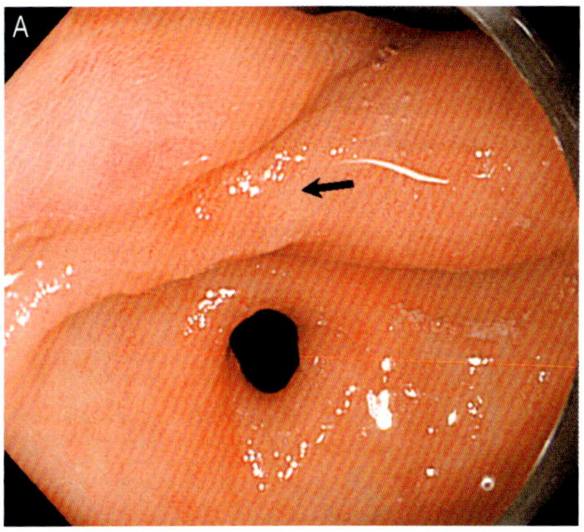

그림 28A. 통상관찰
전정부 소만에 경한 발적을 보이며, 다소 함요된 미소병변이 관찰된다 (화살표).

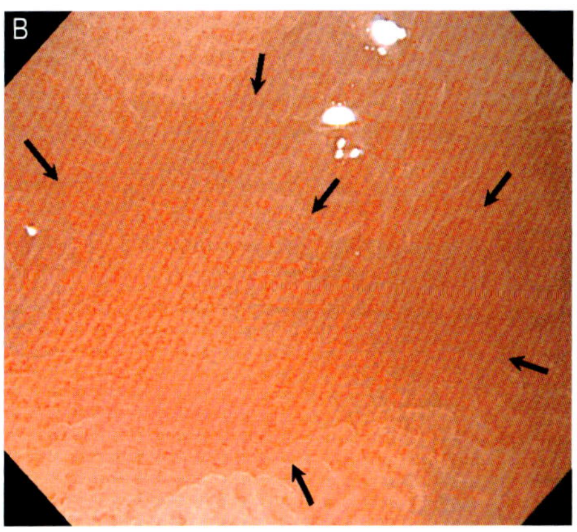

그림 28B. 확대관찰 (최대배율)
확대관찰을 하면 주변의 비암부분의 점막은 coil 모양의 모세혈관이 규칙적으로 배열되어 있는 양상(regular SECN pattern with coil-shaped morphology)을 보이지만, 병변부에서는 소실되어 있다. 그러므로 disappearance of regular SECN pattern은 (+)라고 판정한다. 병변부와 비병변부의 경계부에 명료한 경계선(화살표)이 관찰되므로 DL (+)이다.
병변 내부의 미소혈관 구축상을 상세히 판정하면, 내부의 미소혈관 구축상이 주변의 regular SECN pattern with coil-shaped morphology와 명확하게 형태가 다르다. 개개의 혈관형태는 다각형의 loop형태이며, 이것들이 서로 문합하여 network를 형성하여 그물형태의 모양을 형성한다. 개개의 다각형의 loop들은 형태도 기하학적 (예를 들면 정오각형 등)으로 규칙적이고 loop도 크기가 다르지 않으며, 그물 모양의 배열도 규칙적이다. 또한 혈관의 구경도 다르지 않다.
그러므로 병변부의 미소혈관의 형태에 대해서는 regular microvascular pattern with reticular morphology라고 기재하고 IMVP (-)라고 판정한다.

Demarcation line	Disappearance of regular SECN	Irregular microvascular pattern
(+)	(+)	(−)

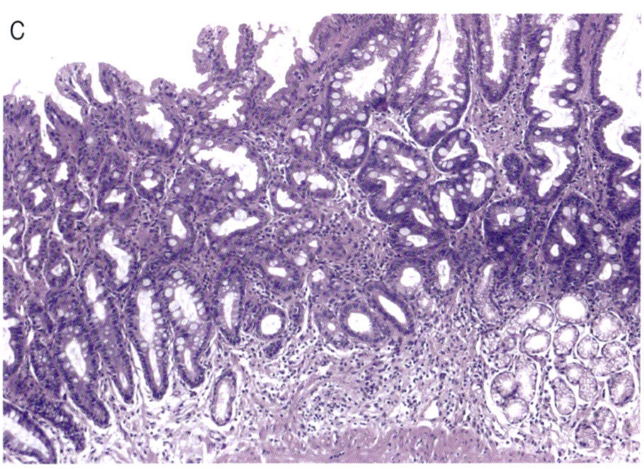

그림 28C. 생체표본의 조직학적 소견
위유문선 점막에 미만성의 장상피화생과 극히 경도의 만성염증세포의 침윤을 수반한 만성위염상이다.

증례 4. 전정부 소만의 발적 미소 함요성 병변 (그림 29)

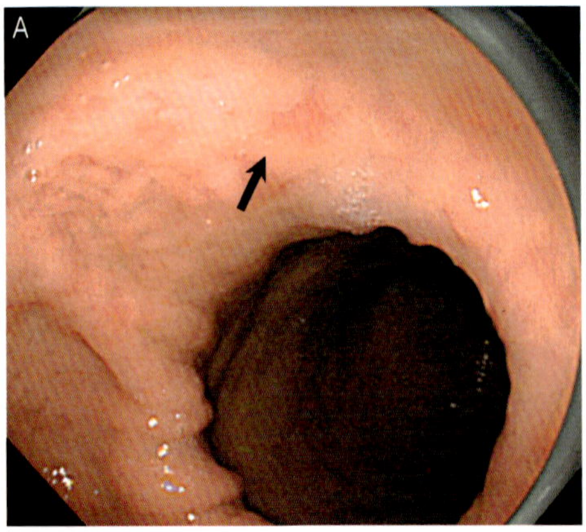

그림 29A. 통상관찰
전정부 소만에 발적을 보이는, 경도의 함요 병변이 관찰된다(화살표). 병변의 경계선은 내측으로 돌출되는 형태를 보이고 있다.

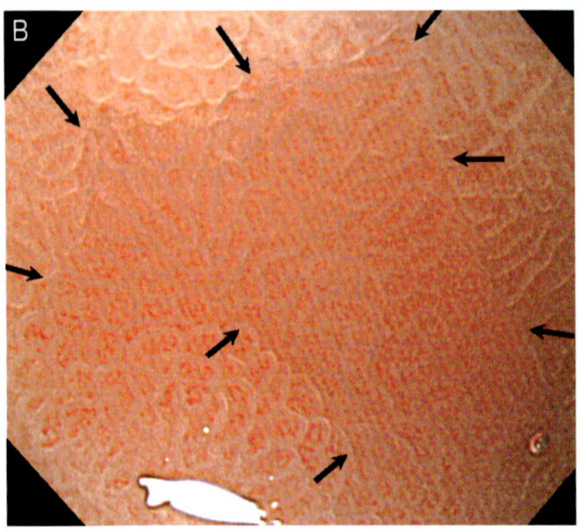

그림 29B. 확대관찰 (최대배율)
병변 주변의 개개의 모세혈관의 형태는 coli 형태로부터 원형의 loop 형태로 규칙적인 배열을 보이고 있다(regular SECN pattern with coil-shaped or circular morphology). 경계부에 대해서는 내부의 미소혈관의 형태와 주변의 regular SECN pattern이 다르므로, 명료한 DL을 관찰할 수 있어 DL (+)이다.
그렇지만 내부의 미소혈관의 형태를 자세히 관찰해 보면 개개의 혈관은 coil 형태부터 원형의 loop 모양으로, 주변의 미소혈관과 비교시 확장된 점만 제외하고는 주변의 미소혈관과 비슷한 형태이다. 그러므로 disappearance of regular SECN pattern은 (-)라고 판정하며, 내부의 미소혈관 구축상은 regular microvascular pattern with coil-shaped or circular morphology라고 기재하고 IMVP (-)라고 판정한다.

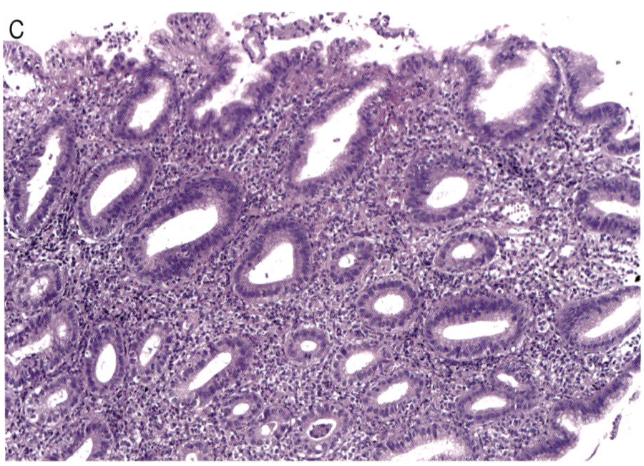

그림 29C. 생체표본의 조직학적 소견
위유문선 점막에 호중구 침윤과 중정도의 만성염증세포의 침윤을 수반한 만성 활동성 위염상이다.

Demarcation line	Disappearance of regular SECN	Irregular microvascular pattern
(+)	(−)	(−)

증례 5. 하부체부 후벽의 발적 미란성 병변 (그림 30)

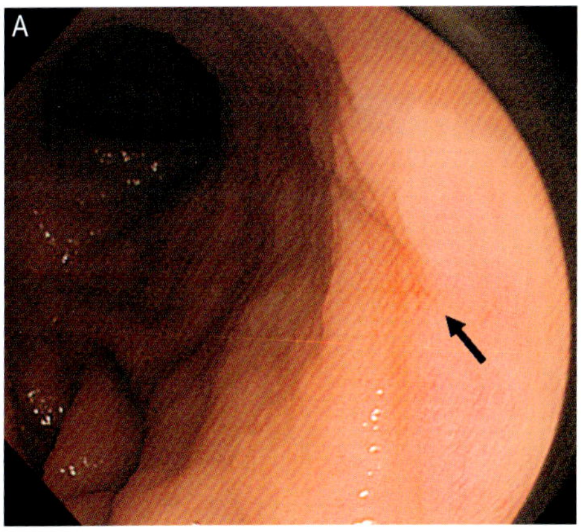

그림 30A. 통상관찰
하부체부 후벽에 발적상의 경한 함요를 보이는 3 mm 크기의 작은 병변이 관찰된다(화살표).

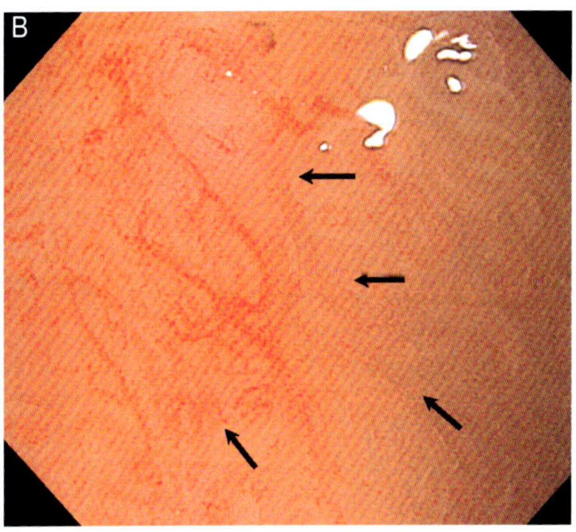

그림 30B. 확대관찰 (최대배율)
경계부에서 주변의 regular SECN pattern이 소실되어 있으며, 또한 명료한 DL (화살표)을 볼 수 있다. 내부에 명확하게 형태가 다른 미소혈관 구축상이 관찰된다.

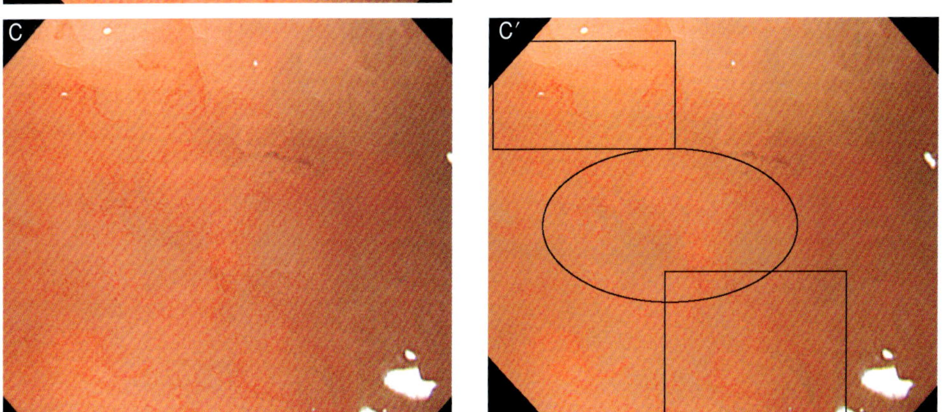

그림 30C. 확대관찰 (최대배율)
C. 발적을 보이는 병변부에 집중해보면 여러 가지 형태의 미소혈관이 증식되어 있으며 동일한 형태의 혈관을 관찰할 수 없다.
C′. 개개의 혈관 형태에 대해 알기 쉽게 하기 위하여 그림 30C의 동일한 영상을 사용하여 설명한다. 병변의 근연부에는 주로 큰 분지상의 미소혈관들을 관찰할 수 있다(사각형 내에 2개가 보인다). 이러한 혈관들은 불규칙하게 분지하며 많게는 6분지 이상으로 분지하고 있지만 서로의 형태는 유사하지 않다.
한편 타원형의 영역을 상세히 관찰해보면, 소형의 미소혈관의 증식을 관찰할 수 있다. 형태학적 특징은 불규칙한 loop상, 미세한 수지상, 사행하는 여러 가지 형태와 구경부동을 보인다(소위 곱슬곱슬한 미소혈관들이다).
상기의 미소혈관 개개의 형태, 방향성, 분포, 배열이 불규칙하므로 IMVP (with various morphology) (+)로 판정한다.

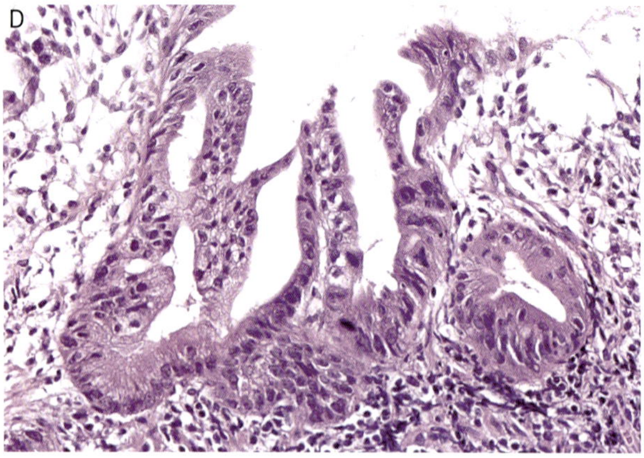

그림 30D ESD 검체의 조직학적 소견
구조이형과 세포이형은 약하지만 암에 합당한 소견이다(본 증례는 면역염색도 시행한 결과 종양세포에 미만성으로 양성 소견을 보였다).

Demarcation line	Disappearance of regular SECN	Irregular microvascular pattern
(+)	(+)	(+)

증례 6. 분문부 소만의 평탄한 발적 병변 (그림 31)

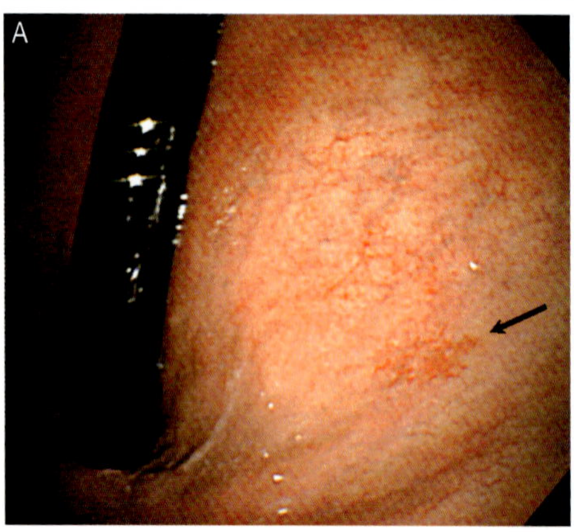

그림 31A. 통상관찰
분문부 소만에 발적을 보이는 4 mm 크기의 미소병변이 관찰된다(화살표).

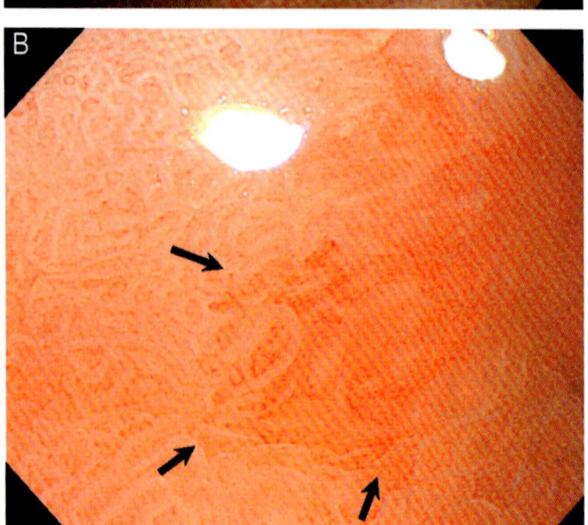

그림 31B. 확대관찰 (최대배율)
경계부에서 주변의 regular SECN pattern이 소실되어 있으며, 명료한 DL (화살표)을 볼 수 있다. 내부에 명확하게 형태가 다른 미소혈관 구축상이 관찰된다.

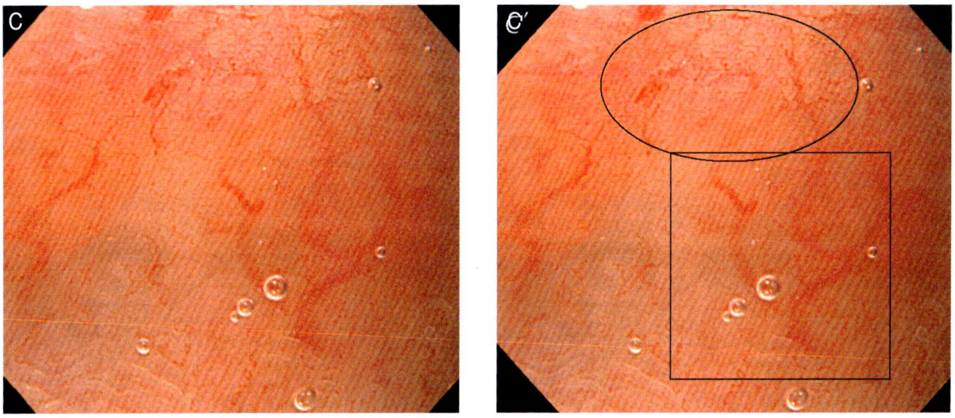

그림 31C. 확대관찰 (최대배율)
C. 발적을 보이는 병변부에 집중해보면 여러 가지 형태의 미소혈관이 증식되어 있으며 개개의 혈관 형태를 비교해도 동일한 형태의 혈관을 관찰할 수 없다.
C′. 개개의 혈관 형태에 대해 알기 쉽게 하기 위하여 그림 31C의 동일한 영상을 사용하여 설명한다. 사각형 내의 병변부에서는 불규칙하게 분지하는, 비교적 대형의 수지상 미소혈관을 관찰할 수 있다. 또한 타원 내의 영역에서는 크기가 다른 소형의 폐쇄성 loop상의 미소혈관들이 불규칙하게 배열되어 있다.
상기 개개의 혈관 형태, 분포, 배열이 불규칙하므로 IMVP (+)라고 판단한다. 최대배율로 관찰하지 않으면 이와 같은 미세한 진단을 할 수 없다.

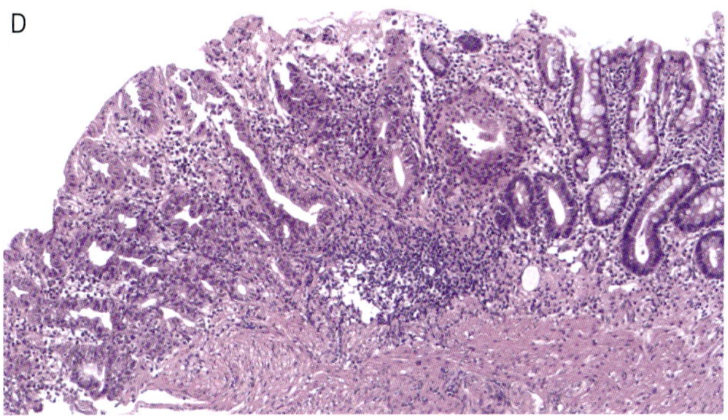

그림 31D. EMR-C로 절제한 표본의 조직학적 소견
점막표층에 명확한 고분화선암이 보인다.

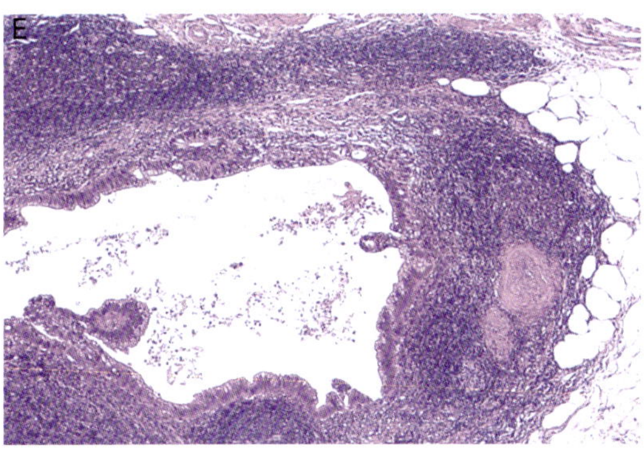

Demarcation line	Disappearance of regular SECN	Irregular microvascular pattern
(+)	(+)	(+)

그림 31E. 점막하층의 조직학적 소견
약 4 mm의 작은 병변이지만 놀랍게도 암이 점막하층 300 μm까지 침윤하고 있다.

증례 7. 전정부 전벽의 angiodysplasia양 발적 병변 (그림 32)

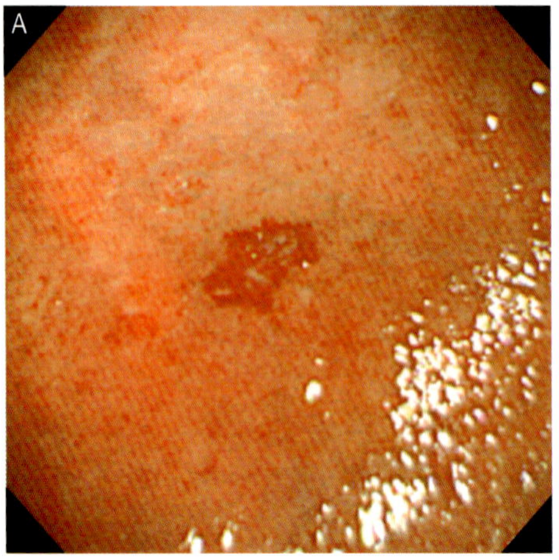

그림 32A. 통상관찰
전정부 전벽에 12 mm 크기의 강한 발적을 보이는 평탄한 병변이 관찰된다. 상기 병변은 이전에 angiodysplasia라고 진단되었으며, 2년간 경과관찰 중이었다.

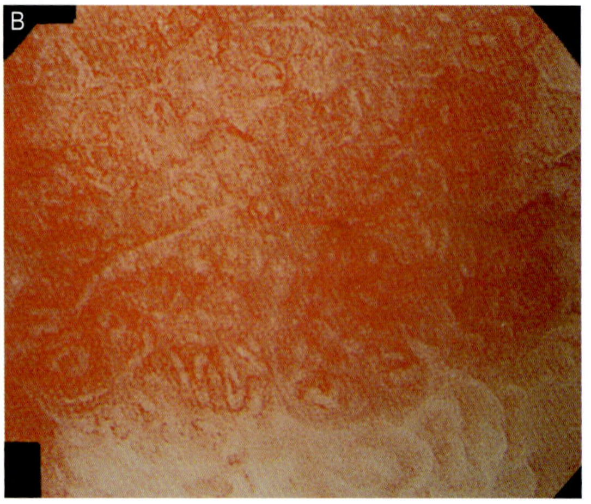

그림 32B. 확대관찰 (최대배율) (적응형 IHb 색조강조: level 2)
확대관찰을 하면 발적부에 일치하여 주변의 regular SECN pattern이 소실되어 명확한 DL이 관찰된다.
내부에 빽빽이 증식된 미소혈관의 형태를 상세히 관찰하면, 구경부동을 가지는 폐쇄성의 부정형 loop가 서로 문합을 하면서 배열이 불규칙하고 밀도도 균일하지 않다. IMVP (+)라고 판정한다.
그러므로 확대내시경 소견으로부터 angiodysplasia가 아니고 암으로 진단하여 ESD로 절제하였다.

Demarcation line	Disappearance of regular SECN	Irregular microvascular pattern
(+)	(+)	(+)

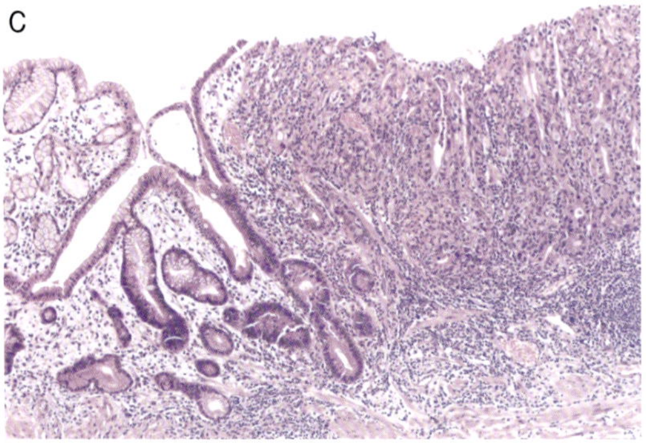

그림 32C. ESD 절제표본의 조직학적 소견
점막 내에 선관밀도가 비정상적으로 높고 명확한 이형 선관들이 증식하고 있는 고분화선암의 소견이다.

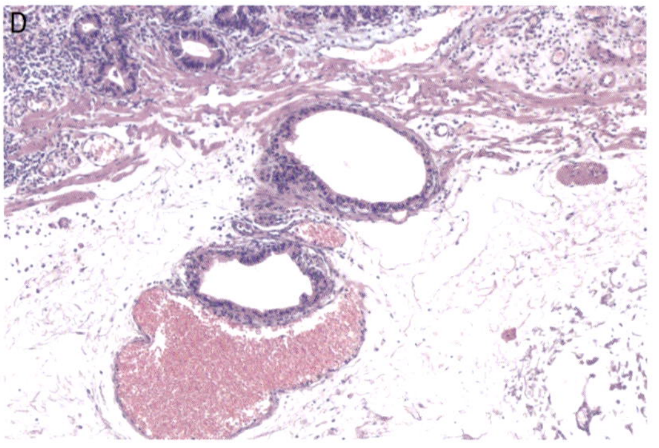

그림 32D. 점막하층의 조직학적 소견
암은 이미 점막하층 70 ㎛까지 침윤하고 있다.

6.6 조기위암의 술 전 진단 - 암의 경계진단 (백색광편)

요 점

원칙 : 병변의 주변부터 관찰한다.

확대내시경에 의한 암의 경계진단

- 적응병변 : 분화형 조기위암
- 한계병변 : 표층을 치환성 발육하는 저이형도암 (초고분화선암)
- 불능병변 (적응 외 병변) : 미분화형암

해 설

6.6.1 원칙

원칙은 병변의 주변부터 병변을 향하여 접근하는 것이다. 병변의 내측부터 외측방향으로 확대내시경을 시행하면 이유는 명확하지 않지만 경계진단을 실패하는 경우가 많다.

저자 등의 병원에서는 조기위암을 진단할 때 처음부터 확대관찰을 하는 것은 아니다. 우선 인디고카민 색소산포법을 병용하여 통상내시경으로 표준적인 검사와 X선 검사를 시행한다. 이러한 검사의 소견을 기초로 하여 병변의 존재진단, 질적진단, 궤양합병의 유무, 심달도진단, 경계진단, 생검의 소견을 참고하여 조직학적 분화도 진단을 상세히 시행한 뒤에 내시경 치료 또는 외과적 치료의 적응을 결정한다.

그리고 다른 날에 확대내시경을 사용하여 경계진단을 시행한다. 내시경절제 예에서는 marking을 시행한다. 또한 수술 예에서는 필요하다면 가상 절제선에 clip을 유치한다. Clip의 병변측에서 여러 개의 생검을 반드시 시행한다.

6.6.2 적응병변

확대내시경을 사용한 암의 경계진단의 적응병변은 분화형 조기위암이다. 저자는 ESD 등의 내시경 치료의 적응병변(분화형암) 중에서도 통상관찰로 특히 경계가 불분명한 병변을 대상으로 확대내시경을 사용하여 정밀한 경계진단을 시행한다. 그리고 확대관찰에서도 경계를 구분하기 어려운 병변에 대해서는 확대관찰하에 ESD 술 전 marking을 시행하고 있다.

6.6.3 한계병변

확대내시경을 사용한 암의 경계진단의 한계병변은 표층을 치환성 발육하는 저이형도암(초고분화선암)이다. 확대내시경을 사용해도 전주성으로 경계를 동정하기 어려운 병변에 대해서는 생검을 병용하든지, 동정할 수 없는 범위가 일부분인 경우에는 그 부위 주변의 regular SECN pattern을 보이는 점막에 넓게 marking을 표시하고 있다.

6.6.4 불능병변 (적응 외 병변)

확대내시경을 사용한 암의 경계진단의 불능병변(적응 외 병변)은 미분화형암이다. 미분화암은 내시경진단에 의해서가 아니라 생검에 의한 병리진단을 반드시 시행하여 경계진단을 시행해야 한다. 즉, 미분화형암은 확대내시경이 통상내시경에 비해 경계진단능력이 우수하다고 하는 지견, 즉 확대내시경의 우월한 효과가 임상적으로 보고된 증거는 없다.

그러므로 내시경치료 또는 외과치료 시에는 변함없이 술 전에 통상 관찰을 상세히 시행하고 절제선으로 생각하는 주변의 비암점막으로부터 다수의 생검을 시행하여 병리진단에 의해서 경계진단을 내린 뒤 절제범위를 결정해야 한다(상기 방법에 대한 술기의 명칭이 통일되지 않아, 「4점 생검」, 「주위 생검」, 「negative biopsy」 등으로 관용적으로 호칭되고 있다).

최근에는 미분화형암에 대해서 확대내시경 또는 NBI병용 확대내시경으로 경계진단을 시행하여 내시경 또는 외과적 절제 시 절단음성이었다는 보고가 학회 등에서 산발적으로 보고되고 있다. 확대내시경과 NBI 등장 이전에는 이러한 보고는 들어본 적이 없다. 최근의 방법에 대해 제대로 한계를 인식하지 못한 채 임상에 적용하고 표준 방법을 생략하여 불행한 결과를 초래한 예도 있다.

또한 최선단의 연구발표라고 칭하면서 미분화형 조기위암의 확대내시경 소견을 발표하고 있는 내시경의사는 스스로 파악한 지식을 흥미있게 발표하는 것은 좋지만, 임상적용의 한계를 제대로 명시하여야 한다. 미분화형암의 경계진단은 통상내시경진단에 추가하여 생검에 의한 병리진단을 하는 것이 기본이라는 사실을 강조하고 싶다.

6.7 확대관찰에 의한 경계진단의 실제

다음 페이지부터 백색광 확대관찰에 의한 분화형 조기위암의 경계진단의 실제에 대하여 증례를 중심으로 해설하고자 한다(그림 33~35).

저자의 혼잣말

진단과정에 있어서의 경계부의 의의

저자는 소병변의 감별진단을 시행 시에 반드시 경계부를 확대관찰한 사진을 촬영한다. 내부의 혈관상이 irregular microvascular pattern으로 쉽게 판정가능한 병변도 있지만, 위암의 형태학적 다양성에 의해 쉽지 않은 병변도 적지 않다. 생검표본의 병리조직진단을 시행할 때에도 조직학적으로 병변과 비병변부에 명확한 경계가 존재하는 소견은 상피성종양을 진단하는 데 중요하다. 그리고 배경의 조직상과 병변이 조직학적으로 얼마나 동떨어져 있는가가 이형도이다.

그러므로 확대내시경진단도 경계부를 관찰하여 주변의 점막을 control로 하여 병변 내부의 확대내시경 소견을 판정하는 방법론은 타당하다고 생각된다. 병리의도 정확한 위암의 생검병리진단을 하기 위해서는 병변부의 경계부를 생검하는 지침을 내시경 세미나의 강연 중에 늘 강조하고 있다.

증례 1. 중부 체부 후벽의 0 IIb 분화형암, 심달도 M (그림 33)

「확대내시경이 내시경치료의 술 전 경계진단에 유용하다」고 확신하는 계기가 된 증례

2000년에 저자가 본 책에서 기술하고 있는 확대내시경 관찰법을 시작할 시기의 증례로, 미소혈관 구축상을 지표로 한 확대내시경 관찰법이 암의 내시경치료 전의 경계진단에 유용하다고 확신하는 계기가 된 증례이다. 백색광 확대내시경으로도 0 IIb 조기위암의 경계를 충분히 진단할 수 있음을 강조하고 싶다.

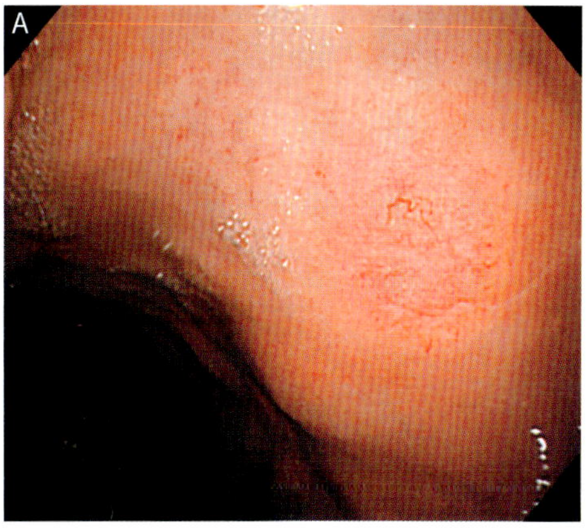

그림 33A. 통상내시경상 (측시경)
본 증례는 저자가 타병원에서 통상내시경검사를 시행하여 발적을 보이는 평탄한 점막병변으로부터 생검한 결과 분화형암으로 진단되었다. 내시경치료 목적으로 대학병원에 내원하여 측시경을 사용하여 정밀검사를 시행하였다. 그러나 위 내 발적반이 다발성으로 관찰되어, 어느 병변이 암인가 동정하기가 불가능하였다.

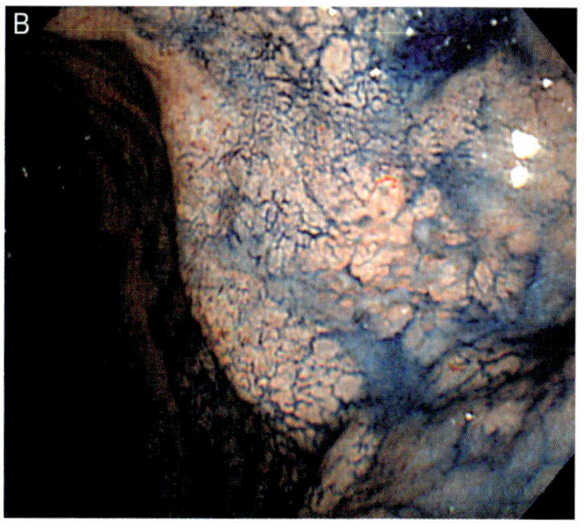

그림 33B. 통상내시경. 색소산포상 (측시경)
색소를 산포한 후에도 병변의 범위는 커녕 병변의 존재도 지적할 수 없었다. 역시 그림 33A와 그림 33B의 통상내시경상은, 확대내시경으로 병변의 존재진단과 경계진단을 시행한 후 통상내시경상을 다시 보면 동일한 부위에 병변이 있었다고 역으로 동정할 수 있었다.

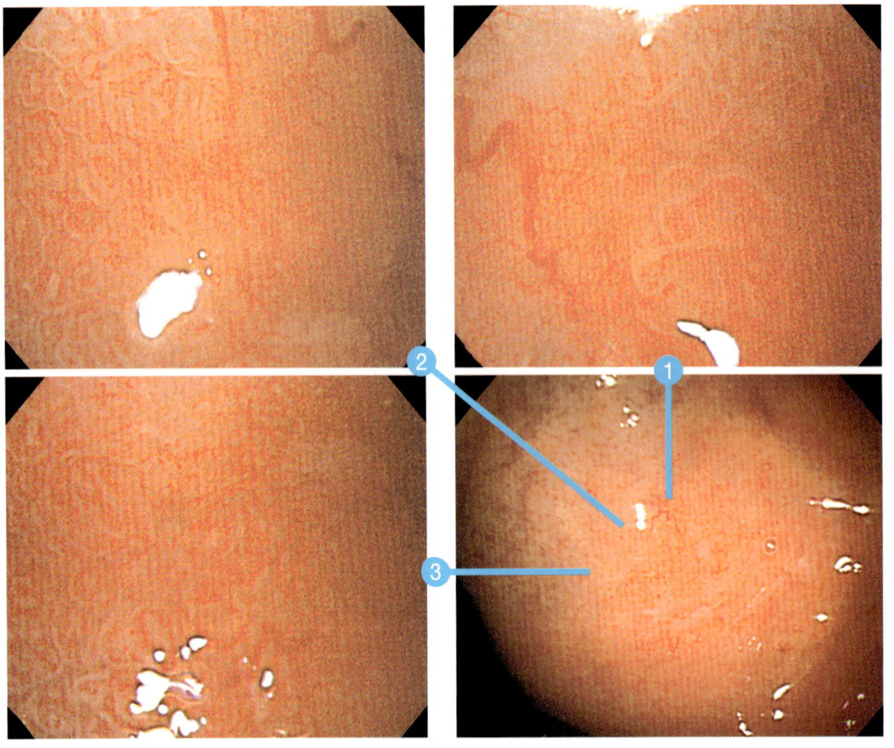

그림 33C. 통상내시경상과 ① 소만측 ② 소만항문측 ③항문측 경계부의 확대내시경상 (최대배율)
확대내시경으로 관찰하면 주위의 regular SECN pattern이 소실된 부위에 DL을 확인할 수 있고 내측에는 IMVP를 인지할 수 있다. IMVP의 형태학적 특징을 구체적으로 기술해 보면 개개의 혈관은 대소부동하며, 불규칙하게 분지한 미소혈관에서도 구경부동 역시 현저하여 하나도 동일한 형태가 관찰되지 않는다. 일정한 방향성이 결여되어 있고, 분포는 비대칭성이며 배열의 규칙성을 인지할 수 없다.

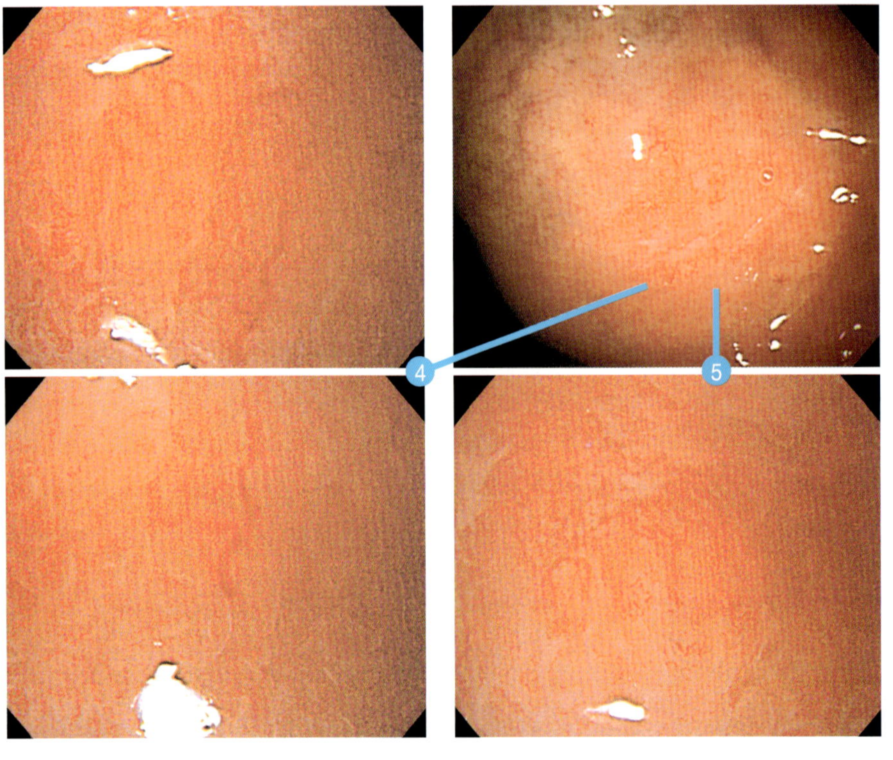

그림 33D. 통상내시경상과 ④ 대만측 ⑤ 대만후벽측 경계부의 확대내시경상 (최대배율)
동일하게 확대내시경으로 관찰하면, 주위의 regular SECN이 소실된 부위에 DL이 확인되며 내측에는 IMVP를 가지고 있다. IMVP를 보이는 개개의 혈관의 형태는 크고 불규칙하게 분지하는 상이 두드러진다. 이외에도 다양한 형태를 보이는 미소혈관이 불규칙하게 문합을 반복하며 독립하여 존재한다. 서로 유사한 미소혈관은 하나도 존재하지 않는다. 배열도 불규칙하고, 분포도 비대칭성이며 일정한 방향성도 결여되어 있다.

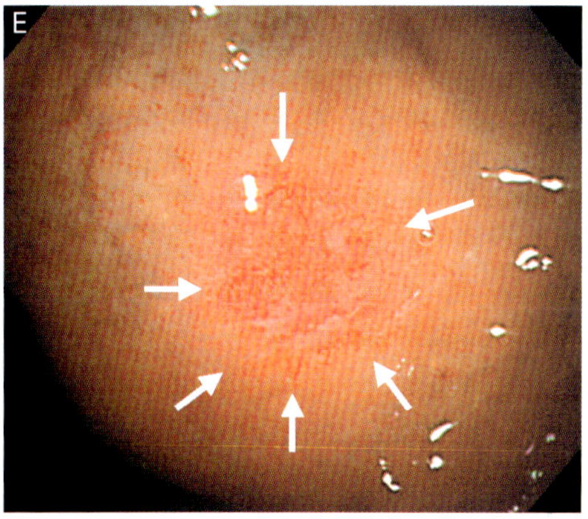

그림 33E.
이상의 소견으로 확대내시경에 의한 미소혈관 구축상을 지표로 하여, 0 IIb형 조기위암의 침윤경계를 전주성으로 정확하게 동정하였다.

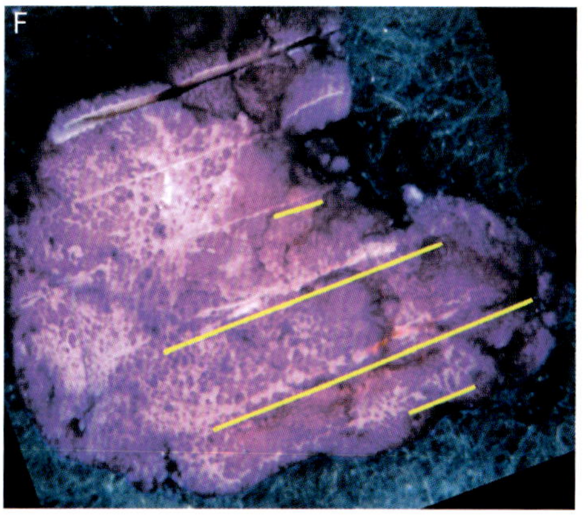

그림 33F.
당시에는 ESD가 본병원에서 도입되어 있지 않아, 대형 soft cap을 사용한 EMC법으로 일괄절제하였다.

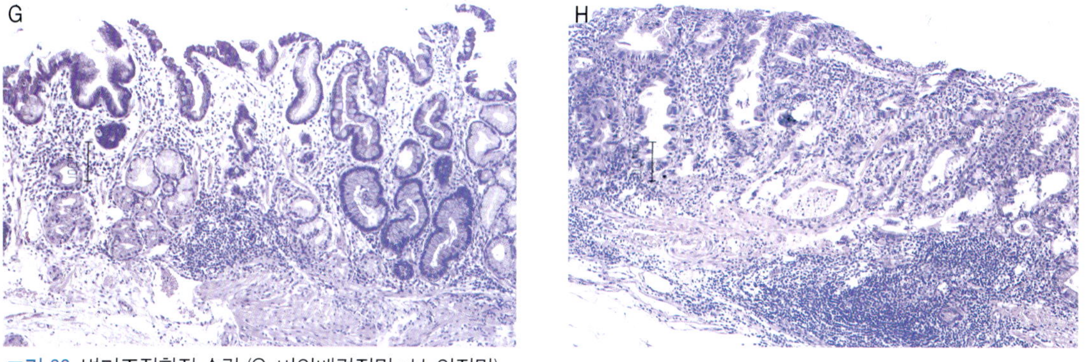

그림 33. 병리조직학적 소견 (G, 비암배경점막 : H, 암점막)
그림 33G, H에 표시된 바와 같이 조직학적으로는 주위와 고조차를 인지할 수 없는 0 IIb형 조기위암, 분화형암, 심달도 M, 절제경계는 음성이었다.

증례 2. 위전정부 소만의 0 IIc, 분화형암, 심달도 sm1 (그림 34)

경계진단법의 구체적인 예 (1) : 넓은 병변의 경우

넓은 병변의 경우에는 주변의 배경점막부터 병변으로 향하면서 관찰하며, 약확대에서 DL을 동정하고 최대배율에서 IMVP를 인지하여 암에 특이적인 경계를 진단한다. 이 후 각 방향으로부터 동일한 조작을 반복한다.

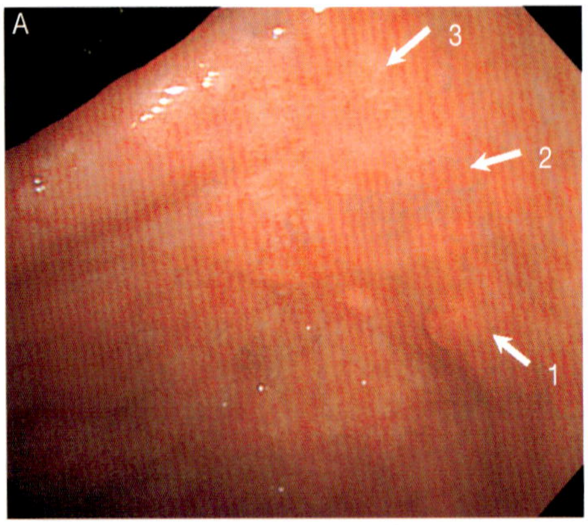

그림 34A. 통상관찰상
전정부 소만에 경계가 불분명한 발적을 보이는 평탄한 병변이 관찰된다.

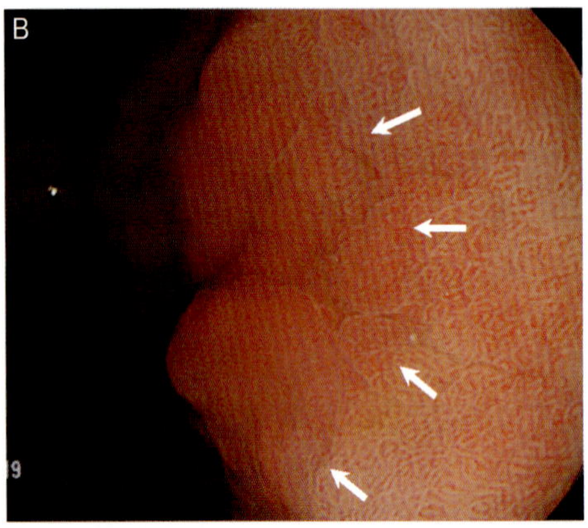

그림 34B. 그림 34A, 화살표 1 부분의 확대관찰영상 (약확대)
그림 34A의 화살표 "1" 부분을 앞에서 기술한 것처럼 비암점막부터 병변을 향하여 약확대로 관찰하면, 주변의 regular SECN pattern이 소실된 명료한 DL(화살표)이 관찰된다. 그러나 DL은 위염의 경계부에서도 관찰되므로 최대배율로 IMVP를 확인하지 않으면 암에 특이적인 경계진단을 할 수 없다.

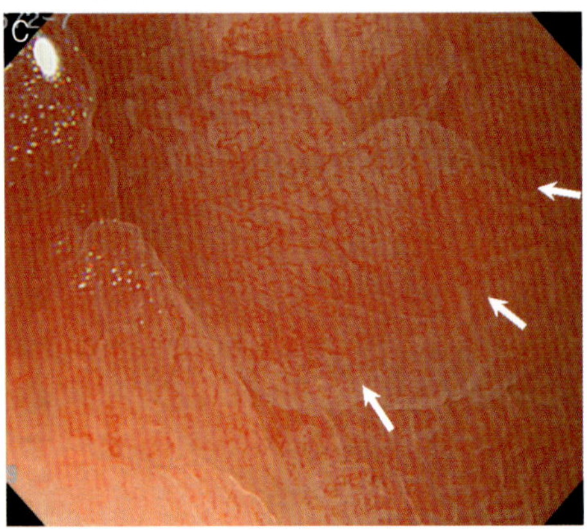

그림 34C. 확대관찰상 (최대배율)
그림 34B의 화살표로 표시한 부위를 연속적으로 최대배율로 관찰하면, DL의 내측에 전형적인 IMVP를 인지할 수 있으므로 이 부위가 암에 특이적인 경계라고 진단할 수 있다.

주1) 본 증례의 IMVP 기재 예

① 개개의 혈관 형태, 주로 여러 가지 형태를 보이는 loop상 미소혈관이 보이고 혈관의 구경부동을 수반하며 서로 유사한 형태의 혈관이 한 개도 관찰되지 않는다. 개개의 혈관은 대소부동하며, 주위의 규칙적인 상피하 모세혈관과 비교하면 형태가 불규칙적이다.

② 혈관의 배열은 불규칙하며 분포는 비대칭성이고 주행의 규칙성도 관찰되지 않는다.

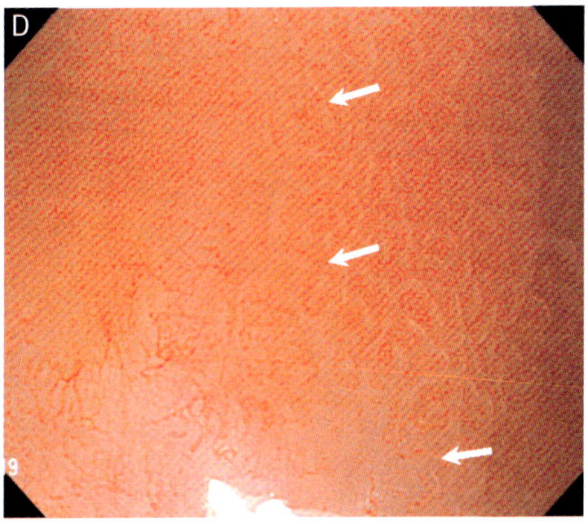

그림 34D. 그림 34A, 화살표 2 부위의 확대관찰상 (최대배율)
동일하게 전정부 후벽의 병변 주위부터 발적 부위를 향하여 확대관찰을 하면 암에 특이적인 경계를 진단할 수 있다. 구체적으로 살펴보면 주변의 상피하 모세혈관은 유원형과 coil 형태이며, 크기도 균일하고 분포와 배열도 규칙적으로 regular SECN pattern을 보이고 있다. 이러한 소견이 소실된 부위와 일치하여 DL을 동정할 수 있고 내측에 IMVP를 관찰할 수 있다.

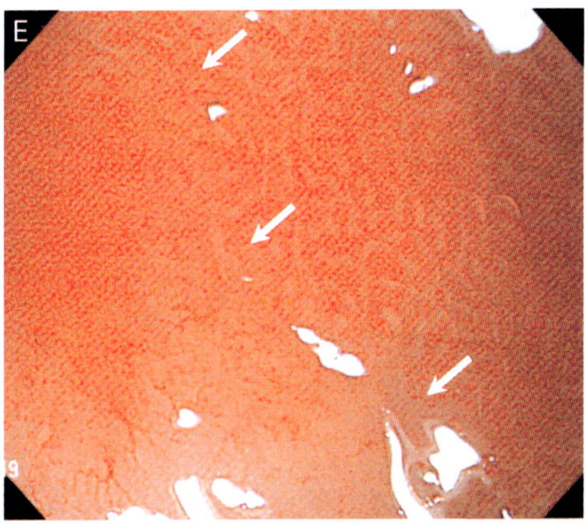

그림 34E. 그림 34A, 화살표 3 부위의 확대관찰상 (최대배율)
동일하게 전정부 후벽 구측의 병변 주위부터 발적 부위를 향하여 확대관찰을 하면 암에 특이적인 경계를 진단할 수 있다. 그림 34C와 동일한 소견을 관찰할 수 있다.
이상과 같이 병변이 큰 경우에는 주위부터 병변을 향하여 약확대로 DL을 동정하고, 최대배율로 내부의 IMVP 판정을 한다.

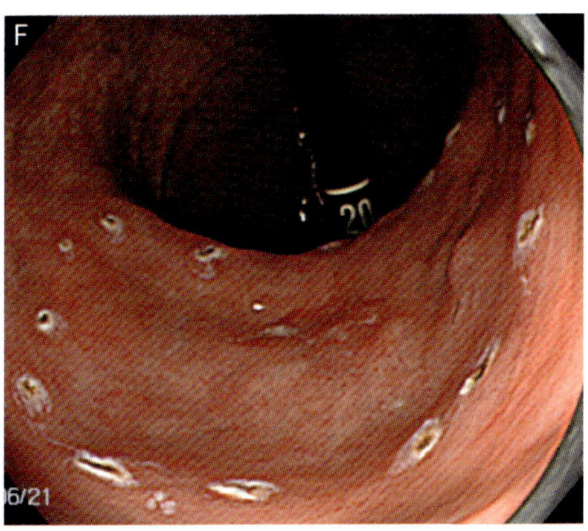

그림 34F. Marking 후의 통상관찰상
중심부의 발적 부분의 외측에 주변 점막과 동일한 색조 부분에 암의 경계가 존재하는 넓은 병변으로 판단하였다.
이상과 같이 확대관찰을 시행하여 약확대로 DL의 외측에 regular SECN pattern을 보이는 점막에 marking을 시행한다.

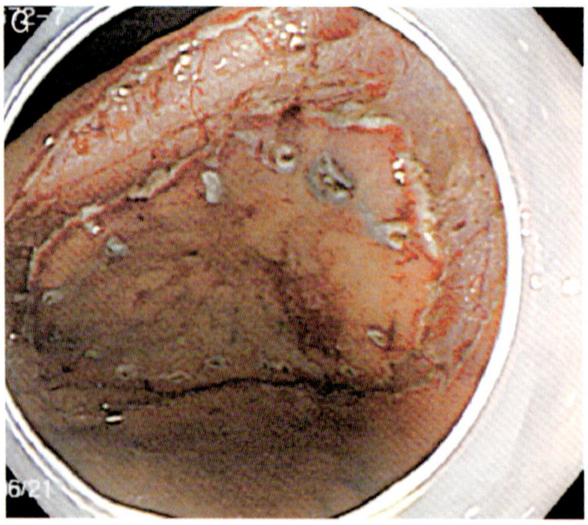

그림 34G. ESD 시의 통상관찰상
Marking의 외측을 전주 절개하여 ESD로 절제한다.

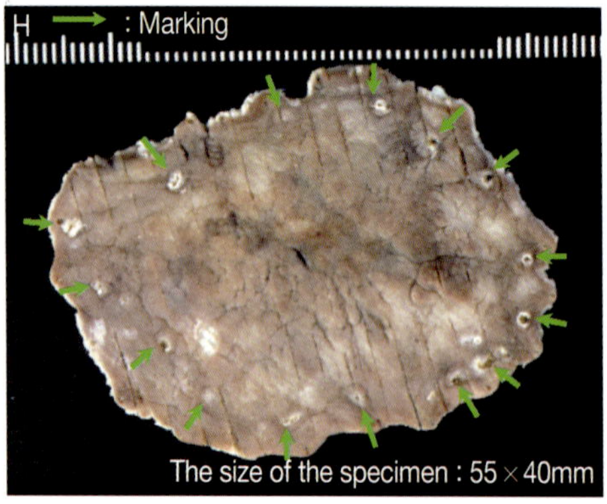

그림 34H. ESD 절제 후 포르말린 고정표본
절제표본을 상세히 관찰하여 술 전에 시행한 marking을 확인하여 orientation을 잡는다.

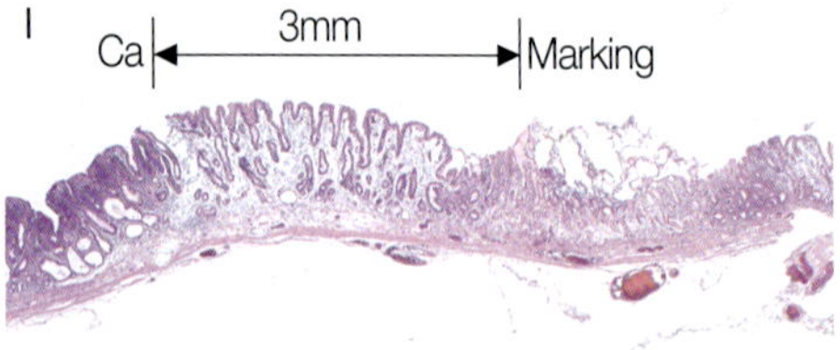

그림 34I. 조직학적 소견 (약확대)
조직표본에서도 marking이 정확하게 비암점막에 시행되었음을 확인할 수 있다.

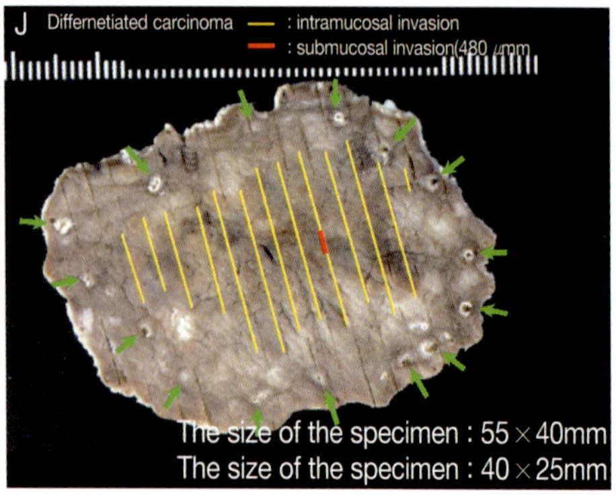

그림 34J. 재구축상
암의 침윤범위를 유성매직으로 현미경 표본에 표시하고 이것을 참조로 하여 암의 침윤범위를 정확히 mapping 한다. 그리고 병변의 바로 외측에 정확하게 marking이 시행되었는가 여부를 확인한다.
최종진단은 early gastric cancer, 0 IIc, differentiated type, 40 mm × 25 mm, SM1, ly0, v0, lateral margin (-), vertical margin (-).

증례3. 전정부 소만의 0 IIb, 분화형암, 심달도 M (그림 35)

경계진단법의 실제 예 (2) : 작은 병변의 경우

작은 병변의 경우 최대배율로 한 번에 올려 DL과 IMVP를 관찰하고 최대배율로 내시경의 선단을 조금씩 움직여 암의 경계를 동정하는 경우가 많다.

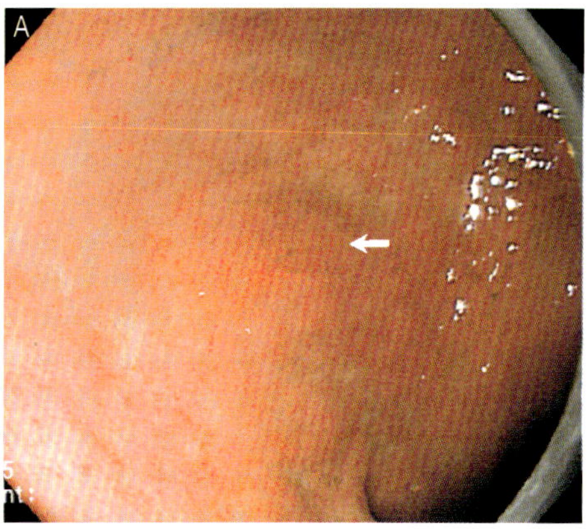

그림 35A. 통상관찰상
전정부 전벽에 엷고 경계가 불분명한 발적반이 관찰된다(화살표). 본 증례는 내시경을 배우기 시작한 내시경의가 위각 전벽의 발적반에서 생검을 시행하여 조직학적으로 암으로 진단되었다. 여기서 저자는 확대내시경으로 재검사를 시행하였다. 위각 전벽을 시작으로 발적반이 다발성으로 관찰되었다. 위각의 발적반을 전부 확대관찰을 해도 암에 특이적인 소견을 얻을 수 없었다. 마지막으로 전정부 전벽의 발적반 중 하나를 확대관찰한 결과 암으로 진단하고 연속해서 경계진단을 시행한 증례이다.

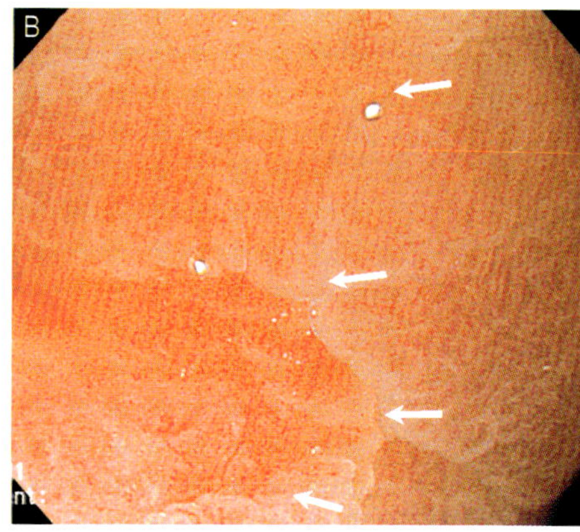

그림 35B. 확대내시경상 (최대배율, 적응형 IHb 색채 강조레벨 2)
그림 35A의 화살표 부분을 확대관찰하면 화살표로 표시된 부위에서 주위의 regular SECN pattern이 소실되어 있으며, 여기서 명료한 DL를 인지할 수 있다. 내부의 형태뿐만 아니라 분포, 배열도 불규칙한 미소혈관의 증식상(IMVP)이 관찰되어, 본 발적반은 암이라고 진단하였다.

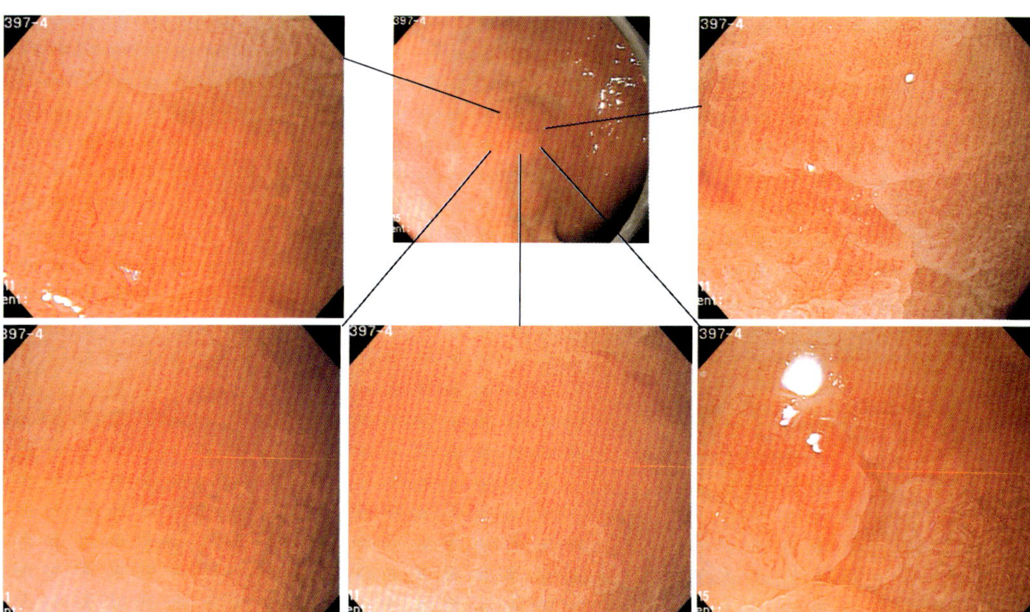

그림 35C. 확대내시경상 (최대배율)
최대배율로 발적반의 경계부를 전주성으로 연속 확대관찰을 하여 매우 협소한 부위에 암이 국한되어 있음이 판명되었다.

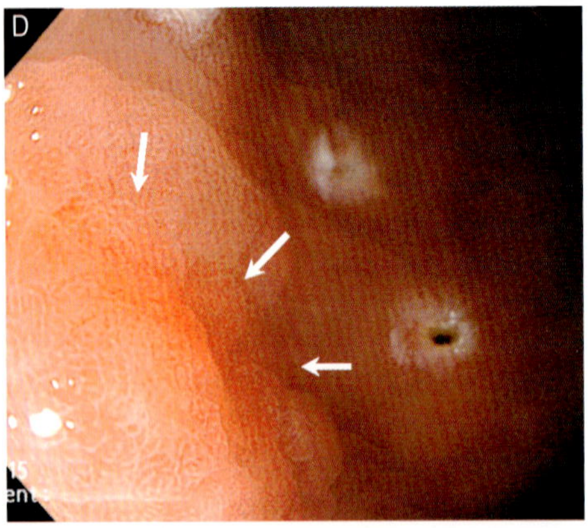

그림 35D. 확대관찰상 (약확대)
약확대에서 DL (화살표)을 지표로 외측에 marking을 시행하였다.

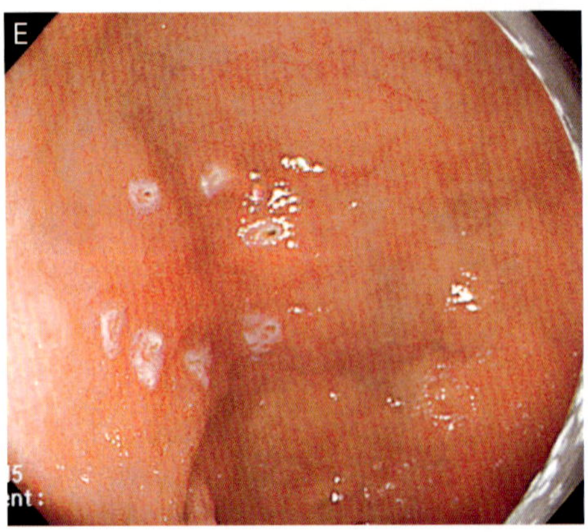

그림 35E. Marking 후 통상관찰상
암이 매우 협소한 부위에 국한되어 있음이 명확하다.

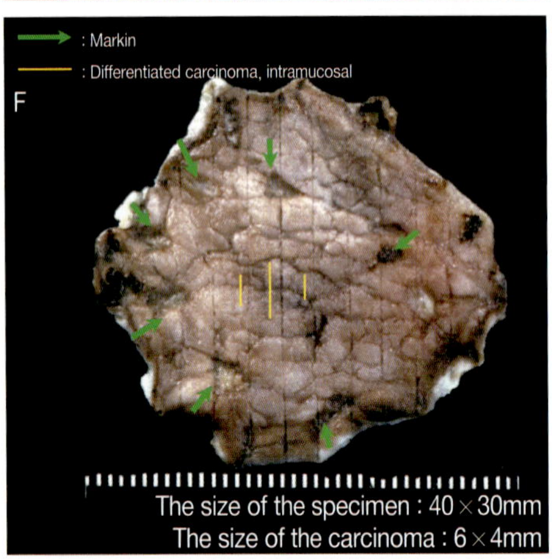

그림 35F. ESD 절제 후, 포르말린 고정표본의 재구축도
재구축도와 술 전 marking을 비교해 보면 암의 경계가 정확하게 동정되었음이 증명된다.

G

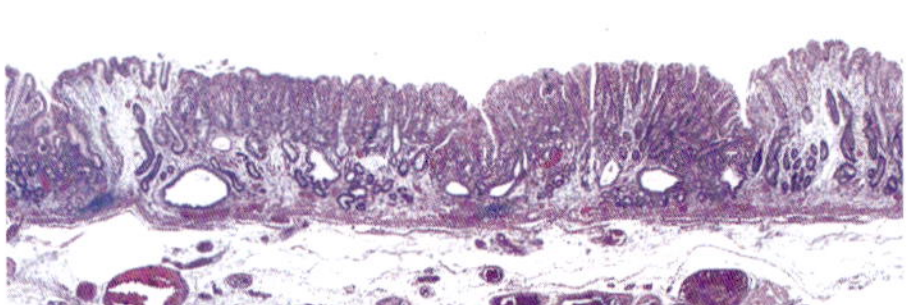

그림 35G. 조직학적 소견
주변과 고저차를 인지할 수 없는 고분화선암, 0 IIb 조기위암, 심달도 M, 6 mm x 4 mm, ly0, v0, lateral margin (-), vertical margin (-).

저자의 혼잣말

확대내시경상과 병리조직상의 비교

저자는 2000년에 인체의 미소혈관 구축상에 초점을 맞추어 연구를 시작할 때 확대내시경상과 병리조직상을 비교하는 데에 큰 중점을 두었다. 대장의 상피성 종양과는 다르게 배경에 만성위염을 가지고 있어 경계가 불분명한 미분화형암에 대해서는 관찰한 부위를 절제표본에서 동정하기 위해 큰 노력을 기울였다. 구체적으로 말하면 그림에 표시된 바와 같이 확대내시경에서 관찰되는 부위를 절제표본에서 동정하기 위하여 관찰한 부위의 절제표본을 정확히 분할하는 작업을 할 때, 1예에 대하여 5시간 정도 걸렸던 것이 선명하게 떠오른다. 물론 저자의 공동연구자도 늦은 시간까지 유사한 작업을 같이 해주었으며 이러한 상황이 확대내시경상과 병리조직상을 비교할 수 있게 된 배경이다. 이 자리를 빌어 감사의 마음을 전하고 싶다.

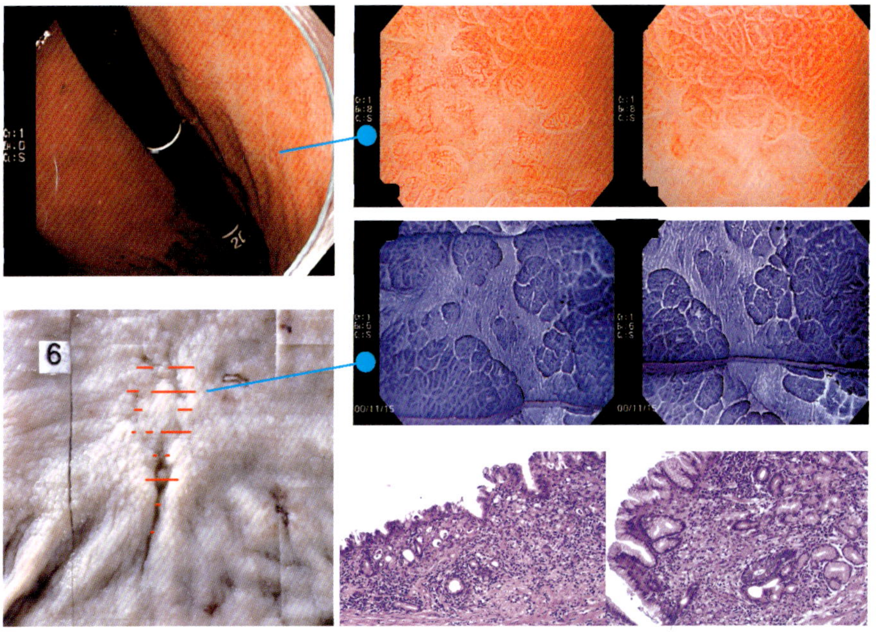

그림. 내시경상, 확대내시경상, 절제표본 육안소견, 실체현미경상, 조직상의 대비 예 (미분화형암)

Chapter 7

Narrow-band imaging (NBI) 병용내시경의 원리

Principles for narrow-band imaging (NBI) and its application to magnifying endoscopy

7.1 개요

요 점

NBI의 원리

(1) 2파장 관찰 : 415 nm와 540 nm 두 가지의 중심파장을 투사하면 점막표층의 미세혈관상과 점막의 표면미세구조를 백색광보다 높은 contrast로 볼 수 있다.

(2) 협대역화 : 투사한 빛의 주파수대역을 좁힘으로서(협대역화함으로서) 미소혈관상의 contrast를 개선할 수 있다.

해 설

NBI는 올림푸스사와 국립암센터 동병원의 공동연구로 개발된 새로운 기술이다.[38,39] NBI의 원리에 대해서는 다수의 출판물에서 설명되어 있지만 내시경의로서 충분히 이해하기에 충분한 책자는 적다. 또한 NBI에 의한 내시경 소견의 형성과정을 이해하기 위해서는, NBI에 의해 시상화되는 현상은 통상적인 빛을 투사하여 얻어지는 현상과는 다르기 때문에 NBI의 원리에 대한 이해를 하는 것이 필요하다. 본 장에서는 올림푸스사의 도움으로 제공받은 자료[39]와 저자가 작성한 자료[2]를 사용하여 필요한 최소한의 광학적인 지식에 대하여 가능한 한 쉽게 설명하고자 한다.

먼저 기술하고자 하는 것은 NBI의 원리에 대해서는 일반적으로 narrow-band의 명칭으로부터 일반적으로 협대역화만을 강조하는 경향이 있다. 그러나 저자의 해석으로는 정확히 협대역화된 2파장의 관찰이다.

또한 여기에서 모든 현상을 설명하려는 것은 아니고, 이론을 이해하기 쉽게 실제 생체에서 발생하는 현상을 과감히 단순화시키려고 한다. 따라서 실제 생체의 모든 현상을 설명하려는 것은 아님에 대해 미리 양해를 구하고자 한다.

7.2 원리를 이해하기 위하여 필요한 광학적 지식

7.2.1 빛의 파장과 색의 관계

빛은 파와 입자의 성질을 가진 전자파이다. 그림 36에 표시된 바와 같이 파장(wavelength)의 정의는 일정한 주파수에 있어서 파형의 peak부터 peak까지의 거리이다.

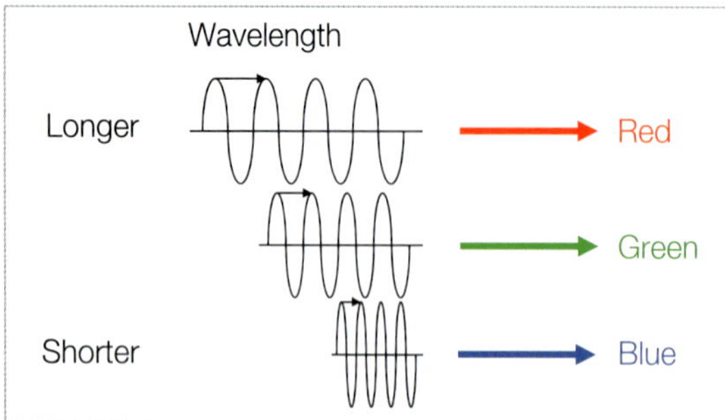

그림 36. 빛의 파장과 색의 관계

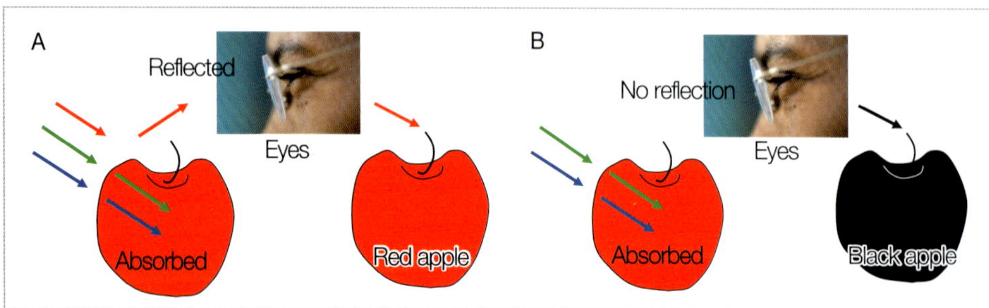

그림 37. 빛의 흡수 · 반사에 의한 색의 인식
A. 백색광을 적색의 사과에 투사한 경우. 사과는 녹 · 청색의 빛을 흡수하고 적색의 빛을 반사한다. 그 결과 「사과는 붉다」라고 인지하게 된다.
B. 청+녹의 2파장 빛을 적색의 사과에 투사한 경우, 사과는 녹 · 청색의 빛을 흡수하나 반사하는 빛은 없다. 그 결과 「사과는 검다」라고 인지하게 된다.

인간의 시각으로 감별 가능한 빛의 파장은 400~600 nm의 범위이며, 인간의 눈에는 파장이 긴 빛은 적색으로 인지되고 파장이 짧은 빛은 청색, 그 중간의 파장은 녹색으로 인지된다.

7.2.2 투사한 빛의 파장에 따른 색의 차이 - 반사와 흡수 (그림 37)

빛이 물체에 투사된 경우에 투사한 빛의 파장과 물체 표면의 색소에 따라 빛의 흡수와 반사가 다르며 결과적으로 인간이 식별할 수 있는 물체 고유의 색이 된다.

구체적으로 살펴보면 백색광은 빛의 3원색인 적색, 녹색, 청색의 조합으로 구성되어 있으며, 적색, 녹색, 청색은 각각 투사된 물체 표면에 있는 색소에 따라 다른 흡수와 반사 특성을 가진다.

그림 37A에 구체적인 예가 표시되어 있다. 적색 사과에 백색광을 투사하면 녹색과 적색의 빛은 사과 표면의 색소에 흡수되지만 적색의 빛은 흡수되지 않고 반사된다. 이런 적색 파장을 가진 반사광이 인간의 눈에 포착되어 「이 사과는 붉다」라고 인지하게 된다.

반면에 그림 37B에서는 적색 파장이 전혀 없이 녹색과 청색 파장만의 빛을 사과에 투사한 경우이다. 녹색과 청색의 빛은 사과 표면의 색소에 흡수되어서 인간의 눈에는 반사되는 빛이 전혀 포착되지 않게 된다. 그 결과 사과의 색은 없어져서 인간의 눈에는 「이 사과는 검다」라고 인지된다.

일반적으로 인간의 눈은 물체에서 반사된 일정한 파장을 가진 빛을 포착하여 일정한 색을 감별한다.

반대로「점막 색소에 특이적으로 흡수되는 빛을 사용하면 반사광이 없기 때문에 그 색소가 검은색으로 높은 contrast로 인식할 수 있지 않을까」라고 하는 가설에 NBI는 기초를 두고 있다.

7.3 왜 NBI는 415 nm (청색)과 540 nm (녹색) 2 파장의 빛을 사용하는 것일까?

요점

2파장의 빛을 사용하는 이유와 임상효과

(1) 반투명한 점막상피하의 조직을 얇게 들어가 산란이 적고 hemoglobin에 강하게 흡수되기 때문에 혈관을 높은 contrast로 보이게 한다.

(2) 점막표층에서 강하게 반사되고 산란이 적기 때문에 점막표면과 표층의 미세구조를 명료하게 표현할 수 있다.

해설

7.3.1 빛의 파장과 hemoglobin의 흡수 특성 (그림 38)

소화관 점막 색소의 90% 이상은 혈관 내의 hemoglobin에 의해 이루어진다. 다시 말하면「hemoglobin에 특이적으로 흡수되는 파장을 가진 빛을 부사하면 그 빛은 모두 hemoglobin에 흡수되어 버려 그 결과 혈관이 높은 contrast로 검은색으로 보이게 된다」라고 하는 concept에 기초하여 NBI가 설계되고 있다. 바꾸어 말하면 NBI는 흡수되는 현상을 시상화하기 위한 것이다. 이러한 원리는 간단히 협대역화만은 아니고 2파장을 사용한 관찰도 NBI의 원리를 이해하는 데에 중요하다.

그림 38에 표시된 바와 같이 가시광의 파장을 횡축으로, hemoglobin의 흡수계수를 종축으로 하여 파장과 흡수계수의 관계를 곡선으로 표시하면 415 nm와 540 nm의 2파장에서 hemoglobin의 흡수계수가 peak가 된다. 이 2파장을 중심으로 한 영역의 빛을 점막에 투사하면 hemoglobin에 가장 잘 흡수되어 혈관이 검은색으로 선명하게 드러난다는 이론을 이해할 수 있다.

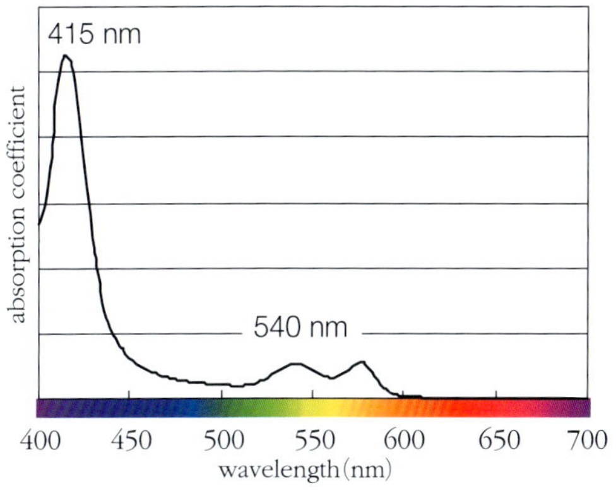

그림 38. 빛의 파장에 따른 hemoglobin 흡수의 차이 (hemoglobin 흡수곡선)
횡축은 가시광의 파장, 종축은 흡수계수이다. 파장과 hemoglobin 흡수계수의 관계를 곡선으로 표시하였다.

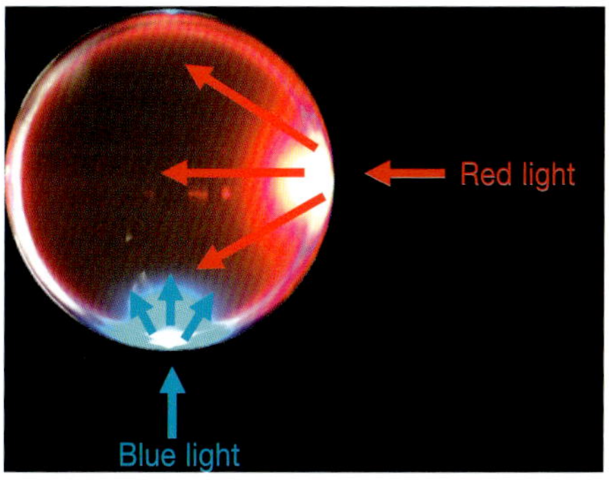

그림 39. 반투명한 매체에서 빛의 파장에 따른 전파의 차이
파장이 긴 적색광은「넓고 깊게」확산된다.
파장이 짧은 청색광은「좁고 얕게」확산된다.

7.3.2 빛을 반투명한 매체(점막)에 투사하면 어떠한 현상이 일어나서 무엇이 보이게 될까?

빛의 파장에 따른 전파의 차이 (그림 39)

점막과 같이 반투명한 물질에 빛을 투사하는 경우를 공기와 물과 같은 투명한 매체에 빛이 전파하는 경우와 비교하면 파장에 따른 빛의 전파 방법이 다르다. 그러므로 반투명한 매체에서 파장에 따른 전파의 차이를 이해하는 것이 필요하다. 구체적으로 살펴보면, 그림 39에 표시된 바와 같이 반투명한 한천에 빛을 조사하는 경우는 파장이 긴 적색광은 넓은 범위에서 깊게 확산됨에 반해 파장이 짧은 청색광은 좁은 범위에서 얕게 확산됨을 알 수 있다. 반투명의 점막에 빛을 투사하는 경우에도 동일한 현상이 일어남을 알 필요가 있다.

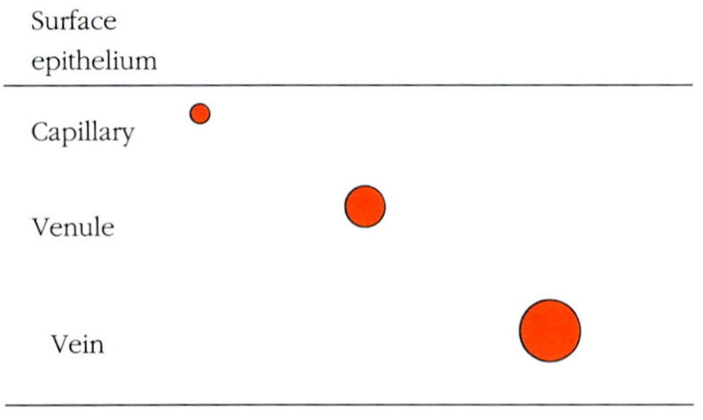

그림 40A. 점막상피하의 다른 깊이와 지름을 가진 혈관(모세혈관, 집합세정맥, 정맥)을 표시한 점막표면의 모식도
상피직하의 모세혈관(capillary)
점막고유층 중층의 집합세정맥(venule)
점막하층의 정맥(vein)

혈관의 깊이와 직경의 관계 : 위점막표층의 미소순환계에 대해서 해부학적으로 혈관의 깊이와 직경의 관계를 기술한다. 인체 혈관의 최소단위인 모세혈관은 상피직하로부터 점막의 가장 얕은 층에 분포하고, 약간 직경이 큰 집합세정맥은 점막상피하의 얕은 층보다 깊은 층에 존재하며 직경이 큰 정맥은 좀 더 깊은 점막하층에 존재한다.

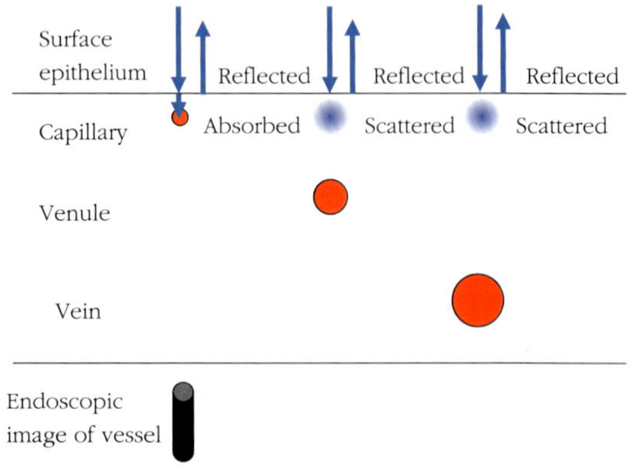

그림 40B. 빛의 3원색 중 가장 짧은 파장을 가진 청색광(중심파장 415 nm)만을 점막에 투사한 경우
반사 : 강함
전파 : 얕고 좁음
hemoglobin에 의한 흡수 : 강함
혈관의 시상화 : 얕고 미소한 모세혈관이 높은 contrast의 검은색으로 보인다.

점막표면: 대부분의 빛이 점막표면에서 반사된다.
점막상피하의 혈관 : 점막표층을 투과한 빛은 점막의 얕고 좁은 범위에서 확산되기 때문에 점막상피직하의 모세혈관에 도달한다. 중심파장 415 nm의 청색광은 hemoglobin에 가장 강하게 흡수되기 때문에 결과적으로 내시경 영상에서는 높은 contrast의 검은색 모세혈관이 드러난다(실제 내시경 시스템에서는 짙은 갈색으로 보인다).
한편 상피직하에 모세혈관이 존재하지 않는 부위에서는 점막의 얕고 좁은 범위에서 빛이 확산되기 때문에 보다 깊은 곳에 있는 집합세정맥과 정맥으로 도달하지 않는다. 그러므로 집합세정맥과 정맥은 드러나지 않는다.
혈관이 존재하지 않는 점막상피하의 조직 : 빛이 흡수되는 색소가 존재하지 않는 영역에서는 빛이 얕고 좁게 확산되기 때문에 얕은 영역에서는 산란되어 버린다. 내시경 영상에서는 무색 반투명 또는 백색의 영역으로 나타난다.

평탄한 점막 모델에서 빛의 파장과 시상화되는 혈관의 특징 (그림 40A-D)

시상화되는 혈관의 특징은 주로 투사되는 빛의 파장에 따른 특성(점막표면에서의 반사, 전파되는 깊이, 산란의 정도), 혈관의 깊이와 지름, 그리고 조직의 투과성 등의 요인에 의해 좌우된다.

이제까지 설명한 광학적인 특징을 적용하여 표면이 평탄한 반투명의 점막에서 지름과 깊이가 다른 혈관에 파장이 다른 가시광을 투사하는 경우, 점막에서 어떠한 현상이 일어나서 어느 혈관이 시상화되는가를 점막 단면의 모식도를 사용하여 설명하면 그림 40과 같다.

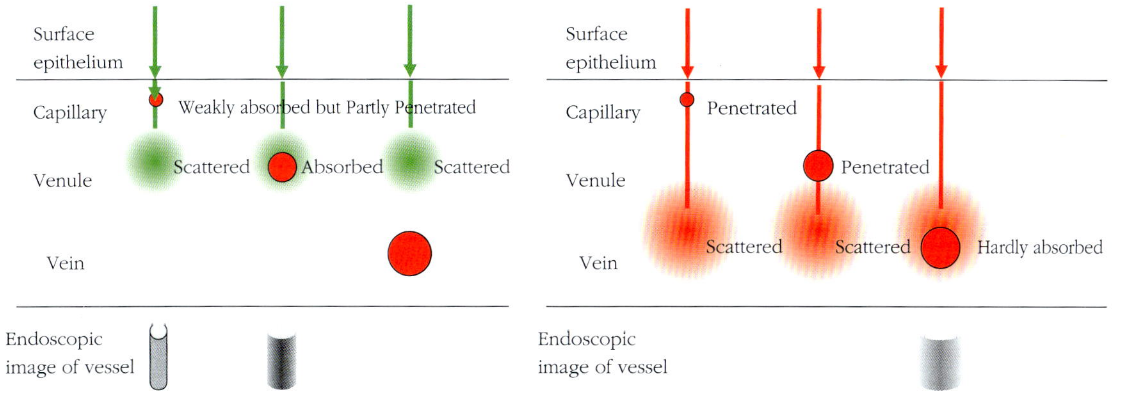

그림 40C. 빛의 3원색 중 중간 파장을 가진 녹색광(중심파장 540 nm)만을 점막에 투사한 경우
반사 : 약함
전파 : 다소 깊고 다소 넓음
hemoglobin에 의한 흡수 : 강함
혈관의 시상화 : 중층의 집합세정맥이 높은 contrast의 검은색으로 보인다.

점막표면: 청색과 비교하면 점막표층에서의 반사는 적고 대부분의 빛이 점막상피를 투과한다.
점막상피하의 혈관 : 투과한 빛은 점막상피 얕은 층부터 점막의 다소 깊은 층까지 넓게 확산된다. 점막상피직하의 모세혈관에 도달하면 일부는 흡수되지만 모세혈관이 가늘기 때문에 남은 빛은 관통하여 산란되어 버린다. 그 결과 contrast가 낮은 회색의 모세혈관상이 보이게 된다.
좀 더 깊은 층에 존재하는 집합세정맥에 도달한 중심파장 540 nm의 녹색광은 hemoglobin에 비교적 강하게 흡수되기 때문에 결과적으로 내시경 영상에서 높은 contrast의 검은색 집합세정맥로 묘출되게 된다(실제 내시경 시스템에서는 시안색으로 보인다).
이러한 빛은 점막상피 얕은 층으로부터 점막의 다소 깊고 넓은 범위에서 확산되어, 도달되는 깊이는 점막중층에서 멈추게 된다. 그 결과 보다 깊이 위치한 정맥에는 도달하지 못하기 때문에 정맥은 나타나지 않게 된다.
혈관이 존재하지 않는 점막상피하의 조직 : 빛이 흡수되는 색소가 존재하지 않는 영역에서는 빛이 흡수되지 않고 확산되기 때문에 이 부위에서는 산란되어 버린다. 내시경 영상에서는 무색 반투명 또는 백색의 영역으로 나타난다.

그림 40D. 빛의 3원색 중 가장 긴 파장을 가진 적색광(중심파장 600 nm)만을 점막에 투사한 경우
반사 : 없음
전파 : 깊고 넓음
hemoglobin에 의한 흡수 : 약함
혈관의 시상화 : 심층의 정맥이 낮은 contrast의 연한 회색으로 보인다.

점막표면: 점막표층에서 반사가 되지 않고 대부분의 빛이 점막상피하로 투과된다.
점막상피하의 혈관 : 투과된 빛은 점막상피하의 깊고 넓은 범위에서 확산되기 때문에 점막상피직하의 모세혈관이나 중간층의 집합세정맥을 관통하여 점막하층에 존재하는 정맥에 도달한다. 그렇지만 정맥에 도달한 중심파장 600 nm의 적색광은 hemoglobin에 거의 대부분 흡수되지 않는다. 결과적으로 내시경 영상에서 낮은 contrast의 연한 회색의 정맥으로 나타난다.

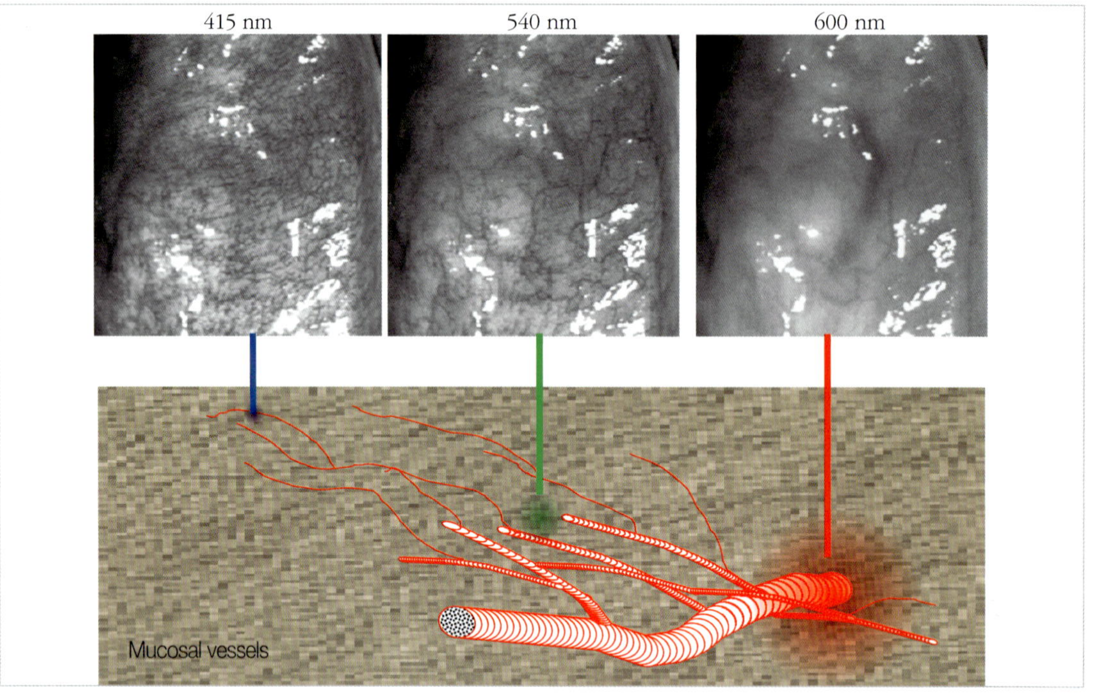

그림 41. 파장에 따른 빛의 조직 내 전파 깊이와 산란의 정도, hemoglobin에 의한 흡수의 차이와 드러나는 혈관상의 특징

7.3.3 투사된 빛의 파장에 의한 특징과 허점막(생체)에서의 혈관상의 특징 (그림 41)

허점막 내 깊이가 다른 혈관에 3종류 파장의 빛을 투사한 후 일어나는 조직 내로의 전파 깊이, 산란, 흡수의 관계와 파장에 따른 혈관의 내시경상을 그림 41에 표시하고 있다.

415 nm를 중심파장으로 하는 청색광은 조직 내 얕고 좁은 범위에 전파되고, 또한 hemoglobin에 강하게 흡수된다. 그 결과 표층의 미세혈관만이 높은 contrast로 새까맣게 보이게 된다. 540 nm를 중심파장으로 하는 녹색광은 조직 내 다소 깊고 넓은 범위에 전파되고 또한 hemoglobin에 보다 강하게 흡수된다. 그 결과 중층의 비교적 가는 혈관만이 높은 contrast로 새까맣게 보이게 된다. 그러나 600 nm을 중심파장으로 하는 적색광은 조직 내 깊고 넓은 범위에 전파되어 심부의 혈관에 도달하지만 hemoglobin에 흡수가 약하기 때문에 심층의 큰 혈관이 연하고 희미한 회색으로 보이게 된다.

그러므로 그림 40, 41에 상세히 설명된 바와 같이 점막표층의 미세한 혈관(모세혈관, 집합세정맥)을 높은 contrast로 검게 묘출되기 위해서는 415 nm를 중심파장으로 하는 청색광과 540 nm를 중심파장으로 하는 녹색광, 이 두 파장의 빛을 사용하면 적절하다는 것을 이해할 수 있다.

이러한 요인이 점막표층의 미소혈관상을 높은 contrast로 드러내고 점막표면 미세구조를 시상화하는데 도움이 되고 있다.

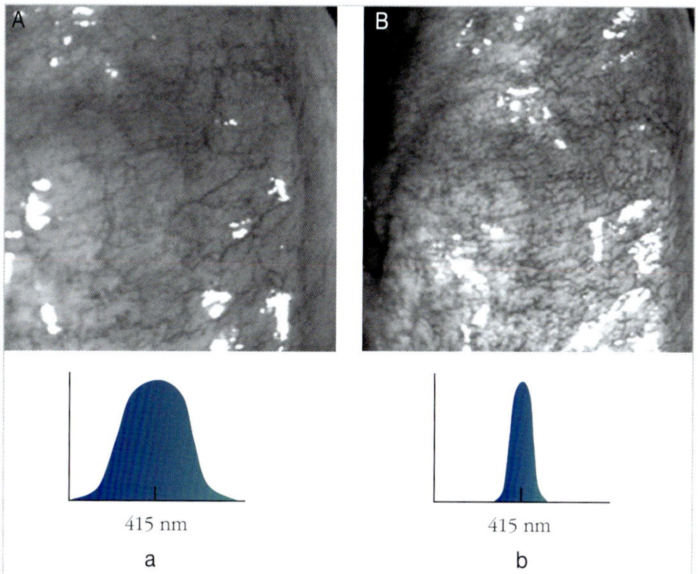

그림 42. 협대역화에 의한 contrast의 개선
A. 415 nm를 중심파장으로 통상영역의 빛(a)을 투사할 때의 점막혈관상.
B. 415 nm를 중심파장으로 협대영역의 빛(b)을 투사할 때의 점막혈관상.

7.4 왜 협대역광관찰(NBI)인가?

그림 42에 표시된 바와 같이 동일한 415 nm를 중심파장으로 하는 빛이라도, 통상영역의 빛을 협대역화하면 혈관의 contrast를 저하시키는 여분의 빛을 제거하는 것이 가능하다. 결과적으로 협대역화는 혈관의 contrast를 높게 하는데 유용하다(이른바 협대역 관찰이라고 부르는 근거는 이러한 원리에 기초한다. NBI 영상의 형성과정을 충분하게 이해하는 것은 협대역화에 더해서, 앞에서 기술한 빛의 파장에 따른 점막에서의 반사 · 전파 · 산란과 hemoglobin에 의한 흡수의 차이를 알 필요가 있으며, 이러한 원리는 협대역화와는 별개의 문제이다).

7.5 NBI 병용전자내시경 시스템

실제 임상에 사용되는 면순차방식의 전자내시경 시스템의 모식도를 그림 43에 표시하였다. 광원장치 내의 제논램프로부터 나오는 빛은 램프 앞에서 1분에 20회씩 회전하는 RGB 필터를 통과하여 내시경 선단으로부터 RGB 각각의 빛이 투사된다. 개개 빛의 반사광을 내시경 선단의 CCD에서 인지되어 비디오 프로세스에 3종류의 신호가 도달되며, 이들이 합해져서 컬러 영상이 모니터에 표시된다(그림 43A).

내시경 손조작부 또는 비디오 프로세스의 스위치를 누르면, 내시경의 선단으로부터 협대역화된 2파장의 빛이 투사된다. 그 결과 확대내시경 영상에 표시된 바와 같이 십이지장의 융모구조(표면미세구조)와 융모 내 모세혈관상(미소혈관 구축상)이 명료하게 보이게 된다(그림 43B).

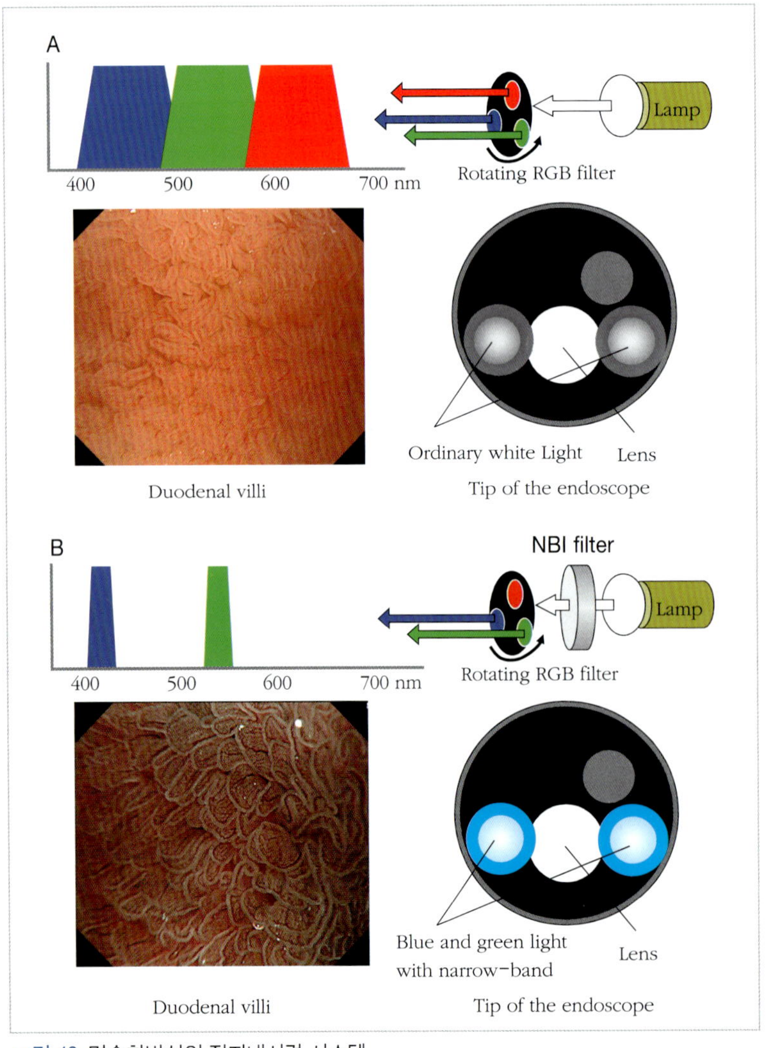

그림 43. 면순차방식의 전자내시경 시스템
A. 백색광 관찰 시
B. NBI 관찰 시

Chapter 8

NBI 병용확대내시경 소견의 형성과정

- 선상피에 대해 협대역광은 해부학적으로 무엇을 어떻게 보이게 하는가?

Which microanatomies are visualized by magnifying endoscopy with NBI, and how is this achieved?

8.1 서론

제7장의 이론적인 배경을 토대로 선상피에 NBI 병용확대내시경을 응용 시에 일어나는 현상과 관찰되는 해부학적 지표에 대하여 해설을 하고자 한다. 선상피는 표면에 선와와 같은 요철을 동반한 반투명의 점막이므로, 식도의 중층상피처럼 평탄한 반투명 점막에 빛을 투영하여 발생하는 현상에 더하여 더욱 더 복잡한 현상이 발생하여 얻어진 영상의 해석에 혼란이 발생하게 된다. 본 장에서는 저자가 올림푸스사의 엔지니어와 토론하여 작성한 그림과 해부학적 구조(미세혈관 구축상과 점막표면 미세구조)의 삽화를 사용하여 설명하고자 한다.

8.2 빛의 파장에 따라 시상화되는 해부학적 구조의 차이

우선 위체부의 NBI 병용확대내시경 영상을 컬러분석한 흑백농담화상으로 표현하여, 상이한 두 개의 파장에 따라 어떠한 차이가 나는지 설명하고자 한다.

8.2.1 청색 협대역광 (415 nm의 빛)에 의한 흑백농담화상의 특징 (그림 44A)

415 nm의 빛을 조사한 경우의 흑백농담화상(그림 44A)을 상세히 해석하고자 한다. 415 nm의 청색 협대역광을 조사하는 경우 점막표층에서 빛이 강하게 반사되기 때문에, 위저선의 함요부(선와)는 검은색이 되어 선개구부(crypt-opening, CO)의 형태가 명확하게 된다. 그리고 이것의 가장자리에는 원형 백색의 선와변연상피(marginal crypt epithelium, MCE)가 존재한다. 이러한 원형의 선와변연상피를 둘러싸는 다각형(주로 정육각형이나 오각형)의 상피직하 모세혈관(subepithelial capillary, SEC)의 폐쇄성 loop가 각각 문합하여 벌집 모양의 모세혈관망(honeycomb-like subepithelial capillary network, SECN) pattern이 높은 contrast의 흑색으로 보이게 된다. 그러나 모세혈관보다 다소 깊은 곳에 위치한 집합세정맥(collecting venule, CV)은 묘출되지 않는다. 즉, 청색 협대역광은 점막상피하의 모세혈관과 점막표면 미세구조의 시상화에 기여하고 있다.

8.2.2 녹색 협대역광 (540 nm의 빛)에 의한 흑백농담화상의 특징 (그림 44B)

한편 540 nm의 녹색 협대역광을 조사하는 경우의 흑백농담화상(그림 44B)에 있어서는 점막표층에서 별로 반사나 산란이 없기 때문에, 선개구부 형태나 선와변연상피는 명료하지 않다.

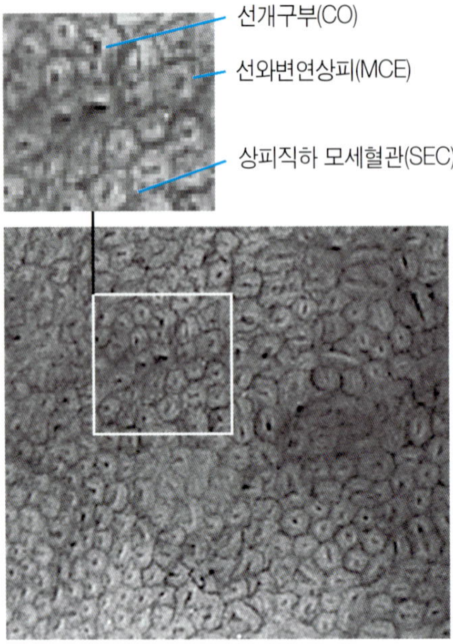

그림 44A. 415 nm를 중심파장으로 하는 청색 협대역광을 투사하여 얻은 위체부 점막의 흑백농담화상

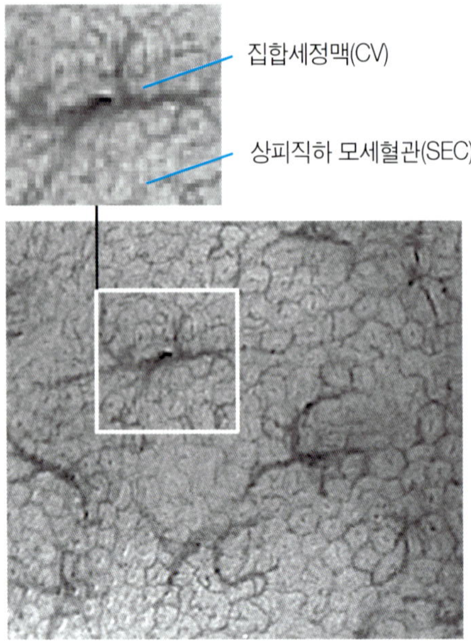

그림 44B. 540 nm를 중심파장으로 하는 녹색 협대역광을 투사하여 얻은 위체부 점막의 흑백농담화상

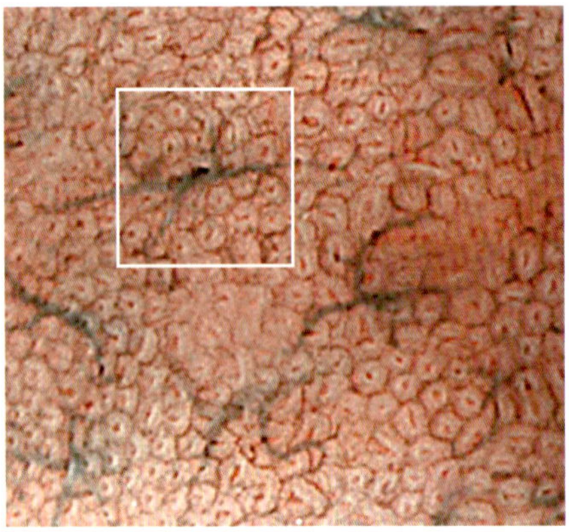

그림 44C. 합성컬러화상
그림 44A의 모세혈관(SEC)과 선개구부(CO)는 갈색으로, 선와변연상피(MCE)는 백색으로, 와간부(IP)는 반투명의 백색으로, 그림 44B의 집합세정맥(CV)은 시안색으로 컬러표시되고 있다.

또한 상피직하의 모세혈관에서는 빛의 일부 밖에 흡수되지 않기 때문에 낮은 contrast의 회색으로 보이게 된다. 그러나 415 nm의 빛에서는 묘출되지 않았던 다소 깊은 곳에 존재하는, 모세혈관보다 내경이 큰 CV는 540 nm의 협대역광에서 보다 높은 contrast의 흑색으로 명료하게 묘출된다. 즉, 녹색 협대역광은 점막표면 미세구조의 관찰에는 유용하지 않으며 SECN의 일부와 CV의 시상화에 기여하고 있다.

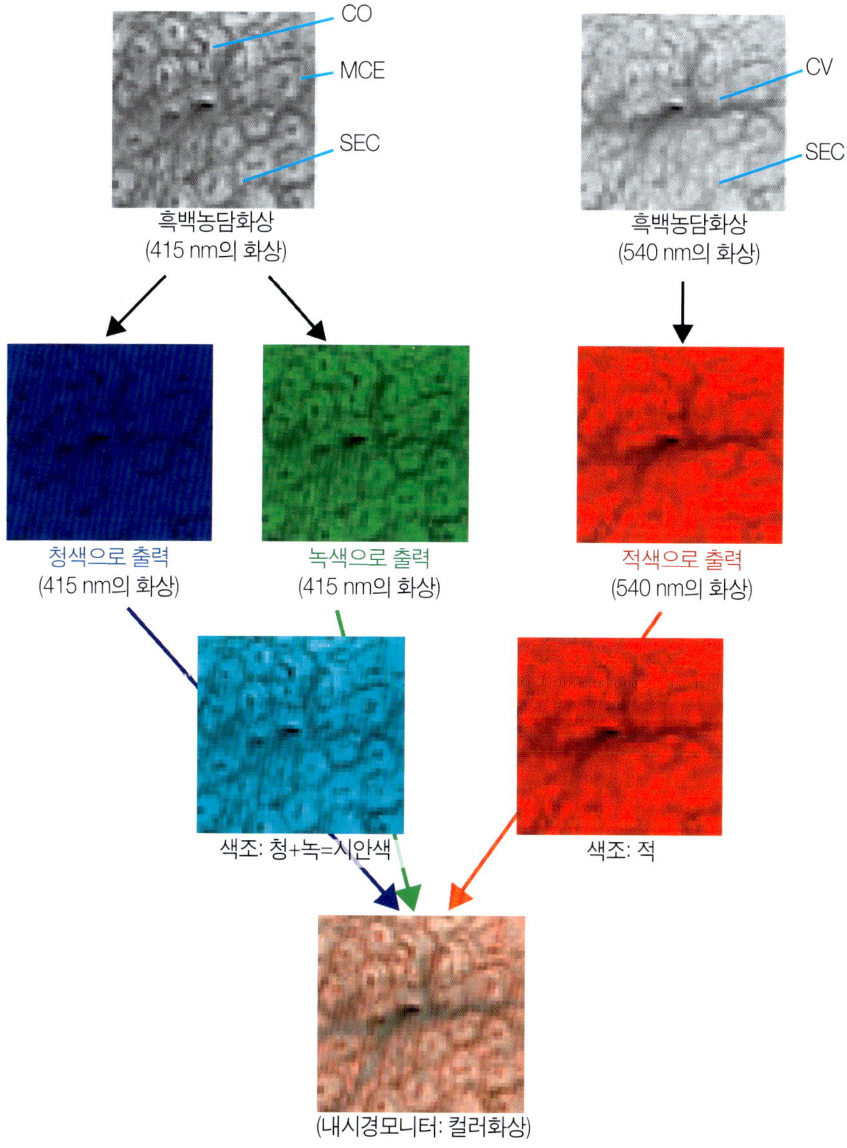

그림 44D. 색의 할당과 모니터상에서의 컬러화상의 합성

415 nm의 빛에 대응하는 화상은 모니터상에서는 녹색과 청색으로 출력되며, 540 nm의 빛에 대응하는 화상은 모니터상에서는 적색으로 출력된다.

점막상피직하의 모세혈관(SEC)과 선개구부(CO)는 415 nm의 화상에서 잘 재현된다. 모니터상에서는 적색 출력보다도 녹 · 청색 출력에서 어두운 pattern으로 표현되기 때문에, 녹 · 청색의 농도가 낮게 된다. 그러므로 상대적으로 남은 출력인 적색 성분이 컬러화상에 표시되어 합성되는 색은 갈색(어두운 적색)이 된다.

상피직하보다 다소 깊고 두꺼운 혈관(집합세정맥, CV)은 540 nm의 화상에서 잘 재현된다. 모니터상에서는 녹색과 청색 출력보다도 적색 출력에서 어두운 pattern으로 표현되기 때문에, 적색의 농도가 낮게 된다. 결과적으로 다른 출력인 청색과 녹색이 합성된 색조는 다름아닌 시안색이 된다.

선와변연상피(MCE)는 어떤 출력에서도 비교적 밝기 때문에, 합성된 화상에서도 밝은 pattern (백색)이 된다.

8.3 색의 출력에의 할당과 컬러화상의 합성 (그림 44C, D)

그림 44A와 44B의 컬러합성화상을 그림 44C에 표시하였다. 이 과정을 설명하고자 한다. 실제 내시경 모니터에는 컬러 표시를 할 필요가 있기 때문에, 415 nm의 청색 협대역광을 조사할 때에 얻어지는 흑백농담화상을 청색과 녹색의 출력으로 할당하고, 540 nm의 녹색 협대역광을 조사할 때에 얻어지는 흑백농담화상을 적색의 출력으로 할당한다(그림 44C). 청색 협대역광을 점막에 조사하면, 헤모글로빈에 흡수되어 진한 갈색으로, 녹색 협대역광을 점막에 조사하면 헤모글로빈에 흡수되어 시안색으로 모니터에 표시되게 된다(그림 44D). 정리하면, 모세혈관은 진한 갈색으로, CV는 시안색으로 보인다. 이러한 청색, 녹색, 적색 채널의 화상을 합성하여 만들어진 최종적인 컬러화상을 그림 44C, D에 보여주고 있다.

저자의 혼잣말

조기위암의 육안상의 변천

이전에는 조기위암의 생검진단도 함정이 있을 수 있기 때문에 조기암의 진단은 생검에 의지해서만은 안 되고 어디까지나 X선 · 내시경을 상세히 검토하여 얻은 형태학적 진단을 중요시해야 한다는 취지를 논문에 기재하였다. 그렇지만 최근에는 전형적인 조기위암의 형태를 보이는 병변이 적게 되어, 본 책에서 제시하는 바와 같이 「발적을 보이는 점막으로부터 생검을 하여 병리조직학적으로 암으로 진단되어 치료를 부탁합니다」라고 소개받는 증례가 많아졌다. 이러한 증례를 본 병원에서 정밀검사를 시행하더라도 존재진단이 불분명한, 전형적인 육안상을 보이지 않는 조기위암이 증가하고 있다.

이러한 조기위암의 형태학적 특징의 시대에 따른 변천을 배경으로, 본 병원에서는 조기위암에 대한 확대내시경 진단은 일상 임상에서 빠뜨릴 수 없는 술 전 검사가 되었다.

8.4 정상 위점막에 대한 NBI 병용확대내시경 소견의 형성과정

반투명의 요철이 있는 점막(선상피)에 415 nm를 중심파장으로 하는 협대역광을 투사하면 어떠한 현상이 발생하며, 해부학적으로 무엇이 어떻게 시상화될까?

앞에서 설명한 것처럼 상피하의 모세혈관과 점막표면 미세구조를 시상화하는 것은 415 nm을 중심파장으로 하는 협대역광(이후, 청색 협대역광)이 주로 관여한다고 생각한다.

선상피는 중층편평상피와는 다르게 선와와 같은 요철이 있기 때문에 설명하기가 단순하지 않다. 그러므로 청색 협대역광을 반투명의 선상피에 투사하는 경우에 해부학적 구조에 의해 어떻게 흡수 · 산란현상이 일어나서 NBI 화상이 형성되는가를 이해하는 것이 내시경 소견을 정확히 해석하기 위한 필수조건이다.

그림 45에 위체부선 영역과 위유문선 영역의 NBI 병용내시경상과 가상선의 단면에 대응하는 조직상을 하단에 표시하였다. 조직상에서는 부위에 따라 선와의 형성, 방향, 와간부의 크기가 다름을 알 수 있다. 이러한 차이가 어떻게 NBI 소견과 관계되고 있는 것일까?

본 장에서는 정상 위체부선 점막과 위유문선 점막에 NBI 병용확대내시경을 응용할 때 시상화되는 해부학적 구조(미소혈관 구축상과 점막표면 미세구조)에 대하여 삽화를 사용하여 설명하고자 한다.

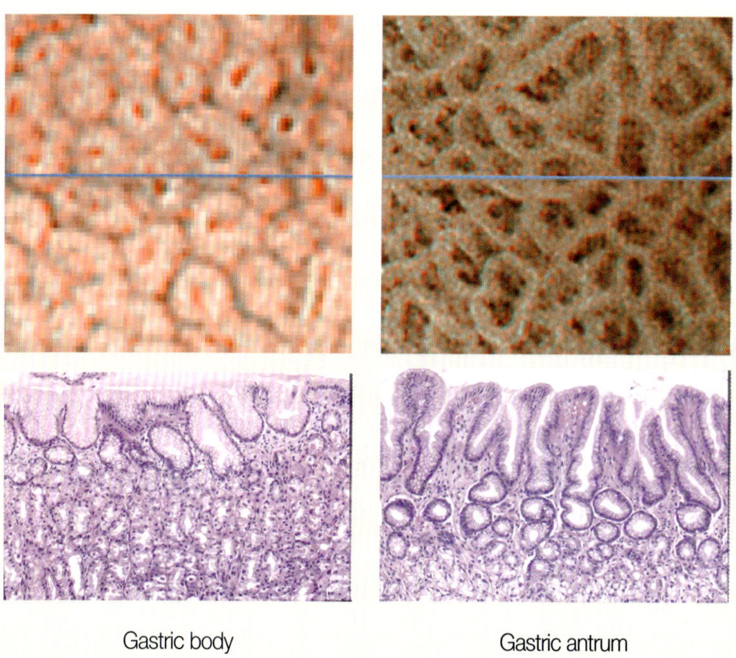

그림 45. 위체부선 영역과 위유문선 영역의 NBI 병용내시경상(상단)과 가상선의 단면에 대응하는 조직상(하단)

8.4.1 위체부선 점막

해부학적 소견

그림 46은 위체부선 점막의 표면부터 선와(crypt)까지의 비교적 표층의 조직단면도이다. 또한 선경부 밑의 심부 구조는 빛이 도달하지 않으므로 생략한다.

위체부의 선와는 점막표면에 대하여 수직으로 함요되어 있는 것이 특징이다.

조직학적으로는 표면의 피개상피(surface epithelium)와 선와의 상피(crypt epithelium) 모두 같은 선와상피(foveolar epithelium)이지만, NBI 병용확대내시경에서 시상화되는 상은 다르다. 그러므로 본 장에서는 표면의 상피(surface epithelium)와 선와의 가장자리, 즉 변연상피(marginal crypt epithelium, MCE)로 구분하여 기재한다. 또한 선와와 선와 사이의 부분은 와간부(intervening part, IP)라고 호칭한다. 제4장 그림 17에 제시한 것처럼 실제는 상피하의 모세혈관은 종횡으로 문합을 반복하고 있지만 여기서는 간략화하여 상피직하의 모세혈관(subepithelial capillary, SEC)만 그림으로 나타내고 있다.

시상화의 순서

그림 46에 제시된 각각의 해부학적 구조가 415 nm의 청색 협대역광에 의해 어떤 순서로 시상화되는가에 대하여 그림을 사용하여 구체적으로 설명하고자 한다. 이를테면 상피하 모세혈관, 선와의 변연상피, 선개구부 형태에 대하여 각각 그림 47-49에 표시하였다.

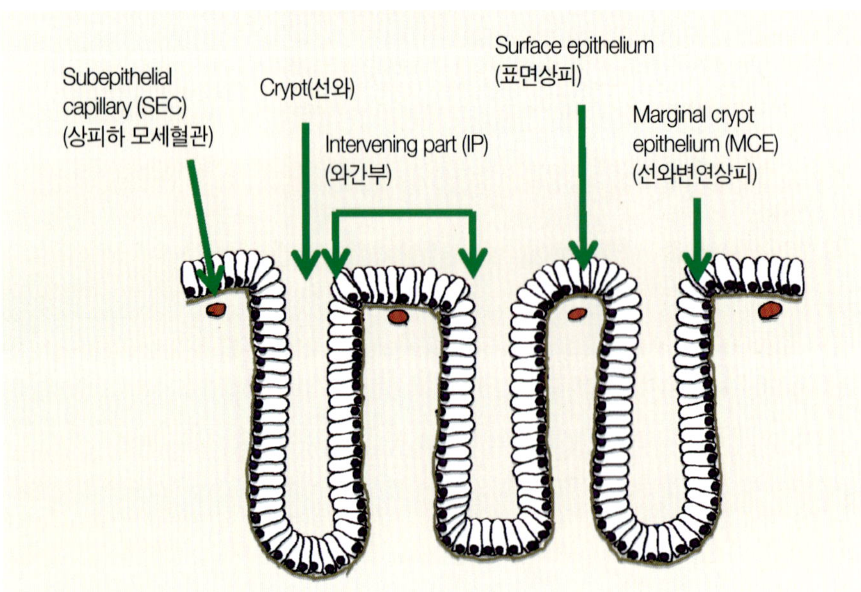

그림 46. 체부선 점막의 표면부터 선와(crypt)까지의 비교적 표층 부위 조직단면도

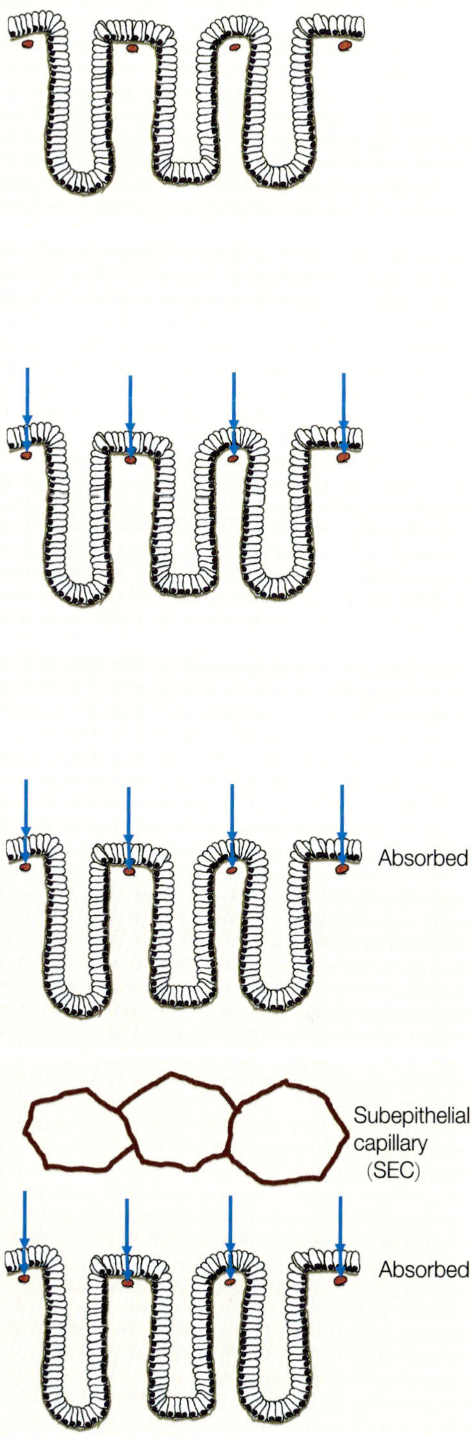

청색 협대역광을 점막에 수직방향으로 투사하면,

상피하의 모세혈관에 강하게 흡수되어서,

정상 체부선 점막에 특징적인 다각형의 상피하 모세혈관이 규칙적인 벌집 모양의 network를 형성하고 있는 상(regular honeycomb-like SECN pattern)이 높은 contrast로 묘출된다.

그림 47. 상피하 모세혈관의 시상화 (위체부선 점막)

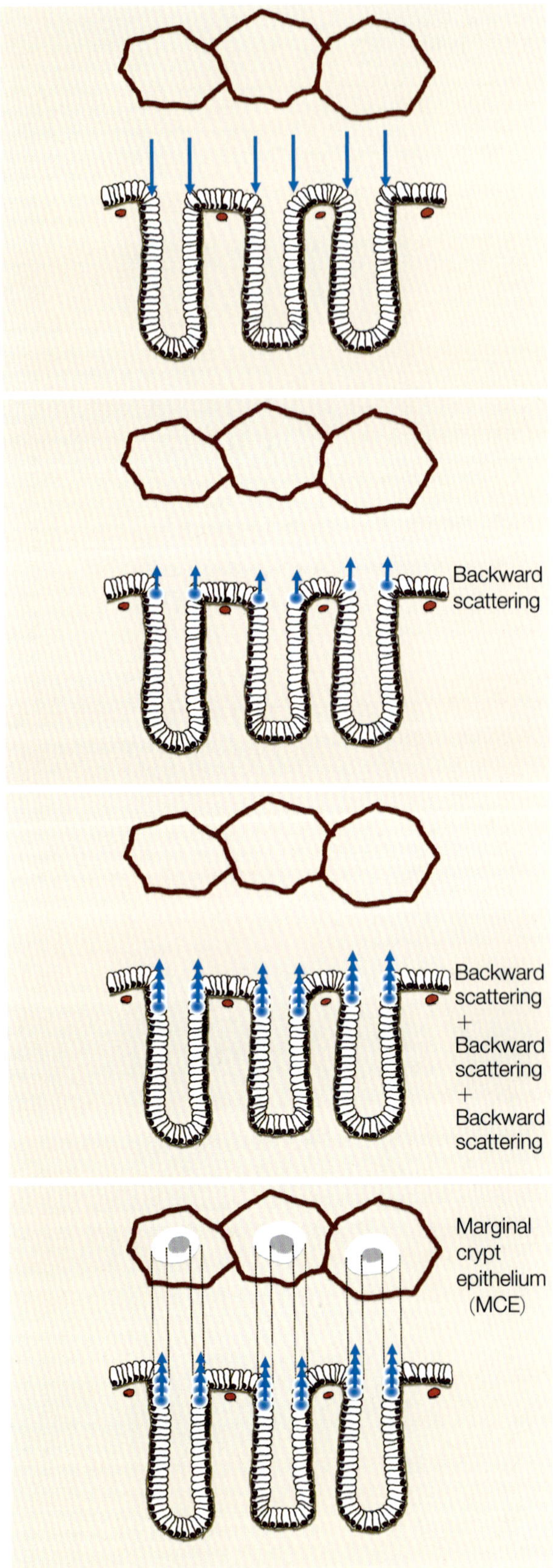

점막표면에 대해 수직으로 배열된 선와의 변연(가장자리)의 상피에 청색 협대역광을 투사하면,

세포 내에서 산란이 발생하여, 투사방향으로 되돌아오는 산란(후방산란, backward scattering)이 일어난다.

반복해서 점막표면에 대해 수직으로 배열된 세포에서 연속하여 발생한 후방산란이 집적되면,

반투명의 백색 테두리의 변연상피 형태가 보이게 된다.

덧붙여서 와간부의 표면상피에도 동일한 현상이 발생하지만, 상피가 1층이기 때문에 상기와 같은 현상이 일어나지 않는다고 생각된다. 그러므로 어느 정도 일정한 개수의 세포가 빛의 입사방향과 같은 방향으로 규칙적으로 배열되어 있는가가 후방산란의 집적에 의해 MCE가 시상화되기 위한 필요한 조건이라고 생각된다.

그림 48. 선와의 변연상피(MCE)의 시상화 (위체부선 점막)

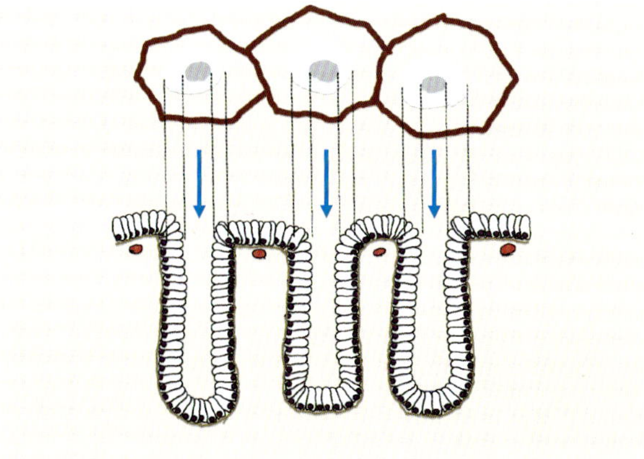

점막표면에 대해 수직으로 주행 및 배열하는 선와에 입사된 청색 협대역광은,

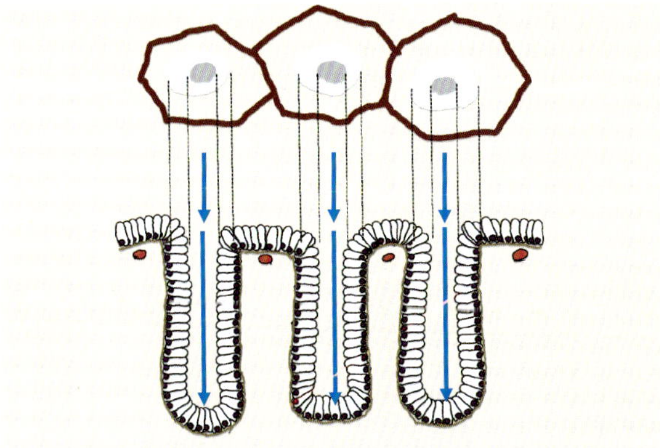

선와의 저부에 도달하여,

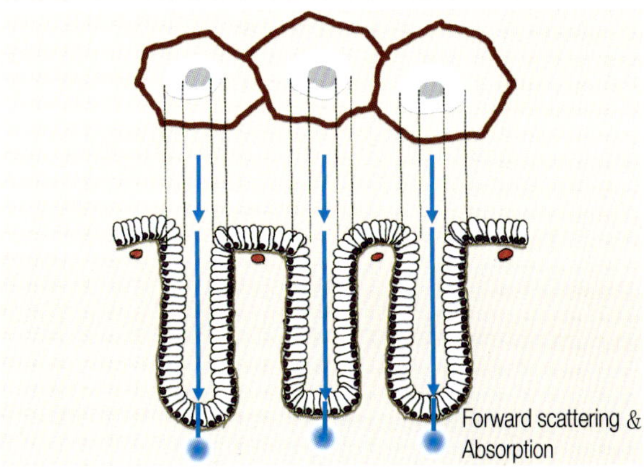

1층의 상피를 관통하여 점막고유층에서 전방산란을 일으켜서, 혈관 내의 헤모글로빈 등에 흡수되고 만다.

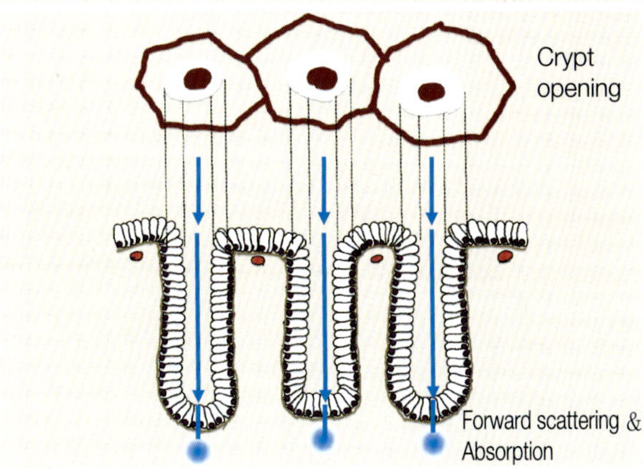

그 결과 청색 협대역광은 마치 헤모글로빈에 흡수되는 것처럼 유원형의 선개부는 갈색으로 묘출되게 된다.

그림 49. 선개구부(CO) 형태의 시상화 (위체부선 점막)

8.4.2 위체부선 점막이 시상화되는 해부학적 구조

체부선 점막의 NBI에 의해 시상화되는 해부학적 소견을 그림 50에 표시하였다.

유원형의 선개구부(CO)는 갈색으로, 이것의 가장자리를 형성하는 띠 모양의 선와변연상피(MCE)는 백색으로, 와간부(IP)의 다각형의 상피하 모세혈관(SEC)은 진한 갈색으로 보이게 된다.

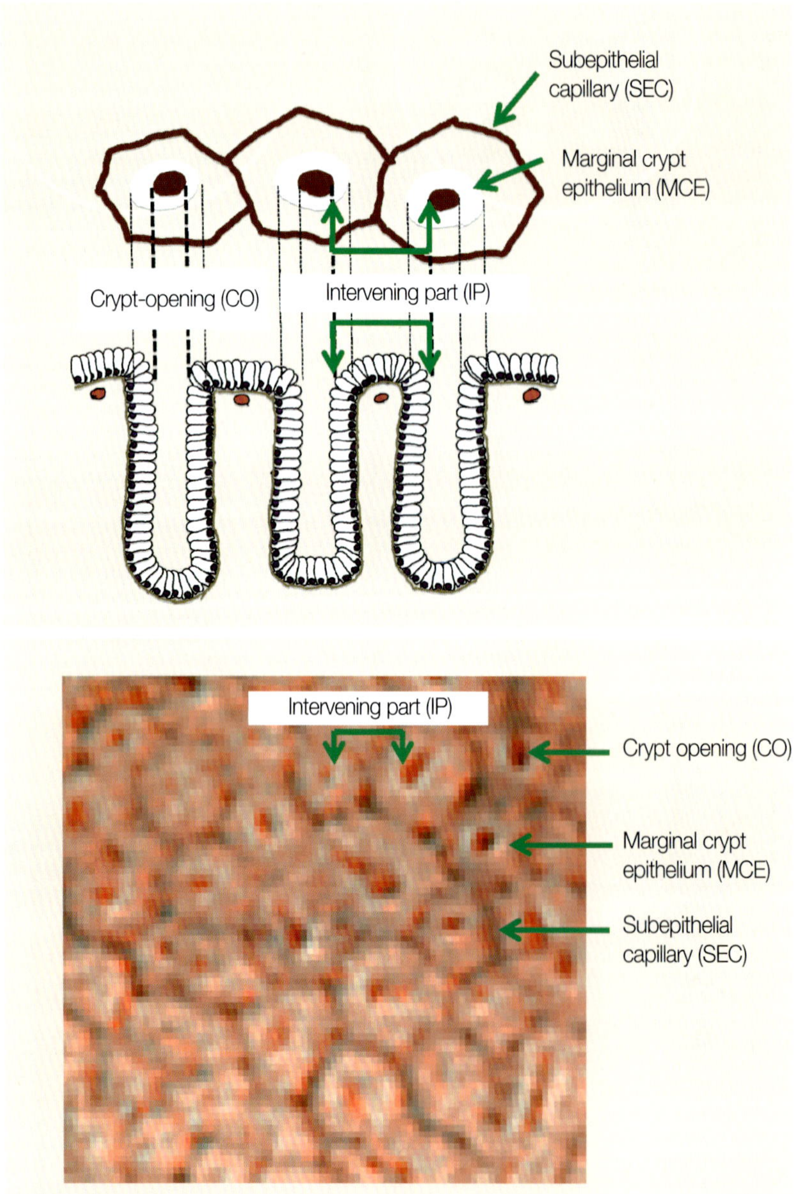

그림 50. 체부선 점막의 NBI에 의한 시상화
삽화를 상단에, 실제 NBI 병용확대내시경상을 하단에 표시하였다.

8.4.3 위유문선 점막

해부학적 소견과 시상화의 순서

그림 51은 유문선 점막의 표면부터 선와(crypt)까지의 비교적 표층의 조직단면도이다. 역시 선경부 밑의 심부의 구조는 빛이 도달하지 않기 때문에 생략한다.

기본적인 구조는 위체부와 일견 유사하게 보이지만, 큰 차이는 선와(crypt)가 점막과 수직방향이 아니고 사선방향으로 함요되어 있어 선와변연상피(MCE)도 사선방향으로 주행하고 있다는 것이다.

와간부는 체부선보다도 넓다. 제4장 그림 19에 표시된 바와 같이 실제에는 상피하의 모세혈관이 문합을 반복하고 있지만 여기서는 생략하여 상피하의 모세혈관(SEC)만 그림으로 나타내고 있다.

상피하의 혈관에 대해서는, 청색 협대역광을 투사할 때 일어난 현상은 체부선과 비슷하기 때문에 점막표면 미세구조(MCE와 CO)의 시상화에 초점을 맞추어 설명하고자 한다(그림 52).

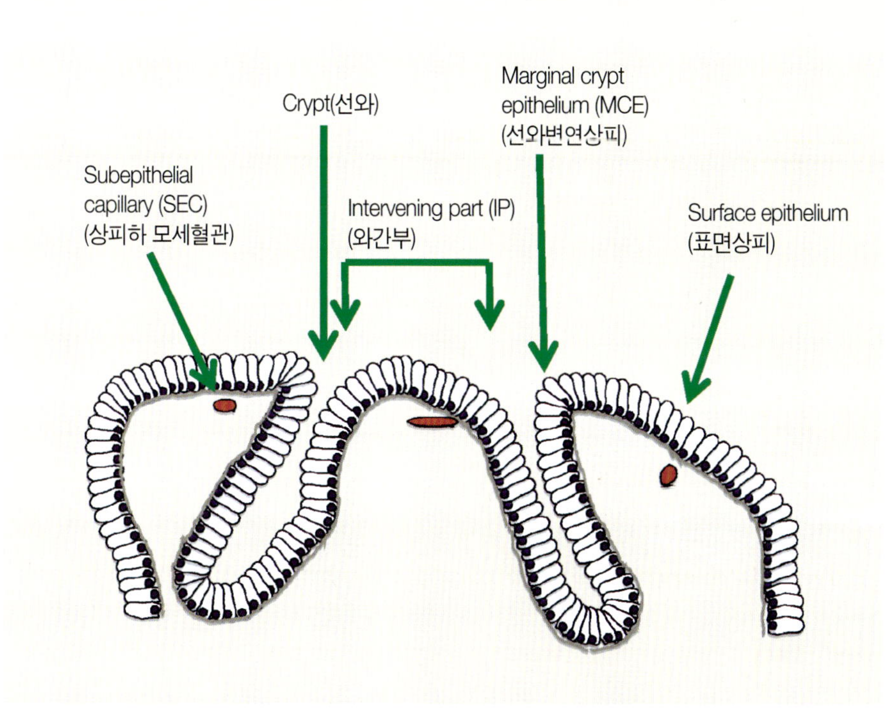

그림 51. 유문선 점막의 표면부터 선와(crypt)까지의 비교적 표층의 조직단면도

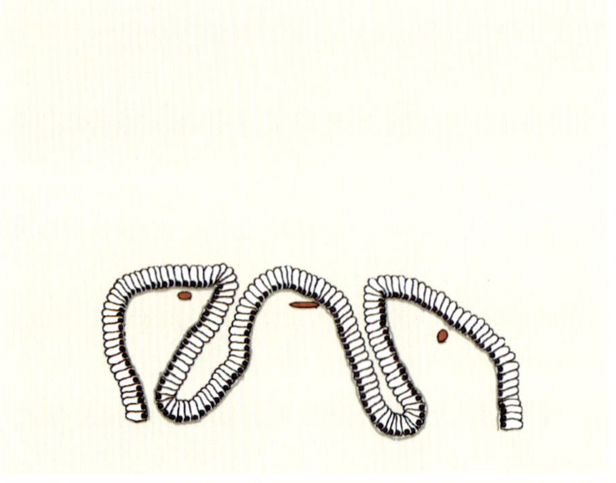

위유문선 점막표층의 조직단면도

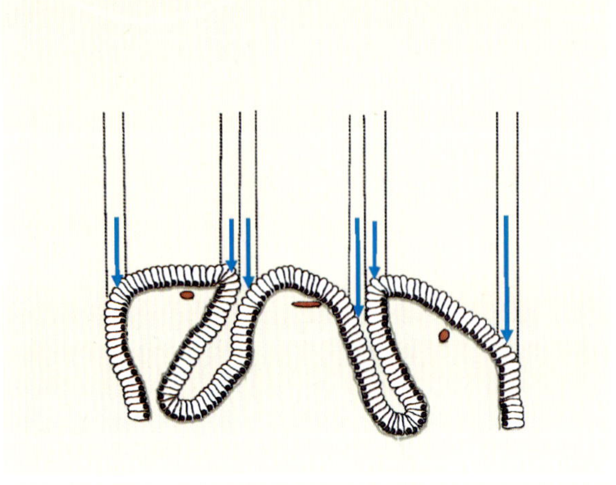

선와변연상피에 청색 협대역광을 투사하면,

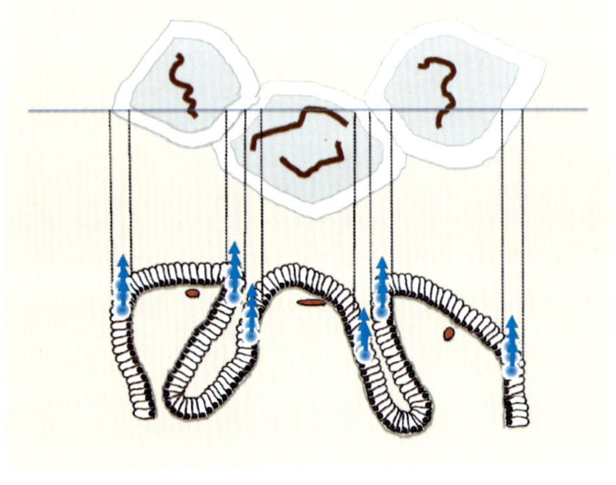

선와변연상피는 후방산란의 집적 때문에 백색 테두리로 관찰된다.

유문선의 선와에서는 빛이 수직으로 투사되지 않기 때문에, 체부선처럼 선개구부 형태가 갈색으로 관찰되는 경우는 적다.

상피가 서로 겹쳐지고 있는 사이가 선개구부라고 추측되지만, 함요가 객관적으로 시상화되는 것은 아니다.

그림 52. 선와변연상피의 시상화 (유문선 점막)

8.4.4 위유문선 점막의 시상화되는 해부학적 구조

유문선 점막의 NBI에 의해 시상화되는 해부학적 소견을 그림 53에 정리하였다.

Coil상의 상피하 모세혈관 (SEC)은 진한 갈색으로, 이것을 둘러싸듯이 존재하는 다각형의 선와변연상피 (MCE)는 백색으로 보인다. 그렇지만 체부선 점막에서 갈색으로 시상화되는 선개구부(CO)는 유문선 점막에서는 전혀 시상화되지 않는다.

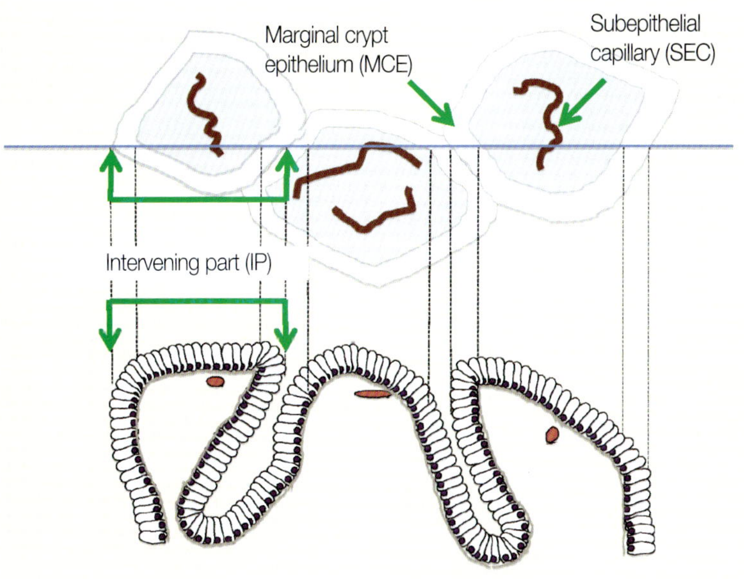

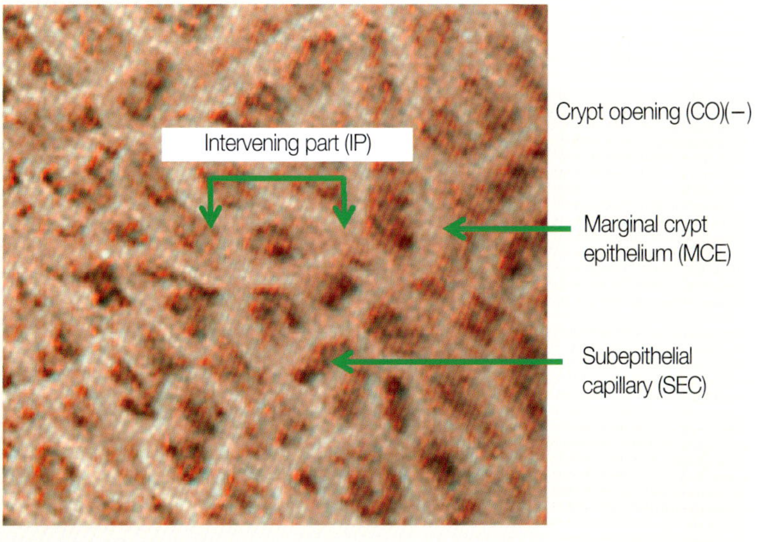

그림 53. 유문부선 점막의 NBI에 의한 시상화
삽화를 상단에, 실제 NBI 병용확대내시경상을 하단에 표시하였다.

Chapter 9

VS classification system의 제창 - NBI 병용확대내시경 소견을 해석하는 원칙

Proposals for the VS classification system

9.1 진단체계의 제창과 원칙

요점

VS classification system에 의한 morphological analysis를 사용한 anatomical component

V component : Regular, Irregular or Absent

- Capillary (모세혈관)
- Collecting venule (CV) (집합세정맥)
- Microvessels (모세혈관, 집합세정맥의 판정을 할 수 없는 미소혈관)

S component : Regular, Irregular, Absent

- Surface epithelium lining the gastric crypt (선개구부 가장자리의 상피)
  즉, Marginal crypt epithelium (MCE) (선와변연상피)
- Surface epithelium covering the intervening part
  (와간부의 피개상피. 일반적으로는 시상화되지 않으며 MCE와 MCE 사이의 부분으로 인지된다.)
- Crypt-opening (CO) (선개구부)
- Brush border by light blue crest (LBC에 의한 쇄자연)
- White opaque substance (WOS) (점막 백색불투명물질)

Integrated analysis by combined morphology of V & S

- Concordance between V & S : Concordant, Discordant or Not determined

해설

NBI 병용확대내시경으로 위점막을 관찰하면, 여러 가지의 점막상피하 미소혈관 구축상(V, microvascular pattern)과 점막표면 미세구조(S, microsurface pattern)가 시상화된다. 이러한 확대내시경 소견을 계통적으로 분석하여 진단하는 새로운 진단체계(VS classification system)가 제창되었다.[1-4] 본 진단체계의 원칙은 미소혈관 구축상과 표면 미세구조에 대하여 각각 독립하여 분석하고 일정한 진단기준을 토대로 이러한 소견을 종합하여 진단하는 것이다.[1-4]

9.2 VS classification system

9.2.1 V, microvascular pattern (미소혈관 구축상)

위점막을 생리적인 상태에서 NBI 병용확대내시경으로 관찰할 수 있는 주된 점막상피하의 미소혈관 구축상의 해부학적 구성요소(anatomical component)는 모세혈관(capillary)과 집합세정맥(collecting venule)이다. 그리고 병적 상태에서 보이는 것은 종양조직 고유의 간질이나 궤양 등과 같은 염증 치료 과정에서 나타나는 신생혈관이 있다. 실제 임상에서는 특히 종양에서는 진짜 신생혈관인가 아닌가 판정이 불가능하므로 미소혈관(microvessel)이라고 총칭하는 경우가 많다. 상기의 혈관들이 관찰되는 경우에는 개개의 혈관 형태나 주행 · 분포 · 배열에 대하여 규칙적(Regular), 불규칙적(Irregular), 관찰되지 않음(Absent)이라고 판정한다.

9.2.2 S, microsurface pattern (표면 미세구조)

점막표면 미세구조는 현재 시점에서 NBI 병용확대내시경으로 시상화할 수 있는 해부학적 구성요소는 다음과 같다. 상피(epithelium)는 선와를 둘러싸는 변연상피(MCE)와 와간부의 피개상피로 나눌 수 있다. 이 두 가지 상피는 조직학적으로는 동일한 선와상피(foveolar epithelium)이지만, NBI 병용확대내시경에서는 전자는 시상화되지만 후자는 시상화되지 않으므로 본 책에서는 구분하여 사용하고 있다. 또한 선와의 함요에 의해 명확하게 보이는 선개구부(crypt-opening, CO), 장상피화생의 쇄자연을 시사하는 light blue crest (LBC), 점막 백색불투명물질(white opaque substance, WOS)이 관찰될 수 있다. 이러한 점막표면 미세구조에 대해서는 MCE, CO, LBC, WOS 유무를 기재한다. 그리고 이러한 구조가 관찰되는 경우에는 각각에 대해서 형태를 분석하여 규칙적(Regular), 불규칙적(Irregular), 관찰되지 않음(Absent)이라고 판정한다.

9.2.3 Combined morphology of V and S (VS concordance)

Concordant : MCE로 둘러싸인 와간부 상피하에 일치하여 혈관이 존재하는 경우

Discordant : MCE로 둘러싸인 와간부 상피하에 일치하여 혈관이 존재하는 항상성이 없고, 상피와 혈관의 분포 · 주행이 해리되어 보이는 경우

Not determined : 상피구조와 혈관 형태의 관계가 불명료하여 판정이 불가능한 경우

Chapter 10 Light blue crest (LBC)와 White opaque substance (WOS)

10.1 Light blue crest (LBC)

요점

(1) NBI에서만 시상화되는 현상

(2) NBI 병용확대내시경검사에서 상피의 변연에 국한되어 관찰되는 청백색(밝은 시안색조)의 선모양 반사광

(3) 장상피화생 상피표면에 있는 쇄자연(brush border)의 표지자

해설

10.1.1 LBC란

LBC는 NBI에서만 시상화되는 특이한 현상으로,[40] 2005년 Uedo 등이 " The LBC was defined as a fine, blue, white line on the crests of the epithelial surface/gyri." 라고 정의하였다.[41]

*Helicobacter pylori*가 감염된 만성위염 점막을 NBI를 사용하여 비확대로 관찰하면 얼룩 모양의 청백색 점막 영역을 관찰할 수 있다. 이 부위를 NBI 병용확대내시경으로 관찰하면 상피의 변연에 청백색의 선모양 반사광을 관찰할 수 있다. 이러한 현상이 LBC이다(그림 54). LBC는 위점막의 장상피화생에 대한 내시경의 객관적 지표로서 사용할 수 있다고 보고되고 있다.

Uedo 등[40]의 연구에 의하면 LBC의 정도와 Aclcian blue 염색 및 CD10 발현 사이에 강한 상관관계가 있기 때문에, 조직학적 장상피화생의 존재를 정확히 진단할 수 있는 재현성 높은 소견임이 증명되었다(그림 55). 또한 415 nm을 중심 파장으로 하는 단파장 청색 협대역광(400~430 nm)에서 강하게 반사되는 현상이 관찰되어, 장상피화생의 쇄자연(brush border)의 미세 융모에 의해 단파장의 협대역광이 반사가 되어서 생기는 현상으로 추측된다.

십이지장점막의 상피 변연에도 동일한 현상이 관찰되고 있어 이러한 추측을 뒷받침하고 있다.

10.1.2 LBC의 임상적 의의

LBC의 임상적 의의는 아직 충분히 정립되지 않았지만, LBC로 위점막 장상피화생의 존재를 증명할 수 있기 때문에 위축성 위염의 존재뿐만 아니라 분화형암의 위험을 예측하는 데에 유용하다는 보고가 있다.

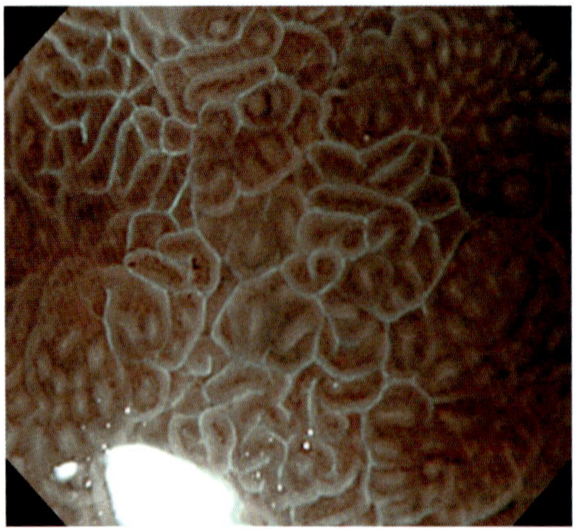

그림 54. 장상피화생의 NBI 병용 확대내시경 소견
상피의 변연에 국한되어 관찰되는 청백색(밝은 시안색)의 선모양 반사광이 관찰된다.

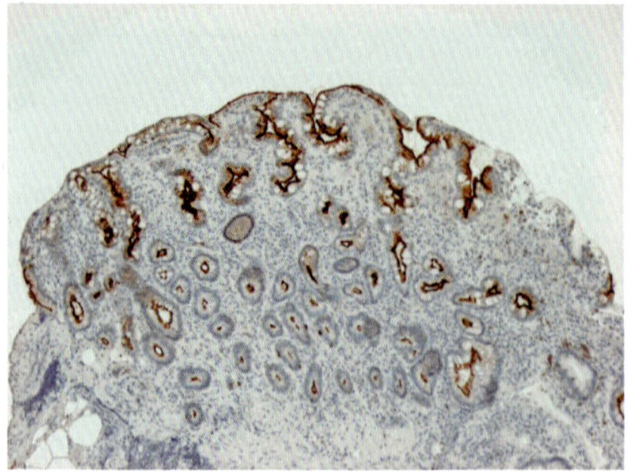

그림 55. 그림 54 부위 생검표본의 조직학적 소견 (CD10 면역염색)
장상피화생 상피의 표층에 CD10 (brush border)이 강하게 발현되고 있다. 조직학적 소견에서는 와간부 상피 표면에 CD10이 균일하게 양성 소견을 보이고 있음에도 불구하고, 실제 NBI병용 확대내시경에서는 선와의 변연에만 국한되어 선모양으로 LBC가 시상화되고 있는 것을 이해할 수 있다. 즉, LBC는 수직방향으로 배열된 미세 융모에 의한 단파장의 반사광에 의한 것으로 저자는 추측하고 있다.

Tahara 등[42]은 NBI 병용확대내시경으로 관찰되는 LBC, 특히 위체부 대만에서 LBC가 관찰되는 경우 위축성 위염이 높은 빈도에서 동반되므로 분화형암의 존재확률이 높다고 보고하고 있다. 반면에 Uedo[43]는 같은 위체부라도 소만측의 장상피화생이 분화형암의 위험에 중요한 지표라고 강조하고 있다. 이에 대해서는 추후 연구 결과가 기대된다.

임상적으로 만성위염에 수반되는 장상피의 변연에서 관찰되는 LBC는 규칙적인 상피 형태를 평가하는데 유용하다. 그러므로 제12장에서 기술된 바와 같이 규칙적인 LBC는 양성을 양성으로 진단하는 유용한 표면미세구조(S)의 지표로 사용될 수 있다.

저자의 경험에 의하면, 암 병변에는 LBC가 관찰되는 빈도가 낮으며 비암성 배경점막에서는 LBC가 높은 빈도에서 관찰된다.[44] 그러므로 규칙적인 LBC가 소실된 소견이 암과 비암의 경계선인 demarcation line을 동정할 때에 유용한 지표이다.[45]

또한 종양상피에서 LBC가 관찰되는 빈도가 낮지만, 종양에서 LBC가 관찰된다면 소장형 형질을 가지고 있다고 추정할 수 있는 지표로 유용하게 사용되어 질 수 있다. 이에 대해서는 추후 체계적인 연구가 기대된다.

10.2 점막 백색불투명물질 (white opaque substance, WOS)

요점

WOS의 형태학적 특징[46-48]

(1) Regular WOS : well-organized and symmetrical distribution of the dense WOS of regular reticular/maze-like/specked pattern.

(2) Irregular WOS : disorganized and asymmetrical distribution of the fine WOS of irregular reticular/specked/various pattern.

해설

10.2.1 WOS란

확대관찰 시 시상화되는 점막상피하의 미세혈관 구축상(V)은 양 · 악성의 감별진단에 유용한 지표로서 실제 임상에서 응용되고 있다. 그렇지만 상피성 종양, 그 중에서도 표면융기형 병변의 경우 점막표층에 존재하는 WOS 때문에 점막의 투과성이 저하되어 표층상피하의 V가 시상화되지 못하는 현상이 있다. 이러한 경우에는 확대내시경으로 V를 정확하게 진단할 수 없기 때문에 VS classification에서는 absent MV pattern이라고 정의하게 되어 대신에 S를 지표로 할 필요가 있다.

WOS는 백색광 확대관찰과 NBI 병용확대관찰 양쪽 모두에서 시상화된다. 그러나 NBI병용 확대관찰에서 보다 명료하게 시상화되므로 형태학적 특징의 해석이 용이하다. 이러한 이유로 NBI 병용확대관찰을 시행하여 WOS의 형태학적 특징을 분석한 연구들이 보고되고 있다.[46-48]

10.2.2 표면융기형 상피성 종양에서 WOS의 출현 빈도와 조직형에 따른 형태학적 특징[46,47]

표면융기형 상피성 종양 46예를 대상으로 WOS의 출현 빈도와 형태를 조직형(선종 vs 조기암)에 따라 조사하였다(그림 56). WOS는 선종과 암 모두에서 관찰되지만, 선종의 78%, 암의 43%에서 발견되어 암보다 선종에서 유의하게 WOS 출현 빈도가 높았다($P < 0.05$)(Table 4). 또한 WOS의 형태학적 특징을 살펴보면 선종과 암 사이에 차이가 있었다(Table 5).

Table 4. Presence of WOS according to histological type (Adenoma vs Carcinoma)[47]

	n	Present	Absent
Adenoma	18	14 (78%)	4 (22%)
Carcinoma	28	12 (43%)	16 (57%)

Chi-square test, $P < 0.05$

Table 5. Morphology of detected WOS according to histological type (Adenoma vs Carcinoma)[47]

	n	Present	Absent
Adenoma	14	14 (100%)	0 (0%)
Carcinoma	12	12 (43%)	10 (83%)

Chi-square test, $P < 0.0001$

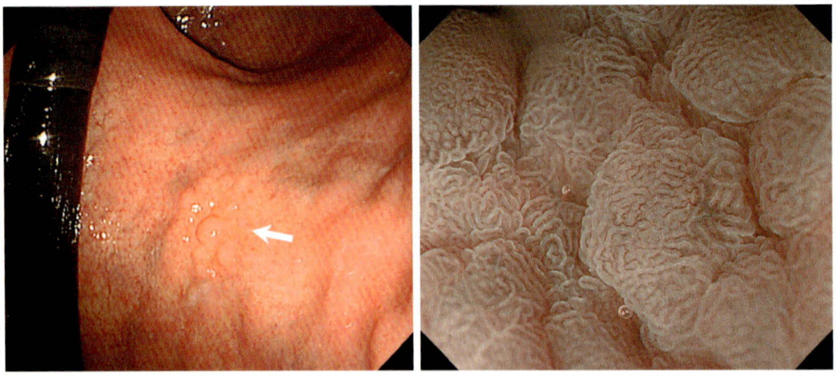

그림 56A. WOS (-)
중부 체부 소만 선종(LGD). 우측의 NBI 병용확대관찰에서 선종의 특징적인 regular MV pattern이 명확하게 관찰된다.

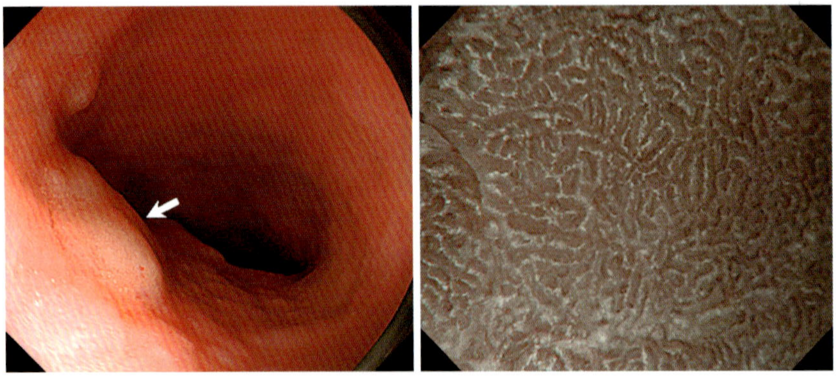

그림 56B. WOS (+):
Regular WOS with maze-like pattern
전정부 소만 선종(LGD). 그림 56A와 비교 시 WOS 때문에 와간부 상피하의 V가 관찰되지 않는다. WOS의 형태를 분석하면 띠 형태의 WOS가 미로 모양으로 규칙적으로 배열하고 있다 (regular WOS with maze-like pattern).

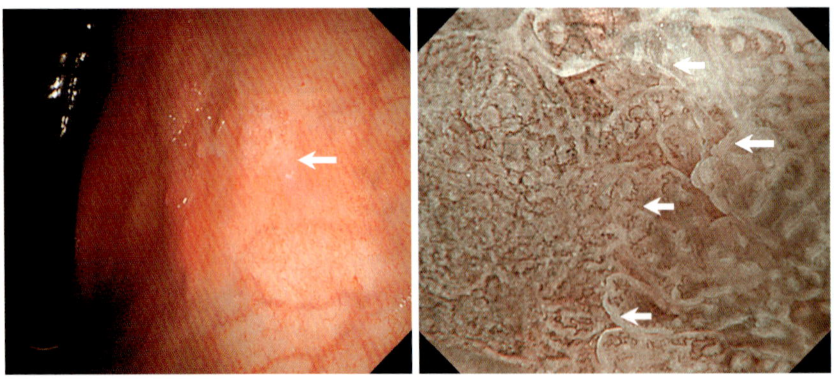

그림 56C. WOS (-)
분문부 소만-후벽 EGC 0 IIa. 우측의 NBI 병용확대관찰에서 암의 특징적인 irregular MV pattern이 명확하게 관찰된다.

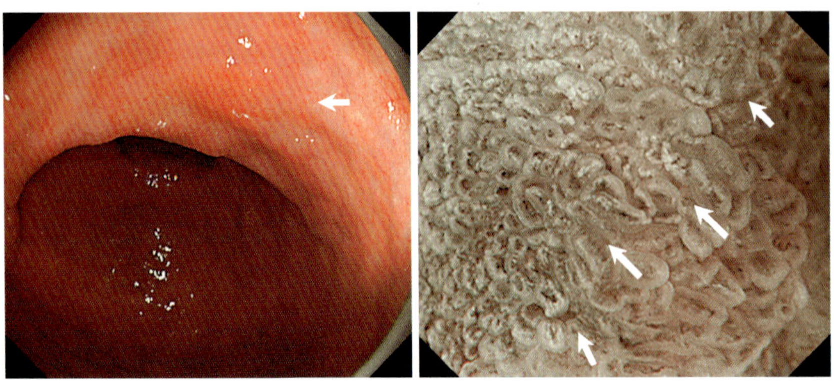

그림 56D. WOS (+) :
Irregular WOS with speckled pattern
위각부 후벽 EGC 0 IIa. 그림 56C와 비교 시 WOS 때문에 와간부 상피하의 V가 관찰되지 않는다. WOS의 형태를 분석하면 불균일한 반상의 WOS가 불규칙적으로 배열하고 있다 (irregular WOS with speckled pattern).

그림 56. 표면 융기형 상피성 종양의 통상내시경상(좌)과 NBI 병용확대내시경상(우)[47]
좌측 사진의 화살표는 병변 부위이며, 우측 사진의 화살표는 demarcation line을 표시하고 있다.

Table 6. 선종과 암의 WOS 특징

	선종 (regular WOS)	암 (Irregular WOS)
밀도	높은 경우가 많음	낮고, 미세한 경우가 많음
형태	균일한 WOS 형태 망상(reticular) 미로상(maze-like) 반상 또는 점상(speckled)	불균일한 WOS 형태 망상(reticular) 반상 또는 점상(speckled) 다양한 형태(various)
배열	규칙적	불규칙적
분포	대칭적	비대칭적

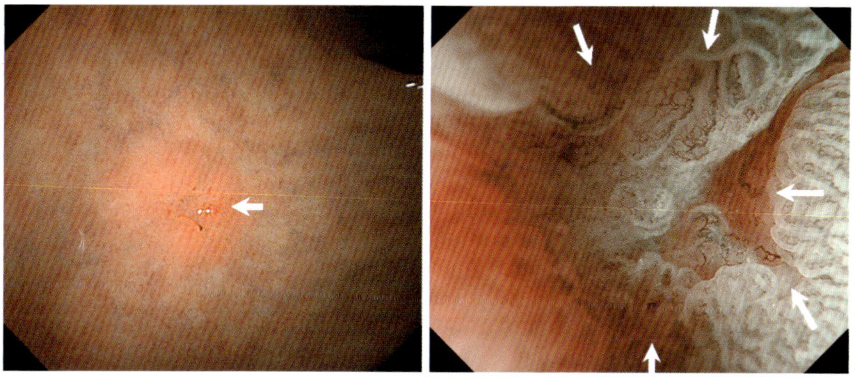

그림 57A. WOS (-)
전정부 전벽 소위암 0 IIc. 우측의 NBI 병용확대관찰에서 암의 특징적인 irregular MV pattern이 관찰된다.

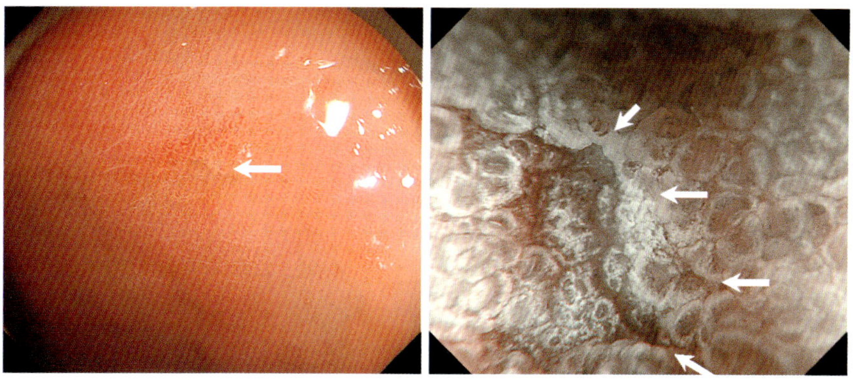

그림 57B. WOS (+) : Irregular WOS with various pattern
전정부 전벽 미소위암 0 IIc. 그림 57A와 비교 시 WOS 때문에 함요부 상피하의 V가 관찰되지 않는다. WOS의 형태를 분석하면 함요면 내부에 미세한 반상에서 다각형 등 다양한 모양의 WOS가 불규칙하게 배열되어 있다(irregular WOS with various pattern).

그림 57. 표면 함요형 상피성 종양의 통상내시경상(좌)과 NBI병용 확대내시경상(우)
좌측 사진의 화살표는 병변 부위이며, 우측 사진의 화살표는 demarcation line을 표시하고 있다.

구체적으로 살펴보면 선종 WOS의 다수는 밀도가 높고, 형태는 주로 망상(reticular), 미로상(maze-like), 반상 또는 점상(speckled)이며, 배열은 규칙적이고 분포는 대칭성이었다(regular WOS). 반면 암의 경우에는 WOS는 일반적으로 밀도가 낮고 미세한 경우가 많고, 망상, 반상 또는 점상 형태를 보이며, 불규칙적 배열과 비대칭적인 분포를 보이는 것이 특징이었다(irregular WOS). 이러한 WOS의 형태학적 특징이 선종과 암의 감별진단에 유용하다고 생각된다(Table 6).

10.2.3 육안형별 WOS의 출현 빈도와 조직형별 형태학적 특징[48]

연속적인 상피성 종양(선종, 조기암) 188예를 대상으로 육안형별 WOS 출현 빈도를 조사하였다.

Table 7. The prevalence of the WOS in gastric neoplasia (n=188) according to Paris classification[48]

Paris classification	n	WOS (+)
Protruding (0-I) type	6	1 (16.7%)
Superficial elevated (0-IIa) type	94	47 (50.0%)*
Superficial flat (0-IIb) type	8	1 (12.5%)
Superficial depressed (0-IIc) type	80	19 (23.8%)
All types	188	68 (36.2%)

*The WOS is most frequently evident in gastric neoplasias of superficial elevated (0-IIa) type (P < 0.001, Chi-square test)

Table 8. Morphology of WOS (n=67)[48]

	n	Regular	Irregular
LGD	25	24 (96%)	1 (4%)
HGD/EC	43	1 (2%)	42 (98%)

96% of LGD demonstrated a regular distribution of WOS : in contrast, 98% of HGD/EC showed an irregular distribution of WOS (Chi-square test, P < 0.001)

Table 7에 표시된 바와 같이 전체 상피성 종양의 36.2%에서 WOS가 관찰되었으며, 최초에 보고된 바와 같이 표면융기형의 50%가 WOS 양성으로 가장 높은 빈도를 보였다.

WOS 양성 증례의 조직학적 분화도에 대해서는, ① low-grade dysplasia (LGD)와 ② high-grade dysplasia (HGD) 또는 early carcinoma (EC) 2군으로 나누어 WOS 형태를 비교하였을 때, irregular WOS가 HGD/EC의 지표, regular WOS는 LGD의 지표였다(Table 8). 그렇지만 표면함요형을 포함한 다른 형태의 종양에서도 드물지 않게 WOS가 관찰되었다(그림 57).

10.2.4 WOS는 무엇인가?

2009년 현재 본 원고를 집필하고 있는 중에도 WOS의 정체에 대해서는 아직 모르고 있는 실정이다. 저자는 상피세포 내의 물질은 아니라고 추리하고 있으며, 최근 연구 결과 점막층 내의 fat droplet과의 연관성이 의심된다.

어쨌든 위확대내시경검사 중에 WOS로 인해 V가 관찰되지 않는 경우나 판정하기 어려운 경우에는 absent MV pattern으로 판정하고, 이를 대신해서 WOS의 형태를 S지표로 하여 판정하는 것이 양·악성의 감별에 큰 도움이 된다.

실제 본 병원에서는 NBI 병용확대내시경 소견을 기재 시 상기 사항을 임상에 응용하고 있다. 통상내시경 소견과 생검조직진단에 의해 선종으로 진단되어 추적 관찰하는 증례에 대해, NBI 병용확대내시경에 의해

irregular WOS가 인지되어 암을 의심하여 내시경 절제를 시행한 결과 절제표본에서 암을 진단한 예가 있다. WOS의 정체가 아직 불분명하지만, 확대내시경 진단체계의 일부를 차지하는 새로운 지표라고 생각된다.

또한 백색광 비확대관찰에서 백색으로 보이는 장상피화생 점막을 확대관찰하면, regular speckled WOS (규칙적인 배열과 대칭적인 분포를 보이는 반상의 WOS)의 소견을 관찰할 수 있다. WOS는 LBC와는 광학적으로 다른 현상이며, 또한 해부학적으로 다른 부위에 위치하므로 regular specked WOS는 LBC와는 별개의 장상피화생의 표지자가 될 가능성도 있음을 제창하고 싶다.[46)]

10.3 LBC와 WOS의 차이점에 대하여

요점

(1) 광학적으로 LBC는 청백색 협대역광의 강한 반사이며 WOS는 가시광선의 강한 산란으로 인한 현상이라는 점이 다르다.
(2) 해부학적으로는 LBC는 선와의 가장자리에서 관찰되며 WOS는 와간부 피개상피부에 국한되어 관찰된다는 점이 다르다.
(3) 상피성 종양은 LBC (+)이면서 WOS (-), LBC (-)이면서 WOS (+)인 경우가 있어 독립적인 표지자로 생각된다.
(4) 배경 장상피화생 점막에서도 LBC (+)이면서 WOS (-), LBC (-)이면서 WOS (+)인 경우가 있어, WOS와 LBC는 별개의 장상피화생의 표지자일 가능성이 있다.

해설

저자 등이 WOS에 대해서는「암과 비교 시 선종에 많고, 이러한 형태학적 특징은 표면융기형 상피성 종양의 양・악성의 감별진단에 유용한 새로운 징후이다」라고 보고하였는데,[47)] 이 책을 집필 중에 WOS와 LBC의 차이점을 묻는 letter to editor가 도착하였다.[49)] 질문의 구체적 내용은 WOS는 장상피화생에서도 인지되는가와 LBC 양성 선종이 존재하는가에 대한 질문이었다. 추후에 증명해야 할 근거가 있었고 response에 최신 지견을 보고하였기에[44)] 여기서 소개하고자 한다.

아래와 같은 이유를 토대로 WOS와 LBC는 별개의 다른 소견일 뿐만 아니라 다른 물질이라고 생각하고 있다.

10.3.1 광학적인 관점에서

광학적인 관점에서 보면 WOS와 LBC는 다른 현상이라고 생각한다.

(1) LBC는 백색광에서는 시상화되지 않고, 400~430 nm의 단파장 청색협대역광에서만 시상화된다. 이와 대조적으로 WOS는 백색광에서도, NBI에서도 시상화된다.
(2) 또한 LBC는 장상피화생의 brush border를 구성하는 미세융모에 의한 강한 반사로 발생하는 현상이다.[41)] 이에 반해 WOS는 백색광과 NBI 모두에서 발생하는 점막표층상피와 점막표층부의 강한 산란에 의해 백색불투영물질이 시상화된다고 추측하고 있다.
(3) 실제로 CD10 면역염색을 시행하면 CD10 양성 완전형 장상피화생은 와간부의 표면상피에도 CD10이 강하게 발현됨에도 불구하고(brush border가 밀집되어 존재하기 때문)(그림 55), LBC는 와간부 표면상피에서는 시상화되지 않고 상피하의 V를 불투명화하지는 않지만 WOS는 상피하의 V를 불투명화하는

경우가 항상 있다.

이상을 요약하면 광학적으로는 LBC는 반사에 의해서, WOS는 산란에 의해서 발생하므로 기본적으로 별개의 현상이다.

10.3.2 해부학적 관점에서

해부학적 관점에서 보면 NBI 병용확대내시경으로 시상화되는 WOS와 LBC는 존재하는 부위가 다르다.

이를테면 LBC는 선와의 가장자리를 두르듯이 선와변연상피의 표면에 선상의 반사광으로 시상화되지만, WOS는 보통 와간부의 피개상피 내라고 생각되는 부위에서 관찰되며 선상의 형태를 보이지 않는다.

10.3.3 상피성 종양과 배경점막에서의 WOS와 LBC의 출현양식 (Table 9)

선종을 포함한 조기 상피성 종양 40예를 대상으로 종양과 배경점막에서 WOS와 LBC의 빈도와 조직학적 소견에 대해 조사했을 때, WOS에 대해서는 앞에게 기술하였기 때문에 생략하고 LBC를 보이는 종양의 빈도는 아주 낮아 40 병변 중 5 병변(12.5%)에서 종양 상피의 변연부에서 관찰되었다.

Table 9. Prevalence of WOS and LBC within neoplasias and the surrounding background mucosa in 40 cases of early gastric epithelial neoplasia, examined by ME with NBI[44)]

Neoplasias			Background mucosa		
WOS	LBC	n (%)	WOS	LBC	n (%)
+	-	11 (27.5)	+	-	2 (5)
-	+	2 (5.0)	-	+	24 (60)
+	+	3 (7.5)	+	+	6 (15)
-	-	24 (60.0)	-	-	8 (20)

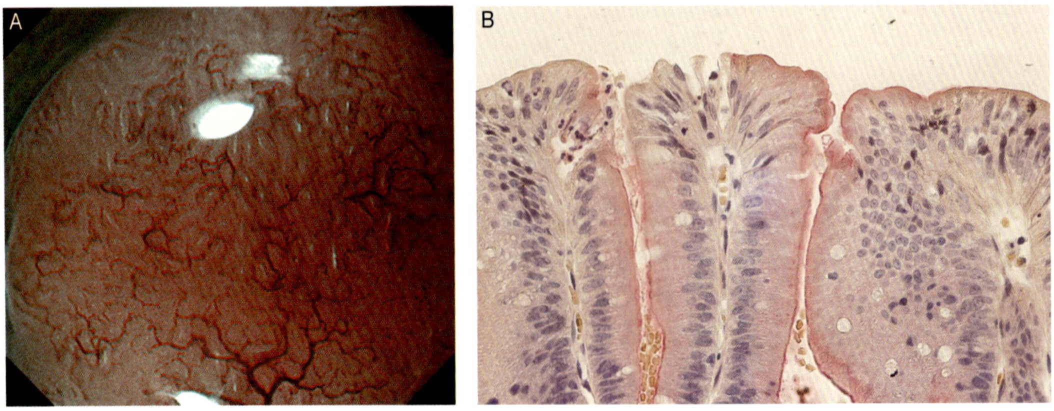

그림 58. 위선종 (위궁륭부, 크기 10 mm)
A. NBI 병용확대내시경 소견. WOS (-), LBC (+). 협대역광이 수직으로 투사되는 선와변연에 일치하여 선상의 LBC가 관찰된다. LBC의 형태는 균일하며, 규칙적인 배열과 대칭적인 분포를 보인다(regular MS pattern). 상피하 미소혈관 구축상을 살펴보면, 개개 혈관의 형태는 폐쇄상의 다각형 loop상 혈관이며 이것들이 서로 문합하여 규칙적인 그물망의 network를 형성하며, 집합세정맥과 유사한 미세혈관과 연결되고 있다(regular MV pattern).
B. 종양의 병리조직학적 소견 (CD10 면역염색). 선와부터 와간부의 상피의 표면에서 CD10 양성 소견 보인다. 기타 점액형질은 MUC2 (-), MUC6 (-), HGM (-), MUC5AC (-)로, 최종적으로 소장형 형질의 경도-중정도 이형성을 보이는 관상선종으로 진단되었다.

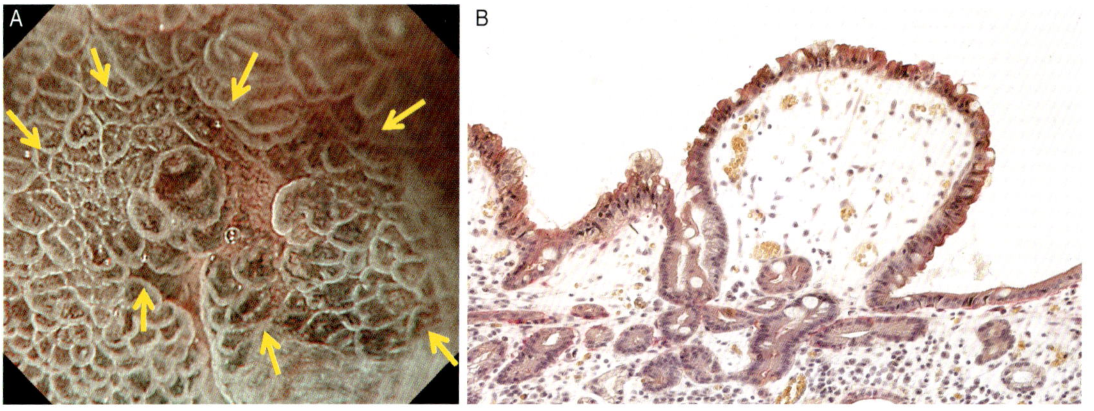

그림 59. 표면함요(0 IIc)형 조기위암 (위체부, 크기 3 mm)[44]
A. NBI 병용확대내시경 소견. WOS (-), LBC (+).
Demarcation line (화살표) 내측의 표면미세구조는, 유원형~활 모양의 형태를 보이는 선와변연상피가 관찰되고, 와간부는 유원형이며 대소부동이 현저하다(irregular MS pattern). 선와변연상피의 가장자리에 LBC가 관찰된다. 상피하의 미세혈관 구축상은 잘 관찰되며, 개개의 혈관 형태는 개방성부터 폐쇄성의 소형 loop상 혈관이며, 각각의 loop의 형상은 불균일하다(irregular MV pattern).
B. 종양의 병리조직학적 소견(CD10 면역염색). 선와부터 와간부까지 상피표면에 연속으로 CD10 양성 소견을 보인다. 기타 점액형질은 MUC2 (+), MUC6 (-), HGM (-), MUC5AC (-)로, 최종적으로 소장형 형질의 고분화선암으로 진단되었다.

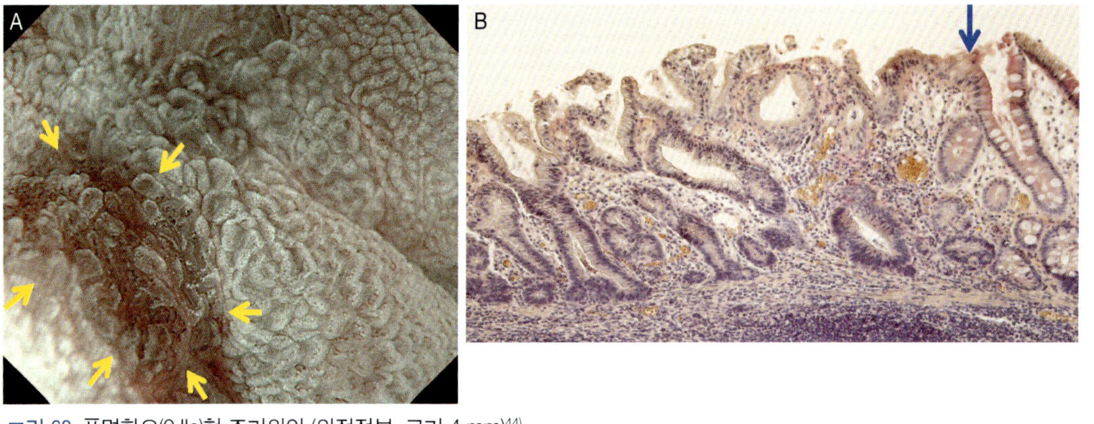

그림 60. 표면함요(0 IIc)형 조기위암 (위전정부, 크기 4 mm)[44]
A. NBI 병용확대내시경 소견. WOS (+), LBC (−).
종양: Demarcation line (화살표)의 내측에 활모양-유원형의 선와변연상피로 된 대소부동의 와간부가 관찰된다(irregular MS pattern). 미세한 반상부터 활모양의 WOS가 관찰되며, 분포는 비대칭적이고 배열도 불규칙적이다(irregular WOS). 상피의 변연에 LBC가 관찰되지 않는다. 상피하의 미소혈관상은 WOS 때문에 명확히 관찰되지 않는다(absent MV pattern).
배경점막 : Demarcation line (화살표) 외측의 배경점막에도 반상의 WOS가 밀집되어 존재하며, WOS 형태는 균일하며, 대칭적 분포, 규칙적인 배열을 보이고 있다(regular WOS).
B. 병리조직학적 소견 (CD10 면역염색). 화살표는 종양과 비종양의 경계부를 표시하고 있다. 화살표 좌측의 종양은 CD10 음성이다. 기타 점액형질은 MUC2 (+), MUC6 (+), HGM (+), MUC5AC (+)으로 최종적으로 위장형 형질의 고분화선암으로 진단되었다. 덧붙여서 화살표 우측의 배경점막은 미만성으로 현저한 장상피화생을 수반한 위축성 위염의 소견이며, 점액형질은 CD10 (+), MUC2 (+), MUC6 (+), HGM (+), MUC5AC (+)이다.

5 병변 중 WOS 음성이고 LBC만 양성을 보이는 선종은 2병변(5.0%)였다(그림 58, 59).

배경점막은 WOS에 대해 집중적으로 기술하면, WOS는 8병변(20%)의 배경점막에서 양성이었으며, 조직학적으로 장상피화생의 소견을 보이고 있었다. 그 중 2병변(5%)의 배경점막은 LBC 음성, WOC만 양성의 장상피화생을 보였다(그림 60).

맺음말

이후에도 다수의 증례를 대상으로 하는 체계적인 연구가 필요하다. 또한 WOS가 보이는 기전과 종양과 비종양의 WOS가 동일한 물질로 유래되었는지도 확실하지 않으며, WOS의 본질에 대해 어느 것도 명확하지 않은 지금 결론을 내릴 수 없는 실정이다.

배경점막의 만성위염 상피의 와간부에서 보이는 규칙적인 WOS는 Uedo[41]가 보고한 LBC와는 다른 별개의 장상피화생의 지표가 아닐까 추측해 볼 수 있다.

또한 종양 중에서 LBC만 양성인 종양(그림 58, 59)과 WOS만 양성인 종양(그림 60)도 존재하고 양자의 해부학적 존재 위치도 다르므로, 저자는 최소한 종양에 대한 별개의 해부학적 지표로 다루어야 한다고 생각하고 있다.

Chapter

11 NBI 병용확대내시경의 임상효과

Clinical applications of magnifying endoscopy with NBI within the stomach

11.1 NBI 병용확대내시경에 의한 정상 위점막상

요 점

위체부 · 위저부(gastric body and fundus)

Basic anatomical findings

- V : MV architecture : Regular honeycomb-like SECN pattern with presence of a regular CV pattern
- S : MS structure : Regular oval CO pattern and circular MCE pattern
- VS : concordant, gastric-body type (epithelium within vessel pattern)

위전정부(gastric antrum)

Basic anatomical findings

- V : MV architecture : Regular coil-shaped or reticular SECN pattern with absence of a regular CV pattern
- S : MS structure : Regular polygonal, curved or linear MCE pattern
- VS : concordant, gastric-antral type (vessel within epithelium pattern)

해 설

정상 위점막의 확대내시경 소견에 대해서는 이미 제4장에서 상세히 기술하였다. NBI를 병용하면 미소혈관 구축상이 명확하게 보일뿐만 아니라 표면미세구조도 인지하기 쉽게 되므로 표면미세구조의 소견을 추가하여 위체부선 점막과 위유문선 점막에 대하여 기술하고자 한다.[31,50]

11.1.1 위체부 · 위저부(위체부선 점막) (그림 61, 62)[31,50]

V : 미소혈관 구축상

해부학적으로 모세혈관(capillary)과 집합세정맥(collecting venule, CV)이 있다. 각각의 모세혈관 형태는 진한 갈색의 다각형의 폐쇄성 루프(polygonal closed loop) 모양이며, 이러한 모세혈관들은 점막상피하에서 문합을 반복하여 규칙적인 벌집모양의 모세혈관망(regular honeycomb-like subepithelial capillary network, SECN) pattern을 형성하고 있다. 정상 체부선 점막에서는 거의 100%에서 규칙적으로 배열하는 시안색의 CV를 동정할 수 있으며, 점막표층에서 규칙적인 SECN이 CV로 유입되는 모습도 보인다.[31,50]

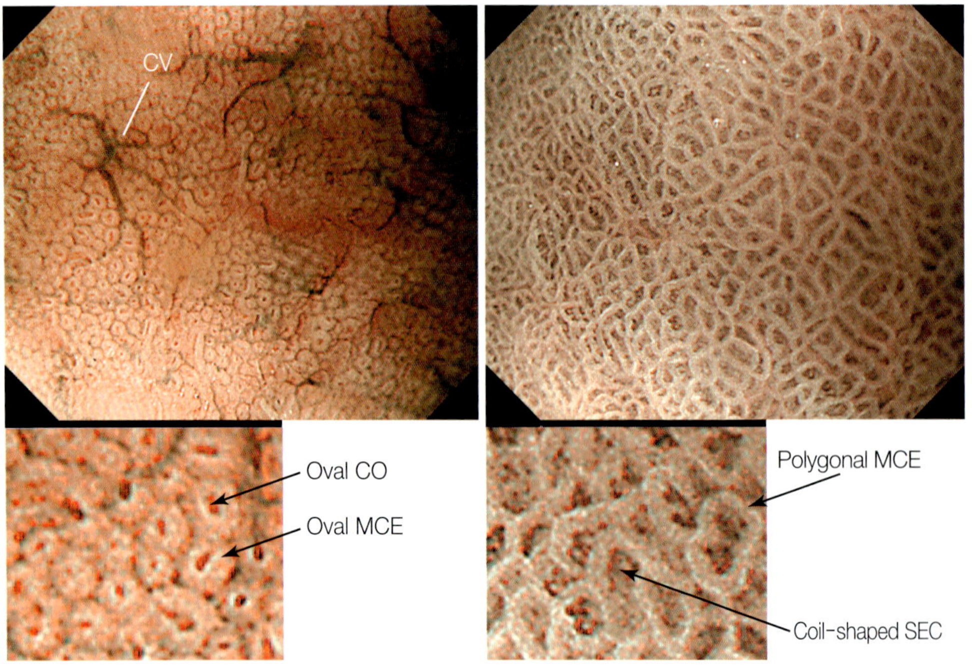

그림 61. 증례 1 : 정상 위체부선 점막(좌측)과 유문선 점막(우측)의 NBI 병용확대내시경상 (GIF-Q240Z, 최대배율)

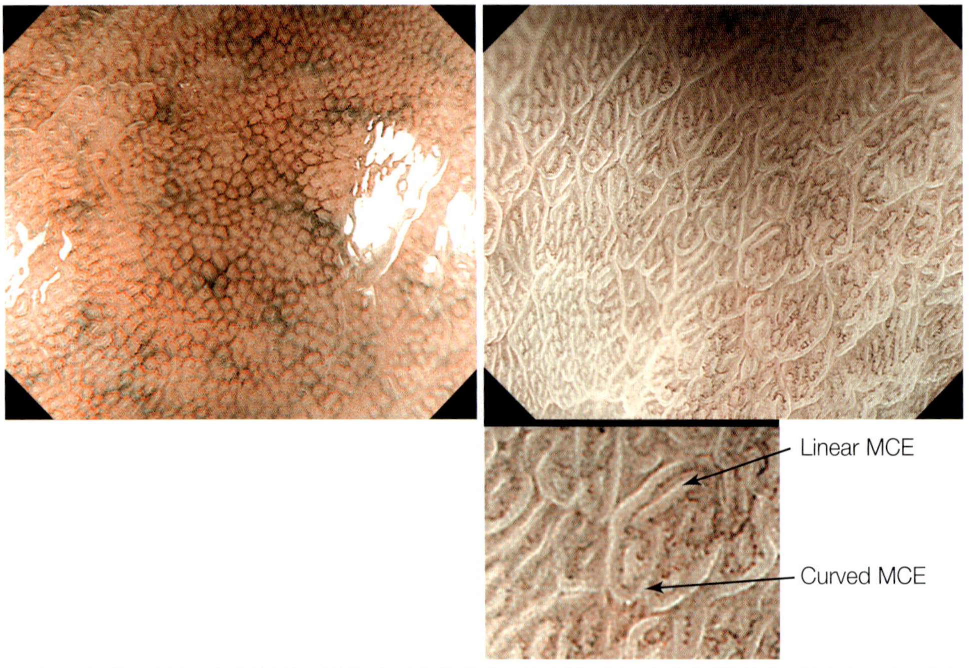

그림 62. 증례 2 : 정상 위체부선 점막(좌측)과 유문선 점막(우측)의 NBI병용 확대내시경상 (GIF-H260Z, 최대배율)

S : 점막표면 미세구조

해부학적으로 선와변연상피(marginal crypt epithelium, MCE), 선개구부(crypt-opening, CO), 와간부(intervening part, IP)가 있다. 개개의 상피 형태는 반투명 백색의 띠모양 구조로 보이며, 원형(circular)부터 타원형(oval) 형태를 띤다. MCE에 의해 둘러싸이는 갈색 타원형의 CO를 중심에서 볼 수 있다.

Combined morphology of V and S

VS(미세혈관 구축상과 점막표면 미세구조의 관계)는 다각형의 SEC의 중심에 타원형의 상피가 존재하는 형태를 혈관 내 상피 형태(epithelium within vessel pattern), 특히 혈관의 폐쇄 loop의 내측에 타원형의 상피가 관찰되는 경우를 편의상 VS of gastric-body type이라고 부른다.

11.1.2 위전정부 (위유문부선 점막) (그림 61, 62)[31,50]

V : 미소혈관 구축상

해부학적으로 모세혈관과 CV가 있지만, CV가 점막표면에서 관찰되는 빈도는 적다.[25,30] 각각의 모세혈관의 형태는 진한 갈색의 coil상의 폐쇄성 루프(coil-shaped closed loop)이다. 이러한 모세혈관들이 점막상피하에서 문합을 반복하는 것이 해부학적으로는 증명되고 있지만, 상피직하에서 문합이 시상화되는 경우는 적다. 간혹 상피직하에서 문합하여 망상(reticular)을 이루는 경우도 있다.

S : 점막표면 미세구조

해부학적으로 MCE와 MCE에 의해 둘러싸이는 IP가 있다. 앞장에서 기술한 바와 같이 갈색의 CO가 시상화되는 경우는 적다. 각각의 MCE 형태는 주로 다각형(polygonal)인 경우가 많으며, 활모양(curved) 또는 선상(linear)의 경우도 있다.

Combined morphology of V and S

다각형의 MCE의 중심에 coil 형태의 SEC가 존재하는 형태(다각형의 상피로 둘러싸인 내측에 SEC가 관찰되는 경우)를 상피 내 혈관 형태(vessels within epithelium pattern), 편의상 VS of gastric-antral type이라고 부른다.

11.2 조기위암

요점

NBI 병용확대내시경에 의한 조기위암 진단의 장점과 주의점[51]

• 장점

(1) 미소혈관 구축상의 contrast가 증가된다(초점을 맞추기 쉽다).

(2) 점막표면 미세구조의 관찰도 가능하다.

(3) Light blue crest (쇄자연)의 가장자리를 가진 장상피화생의 선개구부 형태가 명확하게 보인다.

• 주의점

(1) 미소혈관 구축상의 contrast가 증가됨에 따라 미소혈관의 농담 정보가 소실된다.

(2) 구조이형이 약한 암의 경우 점막표면 미세구조가 규칙적이므로 진단이 곤란한 경우가 있다.

해설

11.2.1 확대내시경에 NBI를 병용할 때의 이점

이점은 미소혈관상의 contrast가 올라가기 때문에 V의 형태학적 특징의 판단이 용이하다는 점, 또한 경계도 잘 보이지만 조건이 갖추어지면 점막의 미세한 요철과 상피 형태의 관찰이 가능하다는 점, 또한 light blue crest[52] 등 NBI로밖에 파악할 수 없는 현상을 관찰할 수 있다는 점이다.

국한성 위염과 0 IIb형, 미소 0 IIc형의 감별진단

저자들은 많은 예를 대상으로 전향적 맹검 연구를 시행하여 V를 지표로 하는 확대내시경이 양・악성 병변의 감별진단에 유용함을 증명하였다.[16] 그 중에서도 irregular microvascular pattern (IMVP)이 가장 양・악성의 감별진단에 유용한 소견이었으며, 백색광 확대관찰상만 가지고는 IMVP의 판정이 곤란한 예도 있었다.

그림 63에 표시된 바와 같이 장상피화생을 동반한 위염에 특징적인, 규칙적으로 배열하고 미세한 network

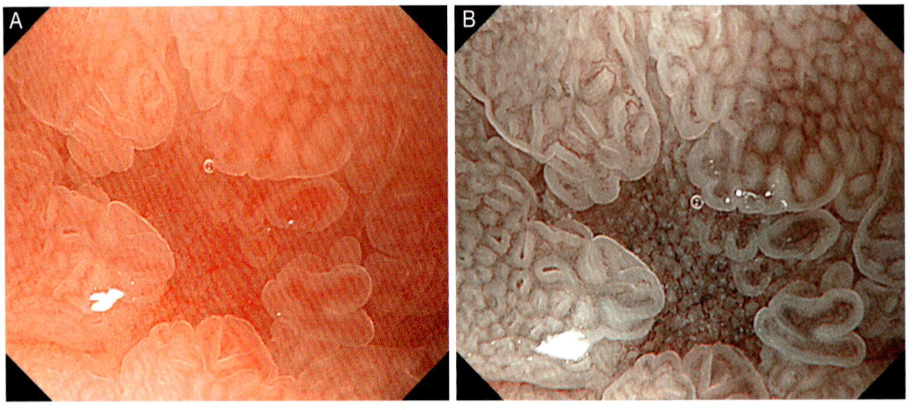

그림 63. 0 IIc형 미소암과 감별을 요하는 위염[51]
A. 백색광 확대내시경상, B. NBI 병용확대내시경상
위염에 특징적인 규칙적이고 미세한 상피하 혈관망이 백색광 확대에서는 판정이 곤란하지만, NBI에서는 판정이 쉽게 된다.

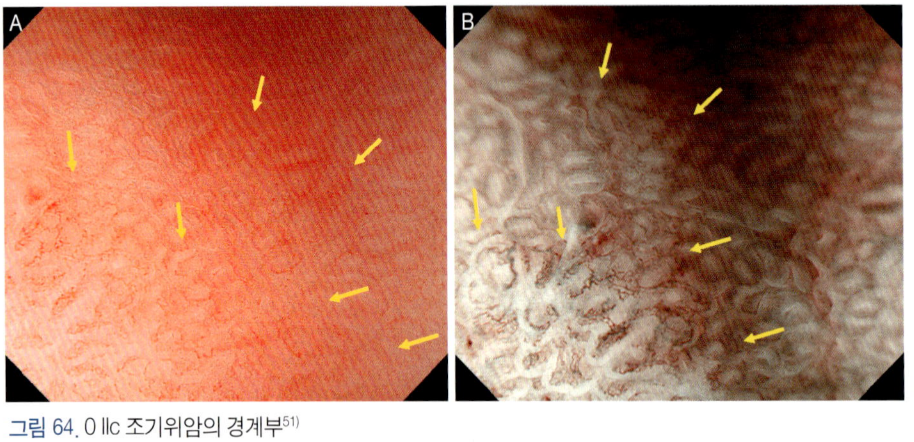

그림 64. 0 IIc 조기위암의 경계부[51]
A. 백색광 확대내시경상 (화살표 : demarcation line), B. NBI 병용확대내시경상
백색광에서 파악하기 어려운 MCE의 형태가 NBI를 병용하면 명료하게 시상화된다.

를 가진 상피하 혈관망이 백색광 확대에서는 판정하기 곤란하지만 NBI에서는 판정이 쉬워진다.

ESD의 절제범위를 결정하는 조기암의 경계진단

V를 지표로 하는 확대내시경은 내시경 치료의 적응이 되는 분화형암의 경계진단에 유용하다(제6장). 백색광 확대내시경에 의한 암의 경계진단에 NBI를 병용하게 되면, V가 명료해져 앞에서 기술한 술기가 쉬워진다. 또한 암과 비암부의 표면미세구조의 차이점도 지표로 할 수 있으므로 보다 높은 정확성의 진단이 쉽게 가능하다[53] (실제 구체적인 예는 제14장에 표시되어 있다).

표면미세구조의 시상화

그림 64에 표시된 바와 같이 백색광으로 파악하기 어려운 MCE 형태는 NBI를 병용하게 되면 명료하게 시상화되므로, 암의 S 특징인 유두상~융모상의 상피 형태가 명확하게 보인다(제13장, 증례22 참조). 와간부 상피하에 일치하여 IMVP가 존재하는 것도 이해할 수 있다.

11.2.2 확대내시경에 NBI를 병용할 때의 주의점

개개 미세혈관상의 농담 정보가 소실된다.

Table 10에 암을 진단하는데 가장 중요한 IMVP의 정의[51]를 2007년에 저자 등이 축적해온 지식을 토대로 작성하였으며, 이러한 소견은 NBI가 백색광에 비해 판정하기 어려운 경우도 있다.

예를 들면 그림 65A에 백색광 확대관찰과 그림 65B에 NBI 병용확대관찰로 파악한 전형적인 IMVP의 내시경 영상을 표시하고 있는데, NBI는 혈관 contrast를 너무 강하게 하므로 백색광으로 파악된 미소혈관의 농담에 대한 정보가 없어져 버린다. 그 결과 Table 10의 「I-3. 개개 혈관의 적색이 강한 점의 정도 분포가 불규칙하다」, 「II-3. 혈관의 농담이 불규칙하다(3차원적인 혈관주행의 불규칙성)」에 대하여 NBI를 사용한 영상에서는 판정할 수 없게 된다.

백색광에서 파악할 수 있는 미소혈관상의 농담은 미소혈관의 점막 내에서의 3차원적인 주행의 정보(예를 들면 얕은 경우는 적색 정도가 짙고, 깊은 경우는 적색 정도가 엷게 된다)를 반영한다고 생각되기 때문에, 이

Table 10. Irregular microvascular pattern (IMVP)의 정의 (2007년)[51]

I. 혈관의 배열 · 분포 · 방향성
1. 혈관의 방향성이 결여되어 있다.
2. 혈관이 비대칭성 분포를 한다.
3. 개개 혈관의 적색이 강한 점의 분포가 불규칙하다.
II. 혈관 개개의 형태
1. 서로 유사한 형태의 혈관이 존재하지 않는다.
2. 개개의 혈관 크기가 다르다.
3. 혈관의 농담이 불규칙하다 (3차원적인 혈관주행의 불규칙성)
4. 불규칙한 loop상 혈관 (4차분지 이상, 불규칙한 분지)이 있다.
5. 불규칙하게 분지하는 직선상의 혈관이 존재한다.
6. 불규칙한 형태를 가지는 loop상 혈관이 존재한다.
7. 불규칙한 형태의 혈관 loop 중에 다른 혈관 loop가 관찰된다.
8. 혈관구경의 크기가 다르다.

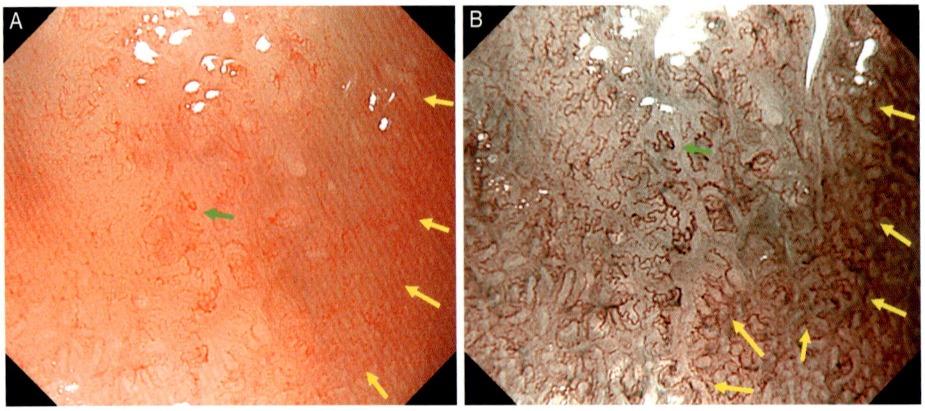

그림 65. IIc+IIb형 조기위암 경계부[51)]
A. 백색광 확대내시경 영상, B. NBI 병용확대내시경 영상(화살표 : demarcation line)
녹색 화살표가 좌측 영상의 동일 색깔의 화살표 부위에 해당한다. NBI에서는 미소혈관의 농담에 대한 정보가 소실된다.

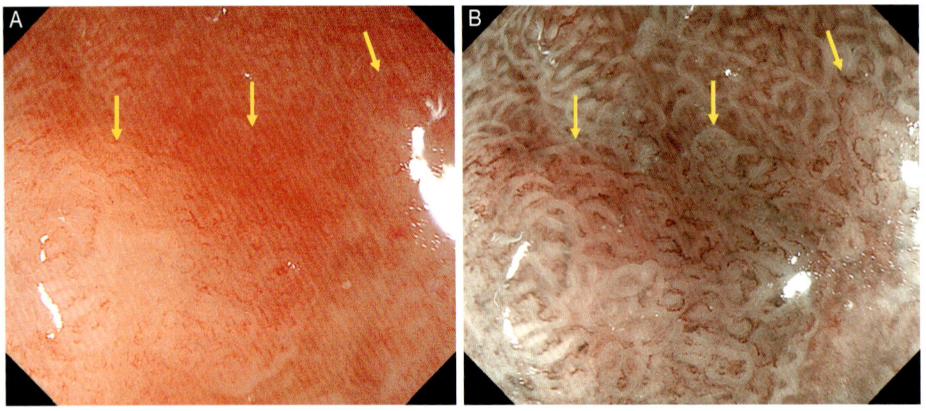

그림 66. 초고분화선암 (저이형도암)의 경계부[51)]
A. 백색광 확대내시경 영상, B. NBI 병용확대내시경 영상(화살표 : demarcation line)
NBI에서는 규칙적인 MCE가 명료해져서 암 진단이 곤란하다.

러한 정보가 소실되는 것은 때때로 NBI 관찰의 경우가 정확한 진단을 곤란하게 할 가능성이 있다는 점을 염두하고 있어야 한다.

조직학적 구조이형이 약한 위암

그림 66에 표시된 바와 같이 조직학적 구조이형이 약한 위암의 경우 백색광에서는 IMVP의 판정이 용이하지만, NBI에서는 시상화되는 MCE가 명확해지고 S가 규칙적이므로 표면미세구조로는 암을 진단할 수 없다. 게다가 혈관의 농담 정보가 소실되므로, IMVP의 판정이 곤란한 경우도 있다.

Chapter 12

조기위암 진단에 사용되는 VS classification system

VS classification for the diagnosis of early gastric cancer

12.1 VS classification의 원칙

요점

암 · 비암을 감별진단하기 위한 VS classification

- **V,** Regular/Irregular/Absent MV pattern
- **S,** Regular/Irregular/Absent MS pattern

해설

제1장의 「확대내시경소견을 해석하는 원칙과 진단체계」에서 기술한 바와 같이, 확대내시경소견에 대해서는 우선 점막상피하 미소혈관 구축상(V)과 점막표면 미세구조(S)를 각각 독립적으로 해석한 뒤, 이러한 소견을 종합하는 일정한 진단기준을 토대로 하여 진단을 해야만 한다. 왜냐하면 정상에서는 V와 S가 일치하시만(와간부에 일치하여 모세혈관이 관찰됨 : VS concordance), 병적인 상태가 되든지 또는 종양의 이형도가 높고 병기가 진행됨에 따라[5] V와 S의 괴리(불일치) (VS discordance)가 나타나게 되기 때문이다.

특히 위암은 소화관 암 중에서도 육안적으로도 조직학적로도 가장 다양성(heterogeneity)이 풍부한 암이므로, VS를 조합하는 pattern 분류를 만들려고 하면 몇 십, 몇 백의 분류가 생기므로 실제로 이용할 수 없다고 생각되고 있다. 일반적으로 백색광 확대관찰에서 V의 소견은 충분하며, NBI 병용확대내시경관찰을 하면 여러 가지 점막표층의 미세한 해부학적 소견이 시상화되므로, V에 더해서 S소견을 해석의 지표로 사용하고 있다.

본 장에서는 암 · 비암을 감별진단하기 위해서 저자가 사용하고 있는 VS classification system을 사용하는 지표 · 정의, 독영해야 할 소견과 진단기준에 대하여 해설하고자 한다.

12.2 V : Microvascular pattern (미소혈관 구축상) (그림 67)

요점

진단에 사용되는 해부학적 단위와 지표

(1) Capillary (모세혈관)
(2) Venule (집합세정맥)
(3) Microvessel (미소혈관)

해설

Capillary (모세혈관), venule (집합세정맥), microvessel (미소혈관)에 대하여 각각의 형태, 문합의 유무, 전체의 분포・배열에 대하여 해석한다. 그리고 Regular, Irregular, Absent라고 분류한다.

정상 위점막・만성위염 점막에서는 통상의 해부학적 미소혈관인 capillary나 venule을 판별할 수 있지만, 점막의 결손을 수반하고 있는 염증이나 종양 등에서 생기는 신생혈관(new blood vessel)에서는 엄밀하게 capillary나 venule을 판정할 수 없다. 그리고 종양이나 궤양 등의 병적 상태에서는 capillary, venule, new blood vessel을 총칭하여 microvessel이라는 포괄적인 용어를 사용한다.

12.2.1 Regular MV pattern

(1) 개개의 미소혈관 형태는 균일하며, 규칙적인 closed-looped shape (폐쇄곡선 loop) 또는 open-looped shape (개방성곡선 loop)을 보이며, 개개의 혈관이 상호 문합을 형성하는 경우[network (+)]와 문합을 형성하지 않는 경우[network (-)]가 있다.

(2) 개개의 미소혈관의 구경부동・대소부동은 없다

(3) 미소혈관의 분포는 대칭성이며 배열은 규칙적이다.

12.2.2 Irregular MV pattern

(1) 개개의 미소혈관 형태는 불균일하며 다양한 형태(closed-looped shape, open-looped shape, tortuous, branched, bizarre)를 보인다. 개개의 혈관이 문합을 형성하는 경우[network (+)]와 문합을 형성하지 않는 경우[network (-)]가 있다. 동일한 병변 내의 혈관에서도 혈관 개개의 형태의 불균일성(ununiformity) 또는 다양성(heterogeneity)이 특징이다. 개개의 혈관의 불균일성을 한 마디로 표현한다면 「병변 내에서 서로 같은 형태의 혈관을 인지할 수 없다」이다.

(2) 개개 혈관의 구경부동・대소부동이 있다.

(3) 미소혈관의 분포는 비대칭성이고 배열은 불규칙하다.

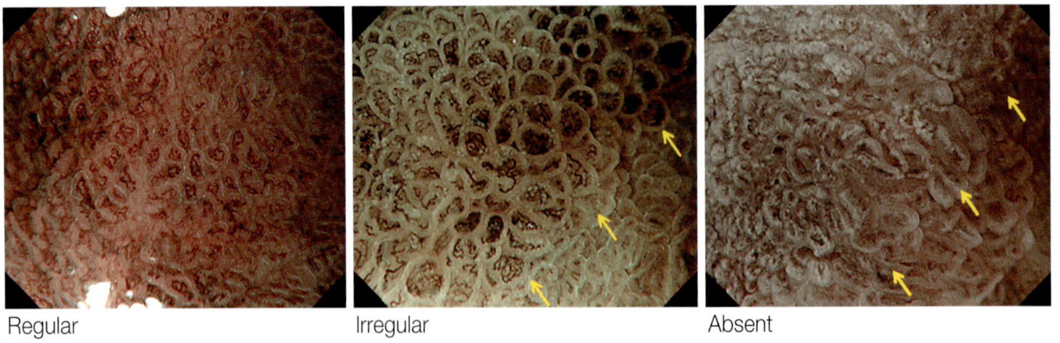

Regular Irregular Absent

그림 67. V : Microvascular pattern (미소혈관 구축상)[4]

12.2.3 Absent MV pattern

점막 백색불투명물질(WOS) 등의 존재 때문에 점막표층의 투과성이 저하되어 상피하의 미소혈관상을 볼 수 없는 경우.

12.3 S : Microsurface pattern (점막표면 미세구조) (그림 68)

요점

진단에 사용되는 해부학적 단위와 지표

(1) Marginal crypt epithelium (MCE : 선와변연상피)
(2) Crypt-opening (CO : 선개구부 형태)
(3) Intervening part (IP : 와간부)
(4) White opaque substance (WOS : 점막 백색불투명물질)
(5) Light blue crest (LBC : 장상피의 쇄자연)

해설

상기의 지표에 대하여 개개 지표의 유무에 대해서 우선 판정한다. 개개의 지표가 관찰되는 경우에는 각각의 지표에 대하여 형태학적 특징을 해석하고 다양성의 유무, 분포 · 배열에 대해서 판정을 하고 Regular, Irregular, Absent로 분류한다. 본 항에서는 주로 MCE에 대하여 설명하고자 한다(기타 지표에 대해서는 다른 장이나 증례에서 해설하므로 참조하기 바란다).

MCE가 시상화되는 경우에는 Regular, Irregular에 관계없이 선상 · 호상 · 다각형의 MCE 형태는 조직학적으로 tubular인 경우가 많다. 또한 원형 · 유원형의 MCE 형태를 보이며 MCE의 폐쇄곡선에 의해 독립된 와간부가 인지되는 구조 내에 와간부의 간질이 넓은 소견은 조직학적으로 tubular인 경우가 많고, 와간부의 간질이 좁은 경우는 papillary인 경우가 많다.

12.3.1 Regular MS pattern

(1) 개개의 MCE는 규칙적인 선상(linear) · 호상(curved) · 다각형(polygonal)의 형태를 보이거나, 규칙적인 원형(circular) · 유원형(oval)의 형태를 보인다. 병변 내에서 개개의 MCE 형태는 균일하다(다양성이 없다).
(2) MCE의 폭과 길이는 일정하다.
(3) MCE의 분포는 대칭적이고 배열은 규칙적이다.

12.3.2 Irregular MS pattern

(1) 개개의 MCE는 불규칙한 선상(linear) · 호상(curved) · 다각형(polygonal)의 형태를 보인다.

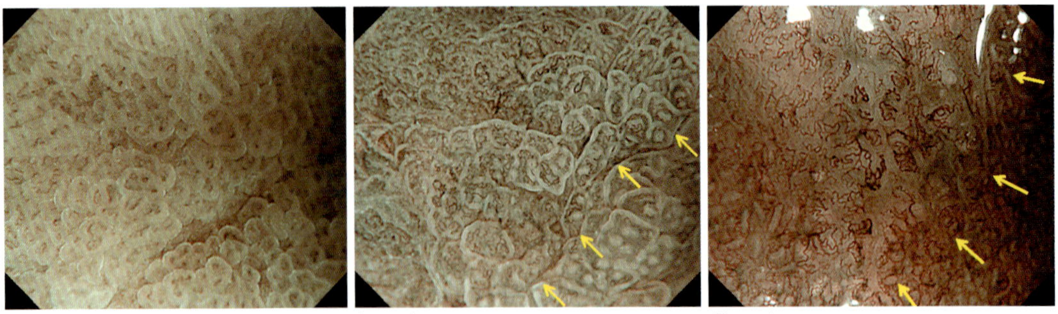

Regular　　Irregular　　Absent

그림 68. S : Microsurface pattern (점막표면 미세구조)[4)]

때때로 원형(circular) · 유원형(oval)의 불규칙한 형태를 보이기도 한다. 동일한 병변 내에서도 개개의 MCE나 와간부의 형태가 반복되는 유사구조를 인지할 수 없고, 불균일한 다양성이 풍부하다. MCE의 주행이나 방향성도 불규칙하다. MCE의 중단 · 단절을 관찰할 수 있다.

(2) MCE의 폭과 길이도 일정하지 않다.

(3) MCE의 분포는 비대칭적이며 배열도 불규칙하다.

12.3.3 Absent MS pattern

점막표면 미세구조의 지표, 즉 MCE, WOS, LBC의 어느 지표도 인식할 수 없는 경우를 지칭한다. 상피의 요철이 부족하고 점막의 위축이나 소형의 길이가 짧은 불규칙한 암선관 등의 조직구축을 보이는 경우가 많다.

12.4 병변과 배경점막의 경계

요점

Demarcation line (DL)

정의 : 병변과 비병변부의 미소혈관 구축상(V) 또는 점막표면 미세구조(S)의 차이로 인해 인식가능한 경계선

Intraepithelial microinvasion (IEMI)

(1) Subepithelial invasion (상피하 침윤상)

(2) Superficial invasion (표층 침윤상, 미소 잠식상)

해설

12.4.1 Demarcation line (DL)

DL의 유무는 미소암이나 0 IIb와 만성위염의 감별진단[16]이나 종양의 경계진단[15]에 유용한 지표이다(제6장).

평탄발적병변의 감별진단을 시행하는 경우, DL을 병변부와 비병변부에서 확인할 수 없으면 높은 확률로 암을 부정할 수 있다는 점에서 임상적 의의가 있다(제6장 Table 3).

한편 DL이 존재하는 경우, 국한성위염의 가능성도 있으므로 내부에 irregular MV pattern이나 irregular MS pattern이 동정되지 않으면 암이라고 적극적으로 진단을 할 수 없다.

또한 DL의 형상도 중요하다. 일반적으로 0 IIc 조기위암의 DL을 자세히 살펴보면 들쭉날쭉하고 불규칙하여 위염의 DL과 차이가 있다.[54]

12.4.2 Intraepithelial microinvasion (IEMI)

(1) 경계부의 비암상피하에 암에 특징적인 irregular MV pattern이 관찰되는 경우(상피하 침윤상)나 (2) 비암상피구조가 파괴되어 암에 특징적인 irregular MV pattern이나 irregular MS pattern으로 치환되는 경우(표층 침윤상 또는 미소 잠식상)를 인지할 수 있는 경우가 있다. 후자 (2)를 저자가 최초에는 미소 잠식상이라고 명명하였지만, (1)의 상피하 침윤상과 일치하지 않기 때문에 (1)과 (2)를 합쳐 IEMI라고 부르고 있다. 본 소견은 비침윤암에서 인지되는 경우가 적으며, 침윤암을 시사하는 변연부에서 관찰되어야 할 중요한 소견이라고 생각된다. 구체적인 것은 다음 장을 참조하길 바란다.

12.5 VS concordance

일반적으로 정상 위점막이나 만성위염의 대부분은 와간부에 일치하여 상피하의 모세혈관이 분포하는 원칙(VS concordance)이 있다.

그러나 병적 상태나 종양 중에서도 악성도가 높은 병변, 심달도가 깊은 병변에서는 상기의 원칙이 통용되지 않고 MCE로 시상화될 수 있는 와간부(S)가 파괴되어, MCE (S)와 혈관(V)의 주행이 일치하지 않는 현상이 발생한다.[5] V와 S의 괴리나 불일치를 VS discordance라고 구별하여 부르고 있다. VS discordance도 종양, 특히 이형도가 높은 암이나 침윤암에 특징적인 소견이라고 생각되지만, 이러한 지견은 보다 더 체계적인 증명이 필요하다.

12.6 VS classification을 사용한 조기위암의 진단기준

요점

암 · 비암의 진단기준

(1) Irregular MV pattern with a demarcation line

(2) Irregular MS pattern with a demarcation line

(1) 또는 (2)의 소견이 있으면 암, (1), (2) 이외의 소견을 비암이라고 진단한다.

해설

미소혈관 구축상에 대하여는 제6장에 상세히 기술하였으며, 만성위염을 배경으로 선암의 NBI 병용확대내시경에 의한 점막표면 미세구조를 포함하는 VS classification은 저자 등이 2005년에 영국에서 고안하여 2006년 영국소화기병학회에서 발표를 한 적이 있다.[55)]

본 확대내시경 분류는 우선 영국에서 Barrett 식도에 대하여 다수의 증례를 검토하여 Barrett 조기암을 진단하는 데 있어서의 진단능과 재현성에 대하여 보고하였다.[55,56)] 그리고 2006년 귀국 후에 위암에 대하여 VS classification을 사용하여 동일한 연구를 시행하여, 서로 다른 세 나라(일본, 영국, 구랍파)의 내시경의에 의한 consensus 분류와 암의 진단기준을 설정하여, 일본, 미국, 유럽에서 발표하였다.[2-4)] 본 확대내시경 분류의 재현성에 대해서는 이미 다기관에서 공동연구를 시작하여 진행 중이다.

저자는 모든 위암이 상기 진단기준에 다 맞을 것이라고는 생각하지 않는다. 이러한 진단기준에 해당되지 않는 암 또는 비암의 특징을 명확하게 하고 pitfall 또는 예외로 분류하여, 이러한 것들에 대해서 임상 현장에서 어떻게 대응하는 것이 좋을까를 명확하게 하고 싶을 뿐이다. 이는 추후의 과제이다.

12.7 진단기준에 일치하는 암의 빈도와 한계

VS classification system을 사용하여 2006년 4월부터 연속적으로 100예의 조기위암의 NBI 병용확대내시경 소견의 빈도를 조사하였다(Table 11).[4)] 앞에서 기술한 암의 진단기준 「Irregular MV pattern과 demarcation line의 존재, 또는 Irregular MS pattern과 demarcation line의 존재」를 만족한 증례는 97예(97%)였다. 나머지 3예는 진단기준에 들어 맞지 않았으며, 그 내역을 살펴보면 Regular MV pattern plus Regular MS pattern without a demarcation line을 보인 2예와 Regular MV pattern plus Absent MS pattern without a demarcation line을 보인 1증례였다. 이러한 증례들은 어느 것이나 통상내시경에서는 약간의 퇴색을 보이는 미분화형암(그림 74)으로 현재의 확대내시경진단의 한계로 생각하고 있다.

그러므로 현재로서는 통상내시경에서 퇴색을 보이며 평탄하고 경한 함요를 가지는 작은 병변에 대해서는 암, 만성위염, MALT임파종 등과의 감별진단이 불가능하여 확대내시경으로 진단하는 것이 아니라 생검을 채취하여 진단을 할 수 밖에 없다고 생각한다.

Table 11. Prevalence of ME with NBI findings according to VS classification system in the 100 early gastric cancers[4)]

VS classification			Demarcation line	
V	S	n	Present	Absent
Regular	Regular	1	0	1
Regular	Irregular	0	0	0
Regular	Absent	2	0	2
Irregular	Regular	7	7	0
Irregular	Irregular	56	56	0
Irregular	Absent	30	30	0
Absent	Regular	0	0	0
Absent	Irregular	4	4	0
Absent	Absent	0	0	0
Total		100	97	3

12.8 VS classification을 사용한 조기위암의 NBI 병용확대내시경 소견

분화형암(증례1~5, 그림 69~73)[4)]과 미분화형암(증례6, 그림 74)의 대표적 소견을 보여주는 VS classification에 대하여 설명하고자 한다.

확대내시경소견은 기본적으로 조직형, 즉 분화형암과 미분화형암에 따라 차이가 있으며, 이러한 소견을 이용하여 생검에 의존하지 않고 조직형을 감별할 수 있을 정도의 정진율이 있는가의 가능성은 아직도 밝혀지지 않고 있어 추후의 과제로 남아있다.

증례 1. 분화형암 (고분화선암) (그림 69, 하부 체부 후벽, 0 IIb)

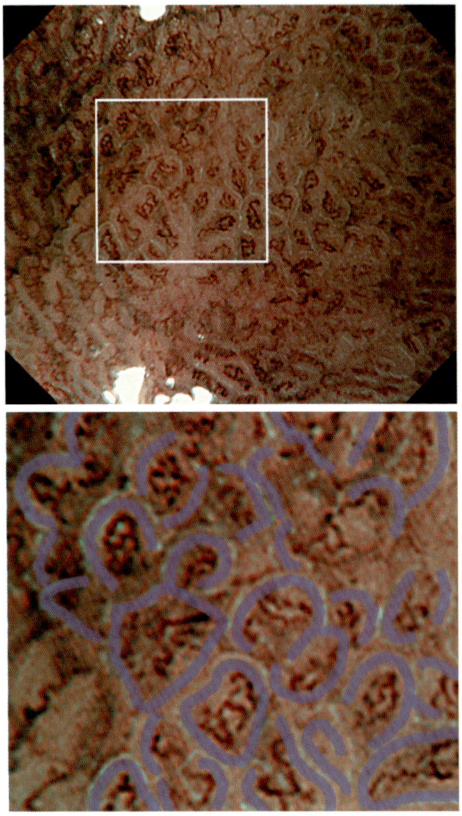

그림 69A. 비암배경점막
Regular MV pattern (open-looped) plus Regular MS pattern (curved/polygonal)

〈소견의 해설〉

V. 개개의 상피하 모세혈관 형태는 주로 폐쇄곡선을 형성하지 않는, 개방성 loop나 coil상이며, 개개의 혈관에 대소부동은 없으며 분포도 대칭성이다.

S. 개개의 백색 반투명의 MCE는 호상(curved)이나 다각형(polygonal) 모양을 보이고 있다. MCE의 주변에는 LBC가 수반되어 있다. MCE로 둘러싸인 와간부는 유원형 또는 다각형이다. MCE의 주행과 와간부의 형태는 대소부동이 없고 규칙적이다 (MCE를 표시한 그림을 하단에 표시하였다).

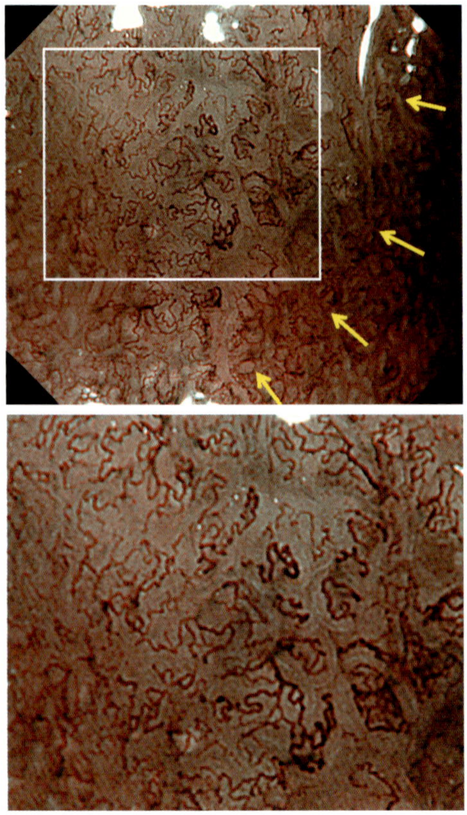

그림 69B. 암점막
Irregular MV pattern (closed-looped/open-looped/tortuous/branched/bizzare) plus Absent MS pattern with a DL

〈소견의 해설〉

V. 개개의 미세혈관의 형태는 폐쇄 또는 개방성의 다양한 형태의 loop상의 혈관이며, 불규칙하게 분지와 문합을 하고 있다.

S. MCE와 LBC는 거의 시상화되지 않기 때문에 Absent MS pattern으로 판정한다.

증례 2. 분화형암 (고분화선암) (그림 70, 분문부, 0 IIb)

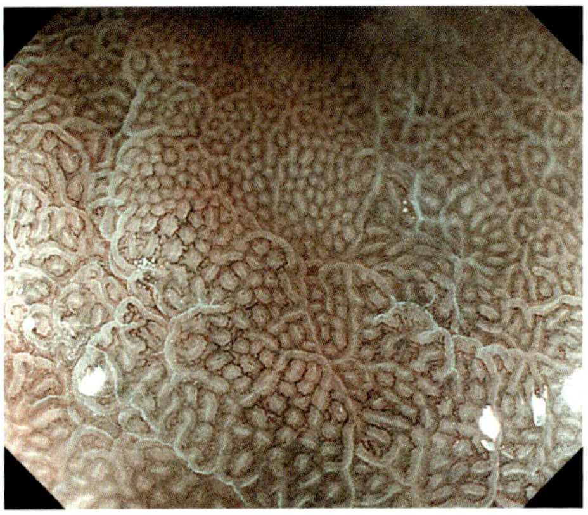

그림 70A. 비암배경점막
Regular MV pattern (closed-looped) plus Regular MS pattern (oval)

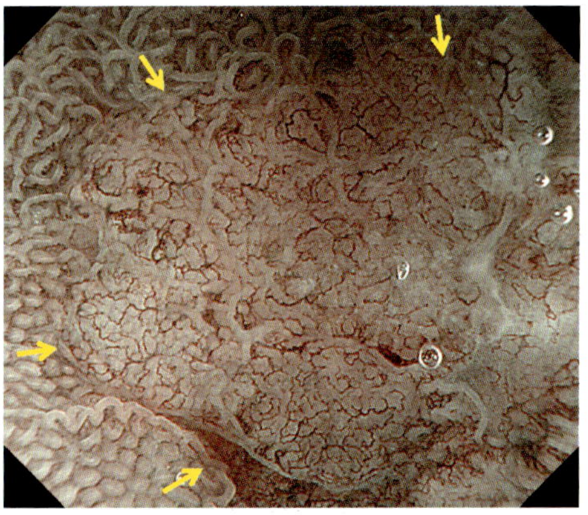

그림 70B. 암점막
Irregular MV pattern (open-looped/closed-looped) plus Irregular MS pattern (curved) with a DL

〈소견의 해설〉

V. 개개 혈관의 형태는 미소한 폐쇄성의 다각형 loop상 모세혈관이다. 이러한 혈관들이 서로 문합하여 규칙적인 벌집 모양의 상피하 모세혈관 network를 형성하고 있으며, 대칭적인 분포와 규칙적인 배열을 하고 있다.

S. MCE는 주로 유원형(oval)의 형태를 보이고 있으며, 중심에 유원형의 선개구부를 관찰할 수 있다. 상피의 폭은 일정하고 규칙적인 배열을 하고 있다.

〈소견의 해설〉

V. 대소부동, 구경부동이 있는 온갖 형태(개방성 loop상, 불규칙하게 분지 · 문합하는 폐쇄성 loop상)의 미소혈관을 관찰할 수 있다. 미소혈관의 배열과 방향성은 불규칙하다.

S. MCE는 주로 호상(curved)의 형태를 보이며, 개개의 MCE 형태는 불균일하고 방향성도 제각각이다. MCE는 대소부동하고, 비대칭적인 분포와 불규칙한 배열을 보인다.

증례 3. 분화형암 (고분화선암) (그림 71, 분문부, 0 IIa)

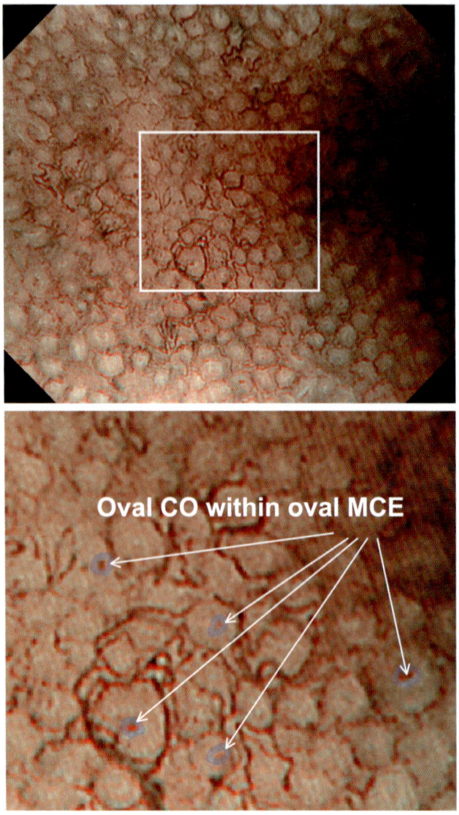

그림 71A. 비암배경점막
Regular MV pattern (closed-looped) plus Regular MS pattern (oval)

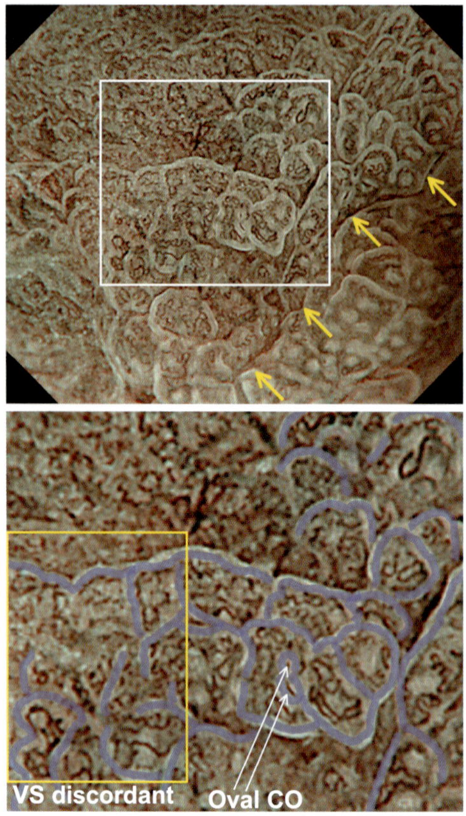

그림 71B. 암점막
Irregular MV pattern (open-looped/closed-looped) plus Irregular MS pattern (polygonal) with a DL

〈소견의 해설〉

V. 개개 혈관의 형태는 폐쇄성의 다각형 loop상 모세혈관이다. 서로 근접한 개개의 모세혈관은 서로 문합하여 규칙적인 벌집 모양의 상피하 모세혈관 network를 형성하고 있다. 분포는 대칭적이고 배열은 규칙적이다.

S. 본 증례에서 모든 MCE나 CO가 명료하게 시상화되는 것은 아니다. 동정할 수 있는 범위에서는 규칙적인 유원형의 백색 MCE 중심부위에 타원형의 갈색 CO가 시상화되고 있다. 본 증례와 같이 일정한 조건이 갖추어지지 않으면 갈색의 선개구부 형태는 시상화되지 않는다(MCE를 표시한 그림을 하단에 표시하였다).

〈소견의 해설〉

V. 개개의 혈관 형태는 개방성 또는 폐쇄성 loop상의 소형의 미소혈관으로 되어 있으며, 개개의 형상은 불균일하다. 분포는 비교적 대칭적이지만 배열은 불규칙하다.

S. 백색의 MCE 개개의 형태는 불규칙한 다각형이며 울퉁불퉁하다. 주행도 일정한 규칙성이 없고, 중심으로 감에 따라 연속성도 부족해져 중단되고 있다. 중심부에서는 MCE의 형태가 불명료해진다. MCE가 동정될 수 있는 와간부도 대소부동하며, 형상도 불균일하다. 일부에서 타원형의 갈색 선개부 형태를 인지할 수 있다. 사각형으로 표시한 부위는 MCE의 주행과 혈관의 주행 사이에 괴리가 관찰되어 VS discordant이다(MCE를 표시한 그림을 하단에 표시하였다).

증례 4. 분화형암 (초고분화선암) (그림 72, 전정부, 0 IIa)

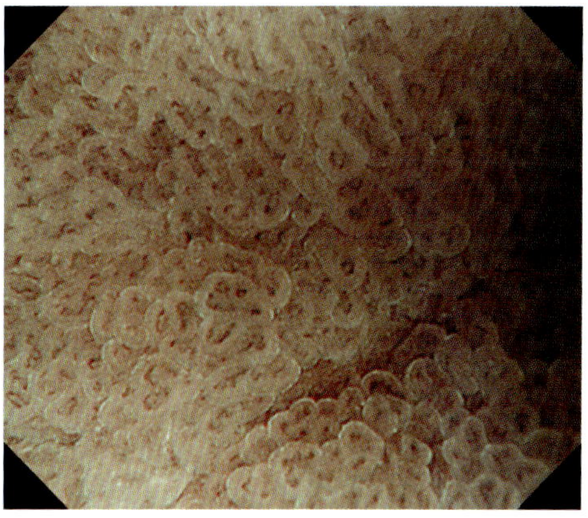

그림 72A. 비암배경점막
Regular MV pattern (open-looped) plus Regular MS pattern (oval)

〈소견의 해설〉
V. 개개 혈관의 형태는 소형의 개방성 loop상 혈관이며, 대소부동과 형상 불균일을 인지할 수 없고 분포는 대칭성이고 배열은 규칙적이다.
S. MCE는 유원형의 구조를 보이고 있다. MCE의 변연에 LBC에 의한 가장자리가 관찰된다. LBC 가장자리를 가진 소형 유원형(oval)의 와간부가 정연하게 배열되어 있다.

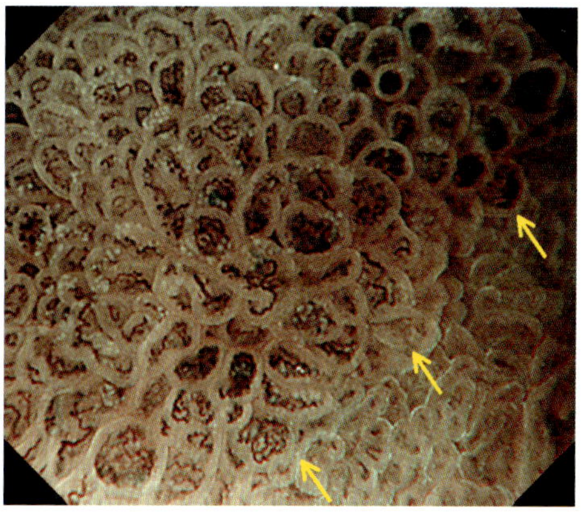

그림 72B. 암점막
Irregular MV pattern (open-looped) plus Regular MS pattern (circular) with a DL

〈소견의 해설〉
V. 개개의 혈관 형태는 주로 개방성 loop상이며, 비암점막의 모세혈관과 비교 시 지름도 두껍고 사행하며 밀집되어 존재한다. 분포는 규칙적이지만, 개개의 혈관은 형상 불균일하고 대소부동하며, 한 가지도 서로 동일한 형태의 미소혈관을 관찰할 수 없다.
S. MCE는 배경점막과 동일하게 정돈된 원형(circular)~유원형(oval)의 구조를 보이고, 배경점막보다 큰 와간부를 형성하고 있다. 상피의 형태나 주행에서 불규칙한 점을 전혀 관찰할 수 없으므로 규칙적이라고 판정한다.

증례 5. 분화형암 (고분화선암) (그림 73, 위각 전벽, 0 IIa)

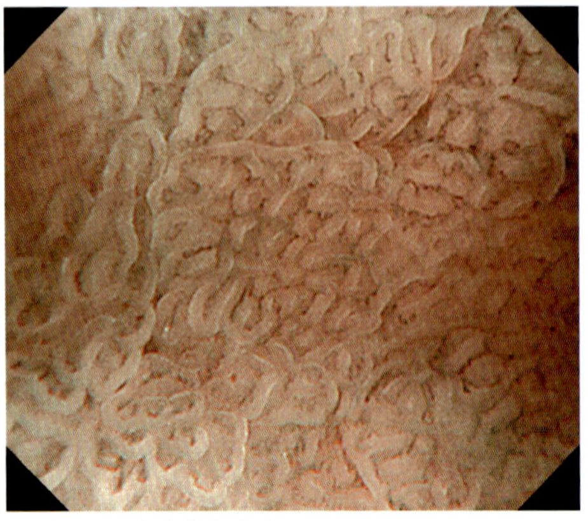

그림 73A. 비암배경점막
Regular MV pattern (open-looped) plus Regular MS pattern (linear/curved)

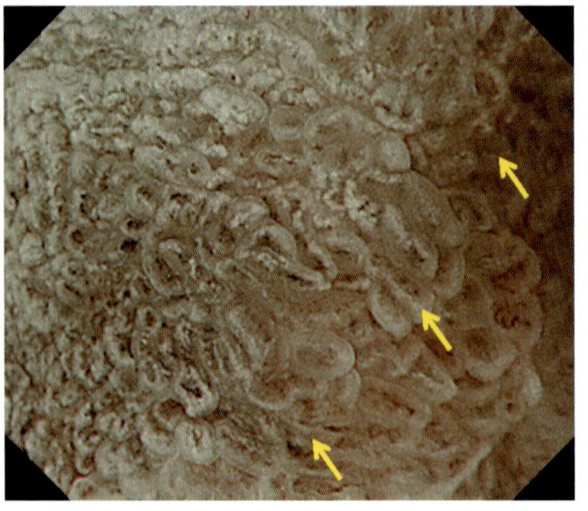

그림 73B. 암점막
Absent MV pattern plus Irregular MS pattern (irregular WOS) with a DL

〈소견의 해설〉

V. 개개 혈관의 형태는 주로 coil상~개방성 loop상의 소형 모세혈관이며 크기는 균일하다. 분포는 대칭성이고 배열은 규칙적이다.

S. MCE는 선상(linear)~호상(curved)이며, 이것에 의해 둘러싸인 와간부는 크기와 형태 모두 균일하다.

〈소견의 해설〉

V. Demarcation line의 내측 상피하 혈관은 WOS 때문에 불명료하다. 따라서 absent MV pattern이다.

S. MCE의 형태도 호상이고 와간부의 대소부동을 관찰할 수 있다. WOS는 대소부동을 수반한, 미세한 점상~반상(speckled)의 pattern이며, 분포는 불균일하고 배열도 불규칙하다.

증례 6. 미분화형암 (인환세포를 수반한 저분화선암) (그림 74, 중부 체부,0 IIc)

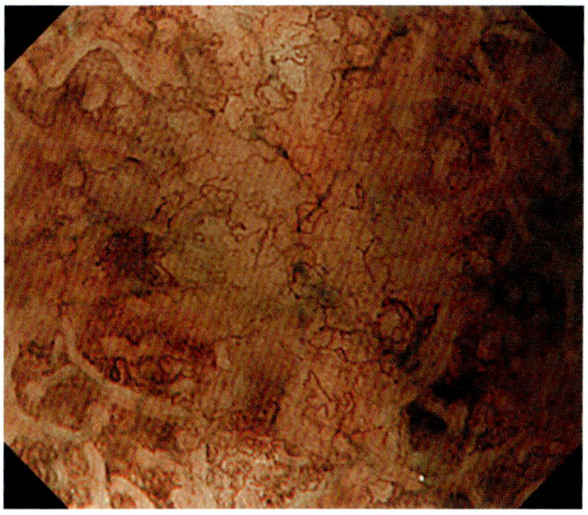

그림 74A. 비암배경점막
Regular MV pattern (closed-looped/open-looped) plus Regular/Absent MS pattern

〈소견의 해설〉

V. 개개 혈관의 형태는 확장된 개방성 또는 폐쇄성의 상피하 보세혈관으로 되어 있으며, 집합세정매의 일부로 관류되고 있다. 모세혈관의 loop에 대소부동을 인지할 수 없으며, 분포는 대칭적이고 배열도 규칙적이다.

S. 영상의 중심부에서는 MCE의 구조가 소실되어 있기 때문에 중심부는 Absent MS pattern이다.

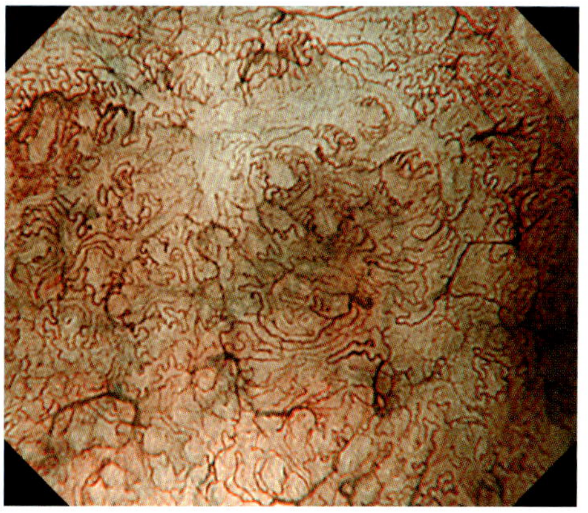

그림 74B. 암점막
Regular MV pattern (stretched and maze-like) plus Regular MS pattern with Absent MS pattern without a DL

〈소견의 해설〉

V. 개개의 혈관은 신전된 상피하의 모세혈관과 집합세정맥으로 구성되어 있다(stretched pattern). 보세혈관의 형태는 등간격으로 배열하는 곡선을 그리는 loop상이며, 붓을 종이에서 떼지 않고 단번에 쓰는 것과 같이 연속된, 소위 미로상(maze-like pattern)을 보이고 있다. 집합세정맥의 배열과 형태도 규칙적이다.

S. MCE, CO 등 표면미세구조의 지표가 되는 소견을 인식할 수 없으므로, Absent MS pattern이다.

부록. 본 과에서 사용하고 있는 VS classification system의 소견 용지

경계부(margin)에 대해서는 DL, IEMI의 유무 (+/-)를 기입한다. 그리고 형태(morphology)에 대해서는 regular 또는 irregular를 기입한다.

배경점막(background mucosa)과 병변부위에 대해서는 V (SECN, CV, MV), S (MCE, WOS, CO, IPBC, LBC)의 각각의 지표에 대하여 우선 시상화되는가를 (+/-)로 기재한다. 그리고 시상화되는 경우에서는 개개의 지표에 대하여 형태(morphology), 병변 내에서 개개 지표의 다양성(heterogeniety)의 유무, 분포(distribution)가 대칭적인가 비대칭적인가, 배열(arrangement)이 규칙적인과 불규칙적인가, 각각의 지표의 종합적인 pattern이 규칙적인가 불규칙적인가를 기입한다. 그리고 요약(summary)에 demarcation line (DL)의 유무 (present/absent), V, S 각각에 대하여 regular/irregular/absent를 판정하여 확대내시경 진단(diagnosis)을 한다. 확신을 갖고 판정한 경우는 confident, 확신이 없는 경우는 not so confident라고 확신도(certainty)에 대하여 기술한다.

Marginal findings

		+/−	Morphology
Margin	DL		
	IEMI		

Background mucosal findings

		+/−	Morphology	Heterogeneity	Distribution	Arrangement	Pattern
V	SECN						
	CV						
	MV						
S	MCE						
	WOS						
	CO						
	IPBC						
	LBC						

Pathological mucosal findings

		+/−	Morphology	Heterogeneity	Distribution	Arrangement	Pattern
V	SECN						
	CV						
	MV						
S	MCE						
	WOS						
	CO						
	IPBC						
	LBC						

Summary

DL present / absent
V regular / irregular / absent
S regular / irregular / absent

Diagnosis

cancerous pathology
non-cancerous pathology
indeterminate

Certainty : Confident / Not so confident

Chapter 13

위상피성 종양(조기위암 · 선종)의 육안형별 확대내시경 소견의 해석법

How to analyze magnified endoscopic findings for early gastric neoplasias

본 장에서는 조기 위상피성 종양(분화형암과 선종)을 대상으로 육안형별로 확대내시경 소견의 특징에 대하여 제시하고자 한다. 구체적으로 VS classification을 사용하여 확대내시경 소견을 어떻게 판독하는가를 조직학적 소견을 참조하여 설명하고자 한다. 육안형에 대해서는 조기위암의 분류가 있으며, 본 장에서는 선종에 대해서도 편의상 이러한 육안 분류를 사용하고자 한다. Table 12에 제시할 증례의 육안 분류와 강조하고자 하는 확대내시경 소견의 특징에 대하여 표시하고 있다. 특히 확대내시경 소견에 대해서는 [배경점막], [경계부], [병변부] 각각에 대하여 우선 소견을 요약한 뒤 해설을 추가하였다.

Table 12. 육안형별 증례와 확대내시경 소견의 특징

	증례	임상진단	심달도	확대내시경소견 특징	MV pattern	MS pattern
13.1 표면함요 (0 IIc)형	1	전형 IIc	M	IMVP plus IMSP	Irregular	Irregular
	2	전형 IIc	M	IMVP plus IMSP	Irregular	Irregular
	3	전형 IIc	M	Irregular WOS	Absent	Irregular
	4	전형 IIc	SM3	IEMI	Irregular	Absent
	5	소 IIc	M	MCE 형성과정	Irregular	Irregular
	6	미소 IIc	M	Irregular WOS	Absent	Irregular
	7	전형 IIc	M	암의 비전형적 영상	Regular	Regular
	8	함요형 선종(1)		선종의 전형적 영상	Regular	Regular
	9	함요형 선종(2)		선종의 전형적 영상	Regular	Regular
13.2 표면평탄 (0 IIb)형	10	전형 IIb	M	IMVP plus IMSP	Irregular	Irregular
	11	미소 IIb	M	IMVP plus IMSP	Irregular	Irregular
13.3 표면융기 (0 IIa)형	12	전형 IIa	M	VS discordant	Irregular	Irregular
	13	전형 IIa	M	VS discordant	Irregular	Irregular
	14	전형 IIa	M	IEMI, Irregular WOS	Irregular	Irregular
	15	전형 IIa	SM1	Irregular WOS	Absent	Irregular
	16	선종 (1)		선종의 전형적 영상	Regujlar	Regular
	17	선종 (2)		선종의 전형적 영상	Regujlar	Regular
	18	선종 (3)		Regular WOS	Absent	Regular
	19	선종 (4)		Regular WOS	Absent	Regular
13.4 융기 (0 I)형	20	전형 I	M	IMVP plus RMSP	Irregular	Regular
13.5 특이한 확대내시경 상을 보이는 증례	21	전형 IIa	SM3	VEC pattern	Irregular	Regular
	22	전형 IIc	SM1	Villous carcinoma	Irregular	Irregular

IMVP: irregular microvascular pattern ; IMSP: irregular microsurface pattern ; RMSP: regular microsurface pattern ; MV: microvascular ; MS: microsurface ; WOS: white opaque substance ; IEMI: intraepithelial microinvasion ; MCE: marginal crypt epithelium ; VS: vessel plus surface ; VEC: vessels within epithelial circle

13.1 표면함요 (0 IIc) 형

증례 1. 전형 IIc, IMVP plus IMSP (그림 75)

분문부 소만, 0 IIc, differentiated type (well differentiated adenocarcinoma), 심달도 M

통상내시경소견 전형 예, 확대내시경소견 전형 예

(1) 통상내시경소견

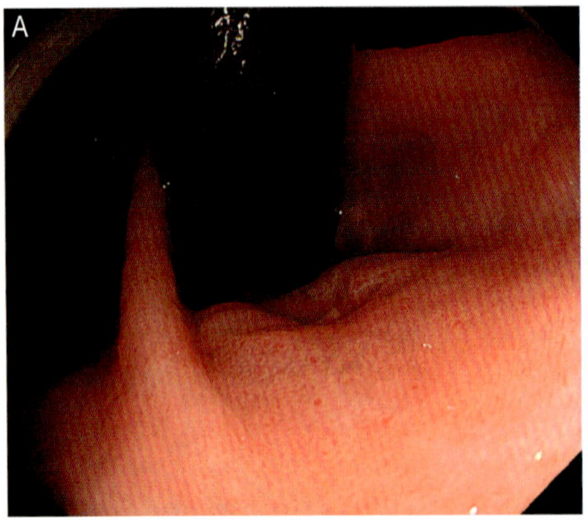

그림 75A. 위 분문부 소만에 내측으로 돌출되는 부정한 경계를 가지는 함요성 병변이 존재한다.

(2) 확대내시경소견 (최대배율, 침수관찰)

[배경점막] • VS classification : regular MV pattern plus regular MS pattern

• VS discordance : absent

[경 계 부] • Demarcation line : present

• IEMI : present (superficial invasion)

[병 변 부] • VS classification : irregular MV pattern plus irregular MS pattern

• VS discordance : present

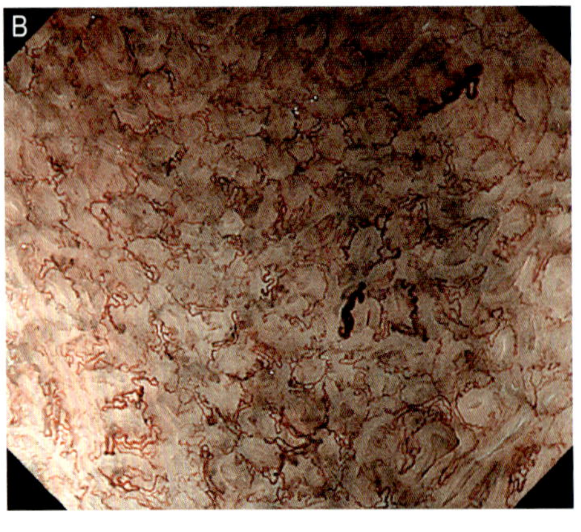

그림 75A. 배경점막

[배경점막] (그림 75B)

V. 미소한 폐쇄곡선으로 된 loop상의 상피하 모세혈관이 연속되어 있으며, 전제적으로 벌집모양의 SECN을 형성하고 있다.

S. 선와변연상피(MCE)는 폐쇄곡선부터 호상의 형태를 보이고 있으며, 상피의 폭은 일정하다.

VS discordance. V와 S의 괴리를 관찰할 수 없어 VS discordance는 없다.

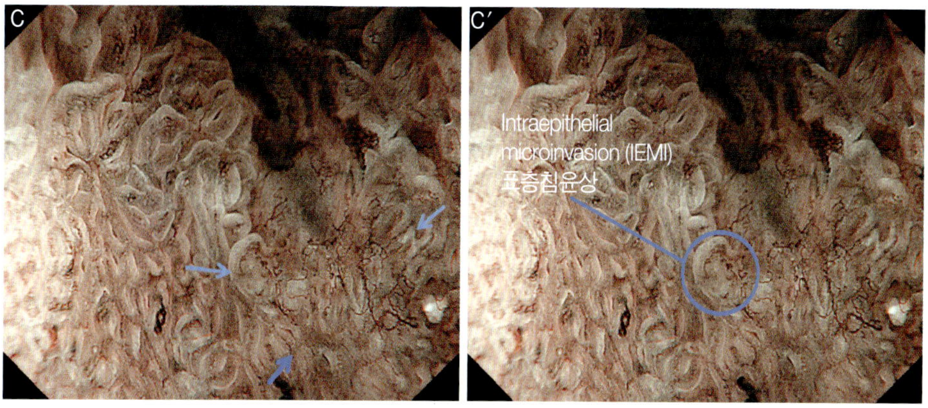

그림 75C. 경계부

[경계부] (그림 75C)
암점막의 경계부는 그림 75C에 표시된 바와 같이 암부와 비암부의 VS의 차이에 의해 명료한 demarcation line을 확인할 수 있으며, 항문측에서는 함요가 거의 없으며 화살표로 표시된 부위에서는 암(IMVP)이 비암부의 상피층을 파괴하듯이 침윤하고 있다. 즉, intraepithelial microinvasion (IEMI, 표층침윤상 superficial invasion)을 수반하고 있다.

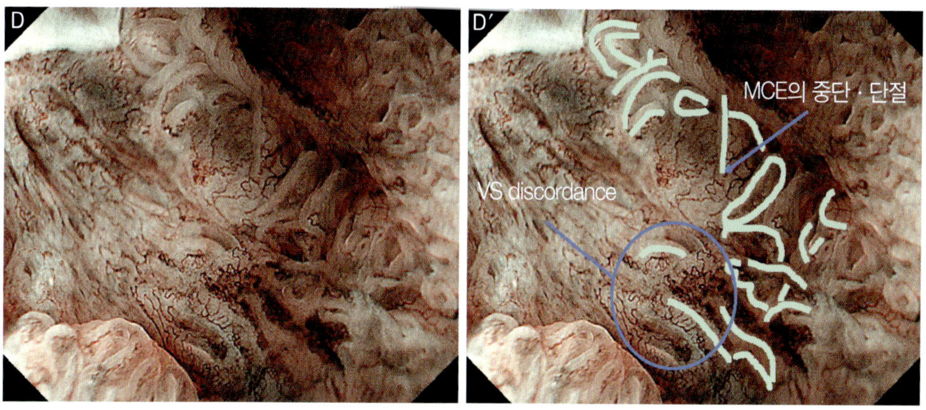

그림 75D. 병변부

[병변부] (그림 75D)
V. 암부에는 빽빽하게 혼재된 개방성 loop부터 폐쇄성 loop, 불규칙한 분지상 loop 등과 같이 대소부동하고 형태가 불균일하며, 분포도 비대칭성이고 배열도 불규칙한 미소혈관이 증식하고 있다. 어떤 혈관도 동일한 형태 · 크기를 보이지 않는다. 이상의 혈관상의 다양성으로부터 IMVP라고 판정한다.
S. 선와변연상피(MCE)는 병변 변연부에서 인지되며, 개개의 형태는 호상부터 선상의 형태를 띤다. 이러한 개개의 MCE는 연속성이나 방향성도 없고, 와간부도 대소부동하고 부정하다. MCE는 중심부에서 중단되어 소실되고 있다..
VS discordance. MCE와 혈관의 분포는 괴리를 보여, VS discordance 소견이다.

(3) 조직학적 소견

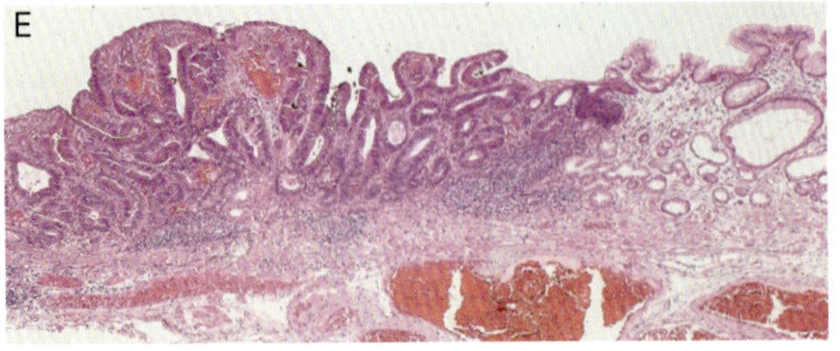

그림 75E. 그림 75D에 해당하는 조직학적 소견. MCE가 저명한 병변 변연부의 소견은 고분화선암이며, 대형의 이형선관으로 이루어져 있다. 이러한 조직구축이 불규칙한 MCE로 시상화된다고 여겨진다.

증례 2. 전형 IIc, IMVP plus IMSP (그림 76)

중부 체부 후벽 0 IIc, differentiated type (well differentiated adenocarcinoma), 심달도 M

통상내시경소견 전형 예, 확대내시경소견 전형 예

(1) 통상내시경소견

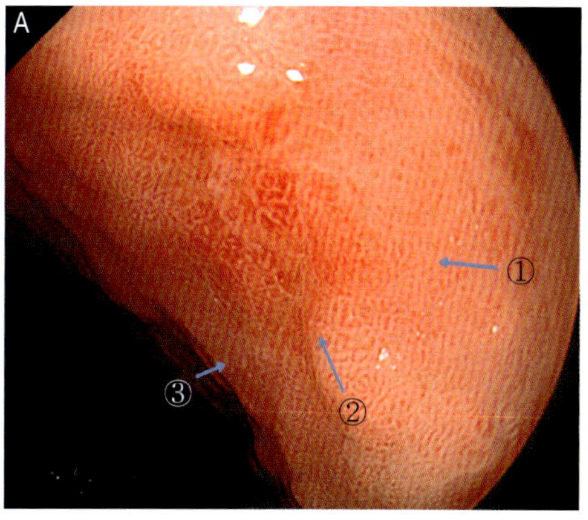

그림 76A. 위 중부체부 후벽에 발적조의 부정형 함요성 병변이 관찰된다.

(2) 확대내시경소견 (약확대)

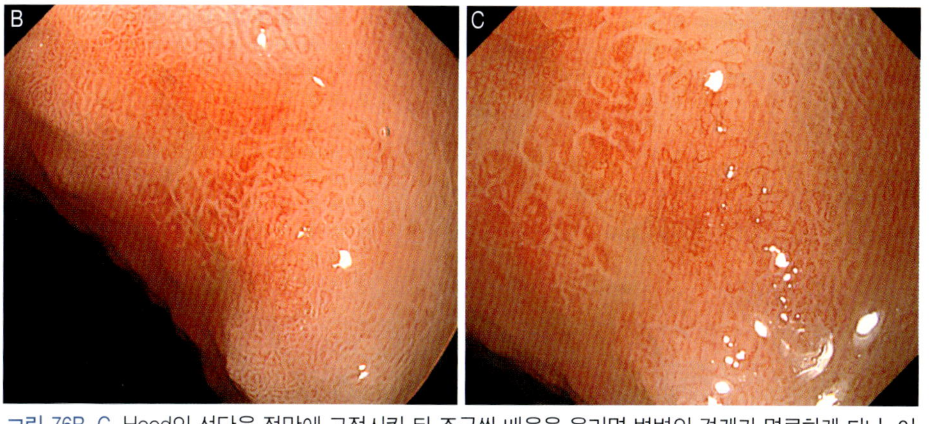

그림 76B, C. Hood의 선단을 점막에 고정시킨 뒤 조금씩 배율을 올리면 병변의 경계가 명료하게 되나, 이 정도의 배율에서는 미소혈관의 판정이 불가능하다.

(3) 확대내시경소견 (최대배율)

[배경점막] • VS classification : regular MV pattern plus regular MS pattern (LBC +)

• VS discordance : absent

[경 계 부] • Demarcation line : present

• IEMI : absent

[병 변 부] • VS classification : irregular MV pattern plus irregular MS pattern

• VS discordance : present

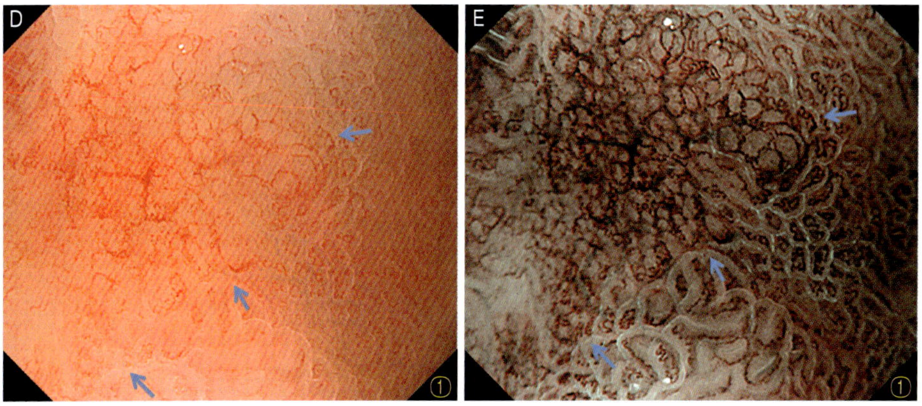

그림 76D, E. 그림 76A의 ① 부위에 해당되는 경계부 (해설은 다음 페이지에서)

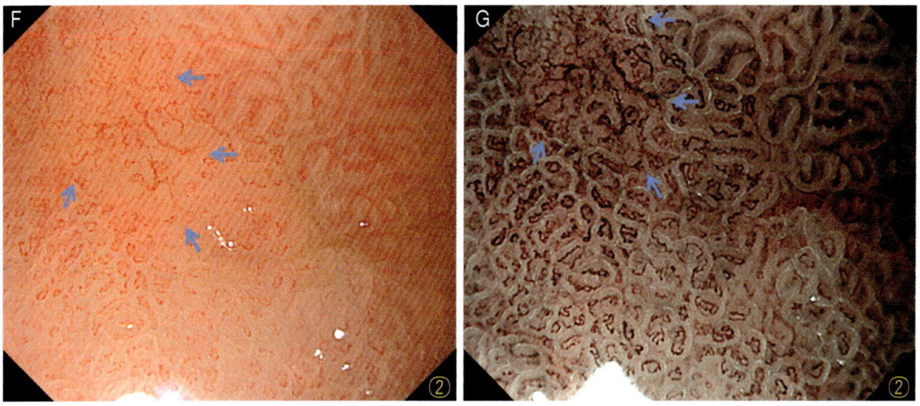

그림 76F, G. 그림 76A의 ② 부위에 해당되는 경계부 (해설은 다음 페이지에서)

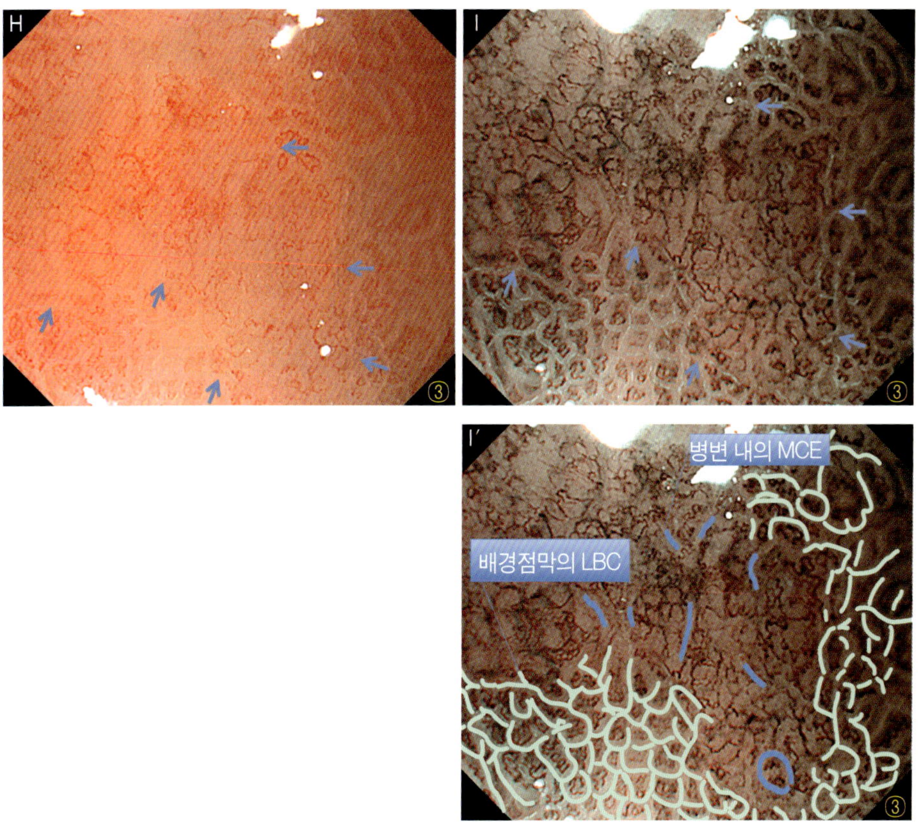

그림 76H, I. 그림 76A의 ③ 부위에 해당되는 경계부 (해설은 다음 페이지에서)

[배경점막] (그림 76D-I에서 화살표의 외측)
V. 폐쇄성 또는 개방성 loop상 SEC로 되어 있으며, 분포도 대칭성이고 배열도 규칙적인 regular SECN pattern이 관찰된다.
S. LBC (그림 76I, I') 가장자리를 가진 MCE가 전정부와 유사하게 규칙적인 다각형의 와간부를 형성하고 있다.
VS discordance. 와간부에 일치하여 혈관이 존재하므로 VS discordance는 관찰되지 않는다.

[경계부] (그림 76D-I에서 화살표 부분)
규칙적인 regular MV pattern과 regular MS pattern이 소실된 부위와 일치하여 명료한 demarcation line을 인지할 수 있다. 본 증례에서 IEMI 소견은 전주에 걸쳐 관찰되지 않는다.

[병변부] (그림 76D-I에서 화살표의 내측)
V. 개개의 혈관 형태는 대소부동하고 다양한 형태의 불규칙한 폐쇄성 또는 개방성 loop로 되어 있으며 주로 문합을 이루고 있지만, 문합은 균일하지 않고 중단도 수반되며 분포도 비대칭성이고 배열도 불규칙하다.
S. 내측에 호상의 MCE를 겨우 관찰할 수 있으나 방향도 불규칙하고 도중에 끊어졌다 이어졌다하는 양상을 보인다(그림 76I, I').
VS discordance. MCE와 MV의 배열 · 분포에 규칙성을 인지할 수 없어 VS discordant이다.

(4) 병리학적 소견

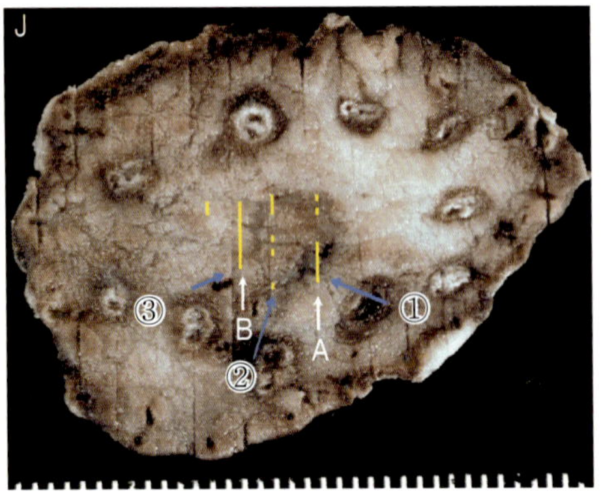

그림 76J. ESD 절제표본(포르말린 고정 후). 절제표본에 그림 76A에 대응하는 부위(①②③)를 기입하였다.

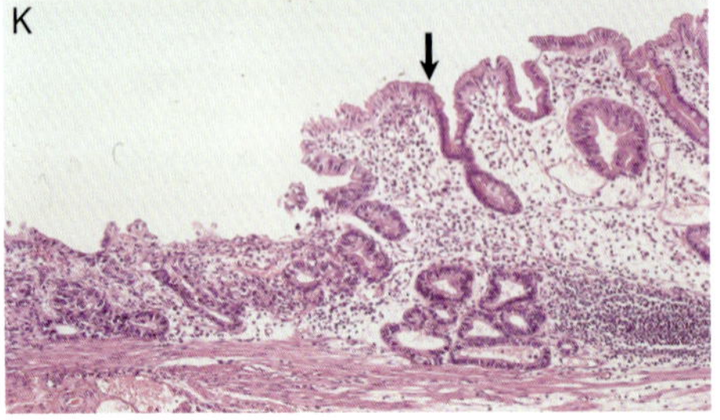

그림 76K. 확대내시경상 (그림 76D, E), 그림 76J의 절편 A의 조직학적 소견. 비암배경점막은 장상피화생을 수반한 만성위염 점막이다. 경계부(화살표) 좌측의 저명하게 함요된 부위에 구조이형과 세포이형이 강한 소형의 이형성관이 증식되어 있으며, 점막표면에 대해 수직으로 배열하고 있지 않다. 이러한 조직구축을 보이는 경우 MCE의 형태가 시상화되기 어렵다.

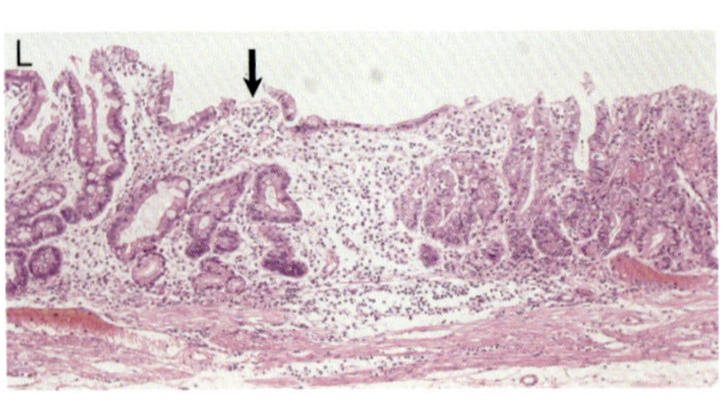

그림 76L. 확대내시경상 (그림 76H, I), 그림 76J의 절편 B의 조직학적 소견. 배경점막은 저명한 장상피화생을 수반한 만성위축성위염의 형태이다. 경계부(화살표)의 우측에 선관밀도가 높은 암조직이 관찰된다. 이 부위에서는 선관이 길고 수직으로 배열되는 경향을 보여, MCE의 형태가 시상화되는 조건을 만족시키고 있다고 생각된다.

증례3. 전형 IIc, Irregular WOS (그림 77)

위각 근방의 전정부 후벽, 0 IIc, differentiated type (well differentiated adenocarcinoma), 심달도 M
통상내시경소견 전형예, 확대내시경소견 전형예

(1) 통상내시경소견

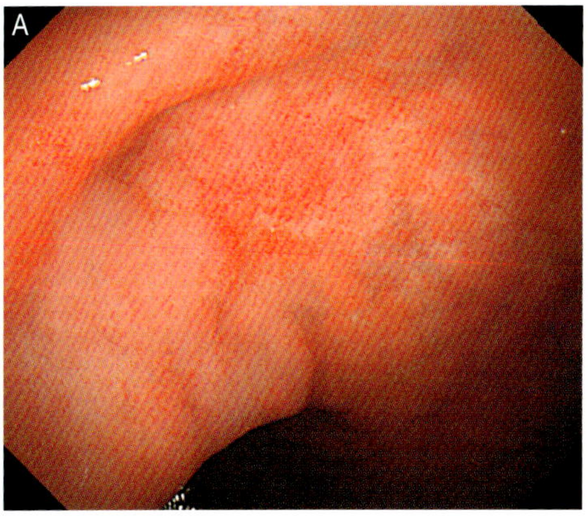

그림 77A. 위각 근방의 선성부 후벽에 경계기 불명료한 옅은 발적조의 평탄한 점막영역이 관찰된다.

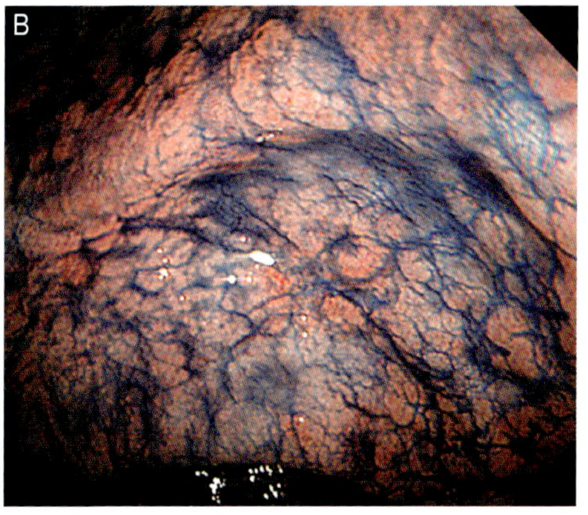

그림 77B. 색소산포 후 다소 함요된 병변이 보인다.

(2) 확대내시경소견 (최대배율, 침수관찰)

[배경점막] • VS classification : regular MV pattern plus regular MS pattern (LBC +)
• VS discordance : absent

[경 계 부] • Demarcation line : present
• IEMI : absent

[병 변 부] • VS classification : absent MV pattern plus irregular MS pattern (WOS +)
• VS discordance : ND

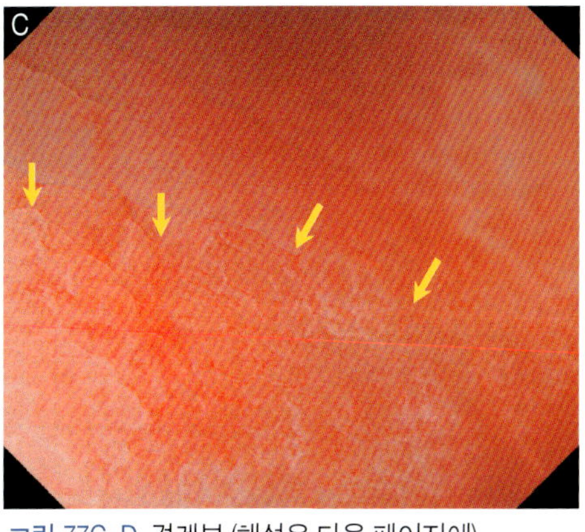

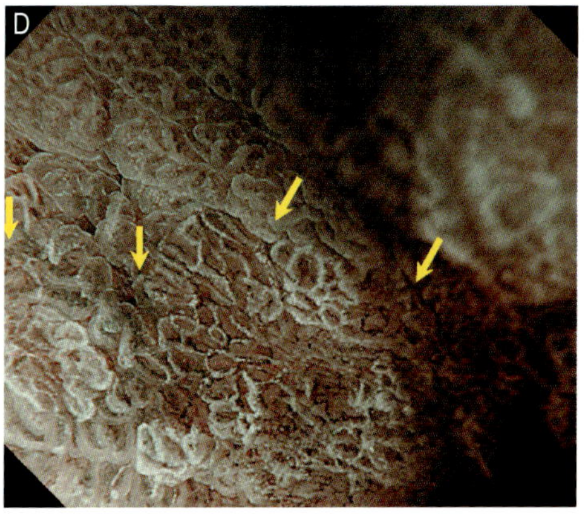

그림 77C, D. 경계부 (해설은 다음 페이지에)

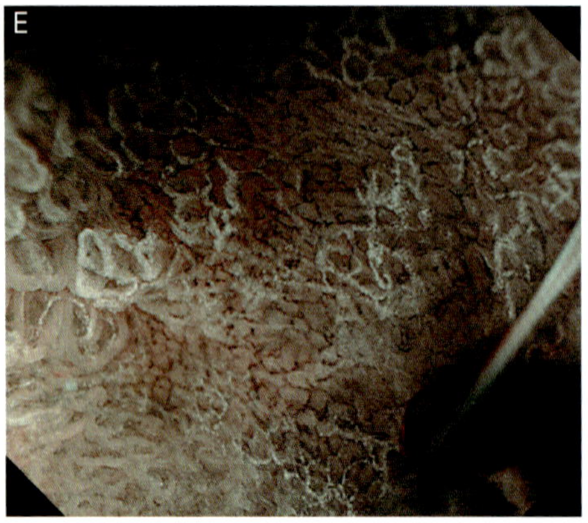

그림 77E. 병변부

[배경점막] (그림 77C, D의 화살표 외측)
V. 폐쇄성 loop상 SEC로 되어 있으며, 분포도 대칭성이고 배열도 규칙적인 regular SECN pattern이 관찰된다.
S. LBC 가장자리를 가진 MCE가 규칙적인 유원형의 와간부를 형성하고 있다.
VS discordance. 와간부에 일치하여 모세혈관이 존재하므로 VS discordance는 관찰되지 않는다.

[경계부] (그림 77C, D의 화살표 부분)
규칙적인 regular MV pattern과 regular MS pattern이 소실된 부위와 일치하여 명료한 demarcation line을 인지할 수 있다. 본 증례에서는 IEMI 소견은 관찰되지 않는다.

[병변부] (그림 77C, D에서 화살표의 내측, 그림 77E)
V. 개개의 혈관 형태는 주로 폐쇄성의 다각형 loop으로 되어 있지만(그림 77E), WOS의 존재로 인해 충분히 관찰되지 않아 상세한 해석을 하기 어려우므로 absent MV pattern이라고 판정한다.
S. 병변 내측에 폐쇄곡선 모양을 한 WOS가 관찰되며, 이것들은 그물모양(reticular) 형태이며 WOS의 폭도 불규칙하고 도중에 끊어지는 형태를 보인다. 그러므로 WOS를 지표로 하면 irregular MS pattern이라고 판정할 수 있다.
VS discordance. MCE가 병변 내측에서 관찰할 수 없으므로, not determined (ND)라고 판정한다.

(3) 조직학적 소견

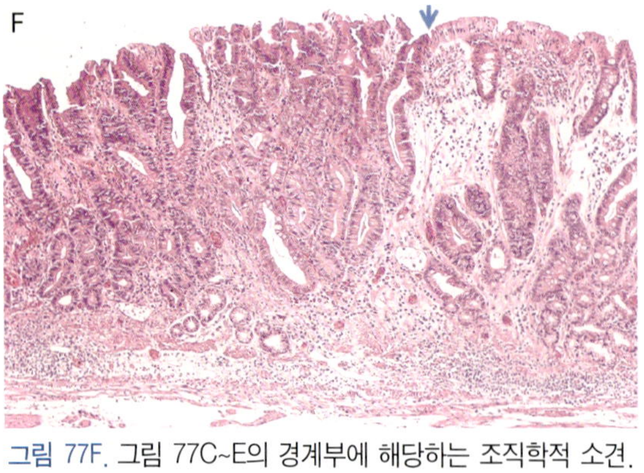

그림 77F. 그림 77C~E의 경계부에 해당하는 조직학적 소견. 화살표(경계부)의 좌측에 세포이형이 현저한 종양선관이 비교적 조밀하게 증식되어 있다. 고분화선암 소견이다. WOS의 정체가 불분명하여 확대내시경상의 기전을 설명할 수 없다.

증례 4. 전형 IIc, IEMI

상부 체부 후벽, 0 IIc, differentiated type (moderately to poorly differentiated adenocarcinoma), 심달도 SM3
통상내시경소견 전형 예, 확대내시경소견 전형 예

(1) 통상내시경소견

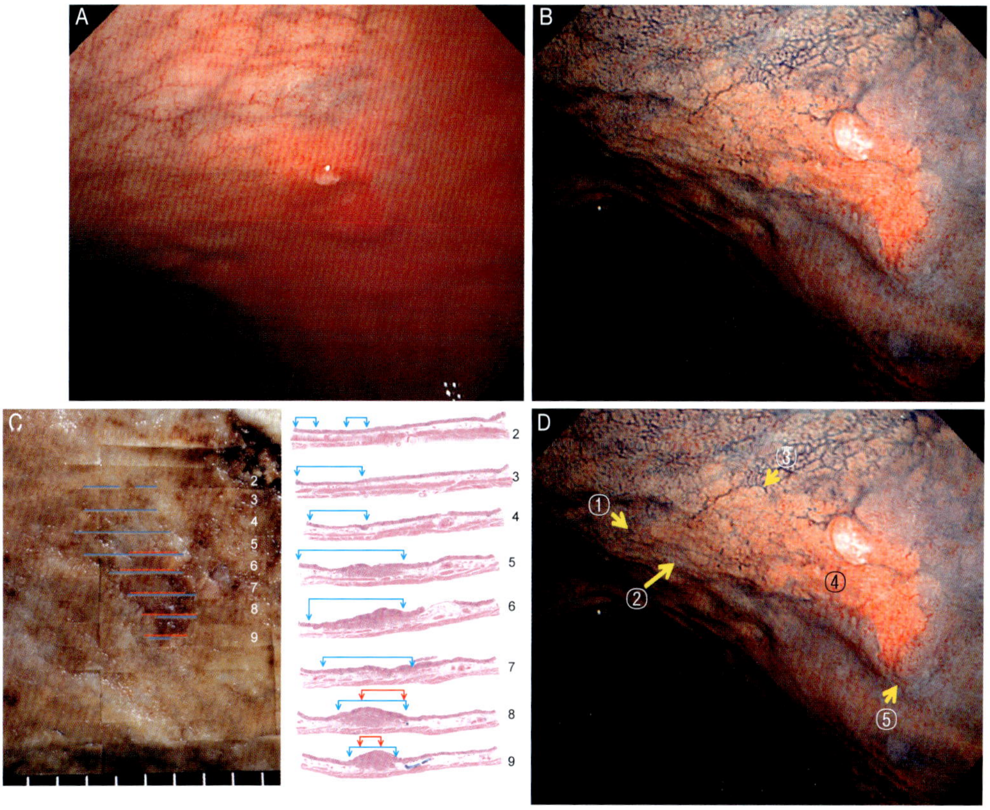

그림 78A-D. 상부 체부 후벽에 경계가 불분명한 함요성 병변이 관찰되며, 함요 경계는 잠식상을 수반하고 있다. 색소산포 후 근위부에서는 변연에 급격한 융기와 경화상을 보여, 함요성 병변의 근위부 절반이 점막하층까지 암이 침윤한 소견이다. 외과적 절제표본에서 상기 부위에 암이 점막하층 심부까지 침윤하고 있었다.
그림 78C. 청색 : 점막내암, 적색 : 점막하층 침윤

(2) 확대내시경소견 (최대배율, 침수관찰)

[배경점막] • VS classification : regular MV pattern plus regular MS pattern
• VS discordance : absent

[경 계 부] • Demarcation line : present
• IEMI : present (superficial and subepithelial invasion)

[병 변 부] • VS classification : irregular MV pattern plus absent MS pattern
• VS discordance : ND

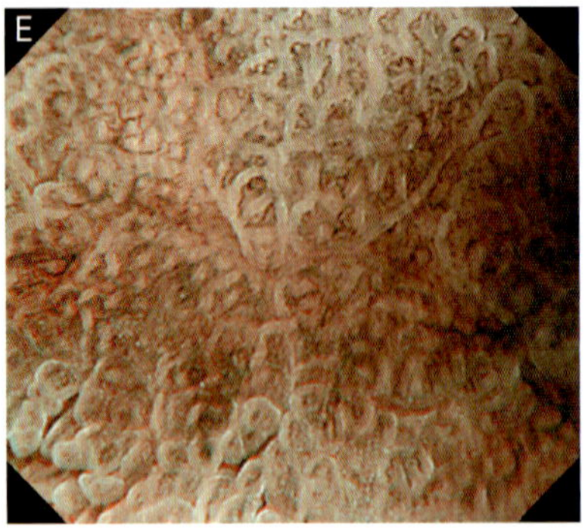

그림 78E. 배경점막

[배경점막] (그림 78E)

V. 혈관 개개의 형태는 미소 개방성 loop상 또는 coil상의 SEC이다. 이러한 혈관들은 독립적, 대칭적으로 분포하고 있으며 배열도 규칙적이다.

S. 선와변연상피(MCE)는 폐쇄곡선부터 호상형태를 보이며, 상피의 폭도 일정하다. 일부에서 LBC가 관찰된다.

VS discordance. VS의 괴리를 관찰할 수 없어 VS concordance이다.

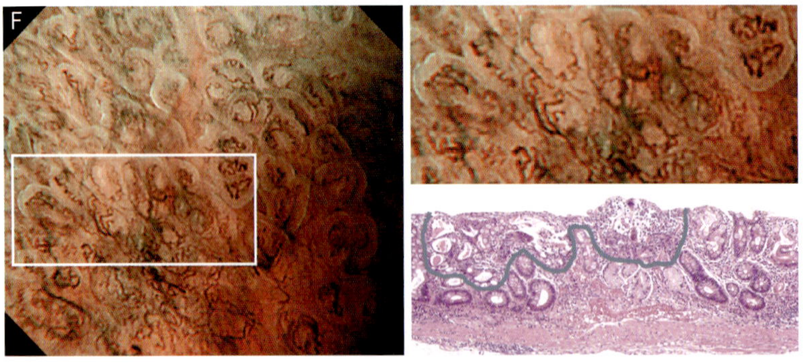

그림 78F. 그림 78D 화살표 ① (경계부)의 확대내시경 소견 (IEMI: superficial invasion)과 이에 해당되는 조직상.

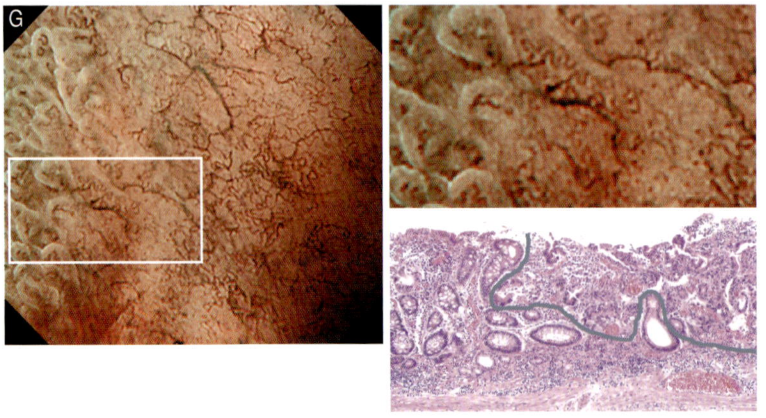

그림 78G. 그림 78D 화살표 ② (경계부)의 확대내시경 소견 (IEMI: superficial invasion)과 이에 해당되는 조직상.

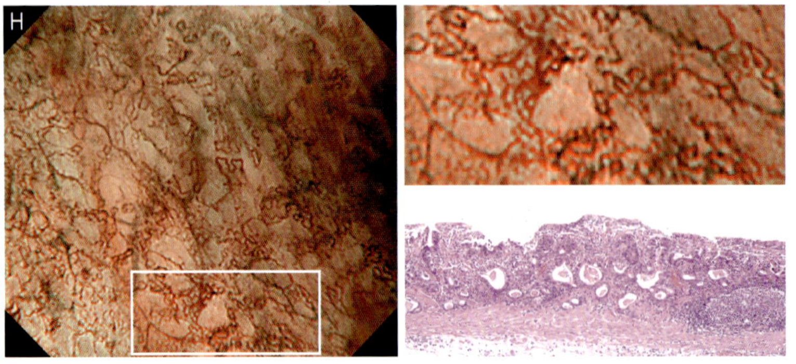

그림 78H. 그림 78D 화살표 ③ (경계부)의 확대내시경 소견 (dense closed-looped network)과 이에 해당되는 조직상.

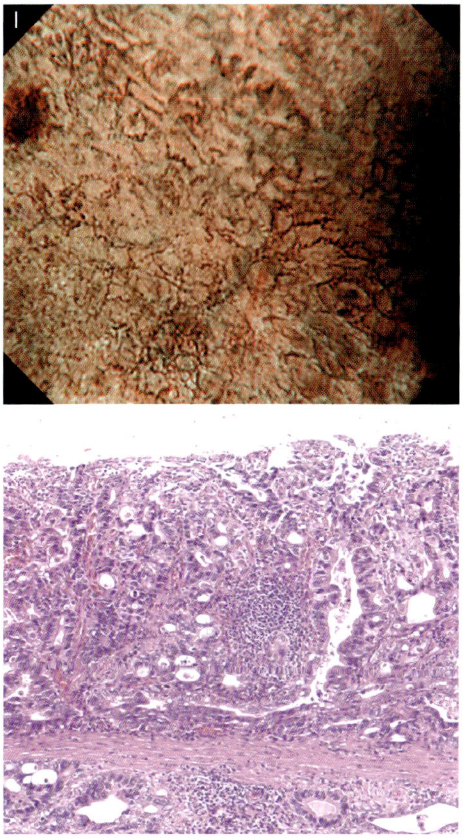

그림 78I. 그림 78D 화살표 ④ (암의 점막하층 침윤부)의 확대내시경소견(다중 IEMI)과 이에 해당되는 조직상.

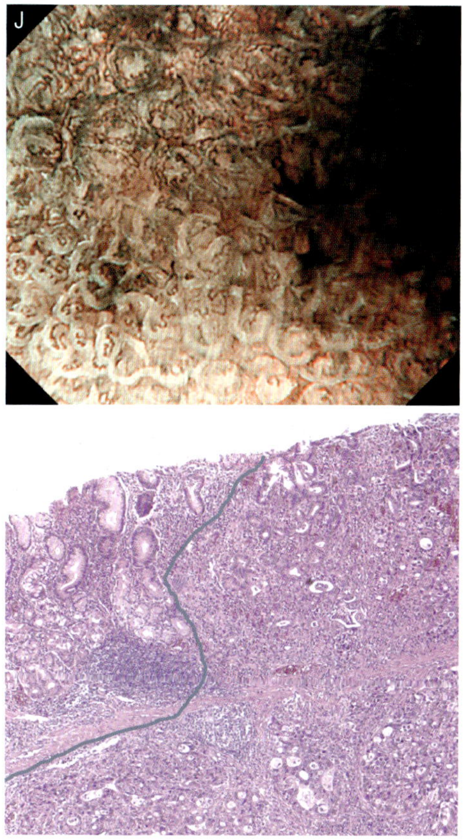

그림 78J. 그림 78D 화살표 ⑤ (경계부)의 확대내시경소견(IEMI: subepithelial invasion)과 이에 해당되는 조직상.

[경계부에 대응하는 조직상] (그림 78F, G, J)

Margin. 암점막의 경계부는 암과 비암배경점막의 VS의 차이에 의해 demarcation line을 인지할 수 있다. 그림 78F, G에 표시된 것처럼 암(IMVP)은 비암부의 와간부 상피표층을 불규칙하게 파괴하면서 침윤하고 있다. 소위 intraepithelial microinvasion (IEMI)이 저명하다. 이러한 확대내시경상을 보이는 경우 조직학적으로 암조직이 비암점막의 표층을 파괴하면서 침윤하고 있는 경우(표층침윤 : superficial invasion)가 많다. 반면에 그림 78J의 SM 침윤부를 포함하는 경계부는 비암점막의 MCE가 보존되고 있지만 상피하에 종양에 의한 irregular MV pattern을 볼 수 있다. 조직학적으로는 상피하에 종양이 침윤한 소견(상피하 침윤, subepithelial invasion)으로, 점막심층의 종양에 의해 상피가 압배되어, 신전되어 얇아지는 소견이 추가된 구축을 반영하고 있다.

[병변부] (그림 78F-J)

V. 그림 78F-H의 점막 내 침윤부에는 개방성 loop부터 폐쇄성 loop, 불규칙한 분지상 loop 등 대소부동, 불균일한 형태, 비대칭성 분포, 불규칙한 배열을 보이는 미소혈관이 증식되어 있다. 폐쇄성 loop가 network를 형성하는 혈관은 개개의 loop가 소형이고 밀집되어 있는 것이 본 병변 IMVP의 특징이다. 또한 본 병변에서는 대형의 불규칙하게 분지되는 수지상의 혈관을 인지할 수 없는 것도 특징이다. 중분화선암에서는 소형이고 치밀한 폐쇄성 loop network (dense closed-looped network)의 형성을 인지할 수 있는 경우가 있다. 그림 78I의 점막하층 침윤부에서는 IMVP의 혈관밀도가 3차원적으로 증가되어 있다. 구체적으로 살펴보면 갈색의 상피직하의 IMVP과 시안색의 조금 깊은 IMVP의 다중구조, 즉 다중구조 IMVP가 관찰된다.

S. MCE를 시작으로 하는 점막표면 미세구조를 전혀 관찰할 수 없는 absent MS pattern이다. 조직학적으로 소형이며 길고 얇은 종양선관으로 된 종양이므로 absent MS pattern을 보인다고 생각된다.

VS discordance. MCE가 시상화되지 않으므로 VS discordance라고 판정할 수 없다. 그러므로 not determined (ND)라고 판정한다.

증례5. 소 IIc, MCE의 형성과정

위전정부 전벽, 소 0 IIc, 8 mm 크기, differentiated type (well differentiated adenocarcinoma), 심달도 M.
통상내시경소견 전형 예, 확대내시경소견 전형 예

(1) 통상내시경소견

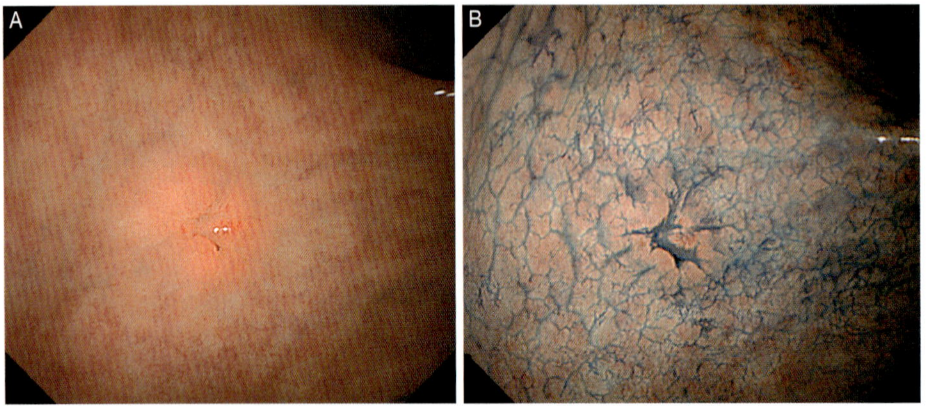

그림 79A, B. 전정부 전벽에 내측으로 돌출되는 부정한 경계를 가지는, 작은 함요성 병변이 관찰된다. 극상의 함요도 수반하고 있다.

(2) 확대내시경소견 (최대배율, 침수관찰)

[배경점막] • VS classification : regular MV pattern plus regular MS pattern
• VS discordance : absent

[경 계 부] • Demarcation line : present
• IEMI : present

[병 변 부] • VS classification : irregular MV pattern plus irregular MS pattern
• VS discordance : present

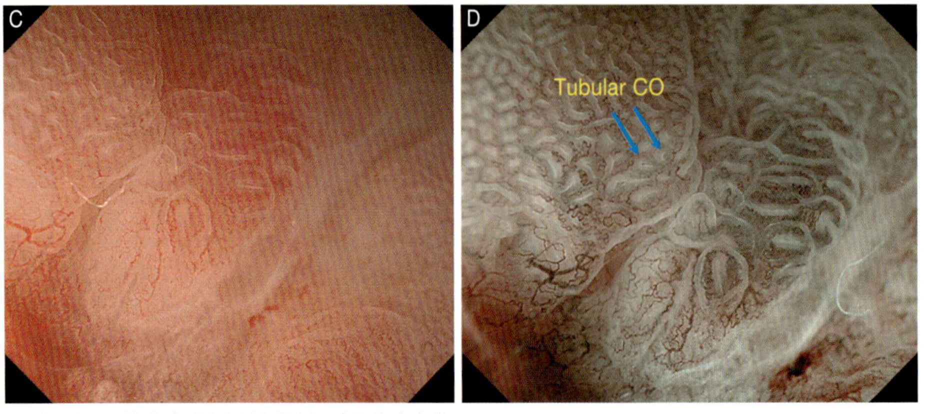

그림 79C, D. 확대내시경소견 (해설은 다음페이지에)

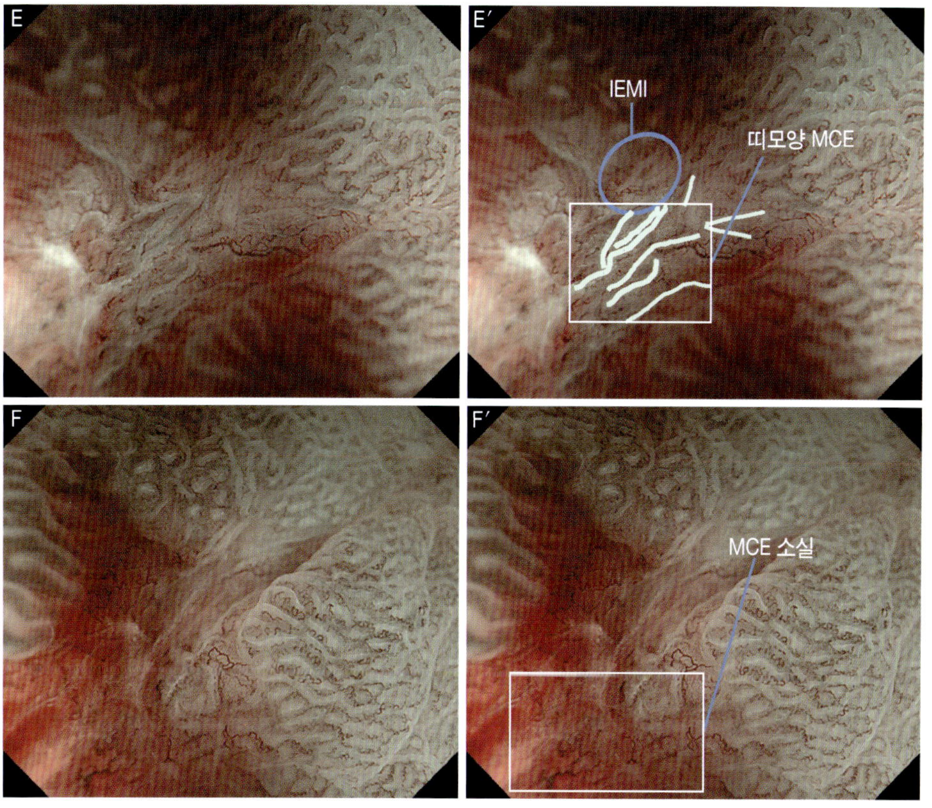

그림 79E, F. 확대내시경소견

[배경점막] (그림 79C-F)

V. 혈관 개개의 형태는 주로 전정부에 특징적인 미소 coil상 SEC이다. 이러한 혈관들이 독립적이며 대칭적인 분포, 규칙적인 배열을 보이고 있다.

S. 선와변연상피(MCE)는 호상 또는 선상의 형태를 보이고 있으며, 상피의 폭은 일정하다. 정연하게 배열하고 있으며, 분포도 대칭성이다. 일부에서 관상의 선개구부 (crypt-opening, CO) (그림 79D)를 관찰할 수 있다.

VS discordance. V와 S의 괴리를 관찰할 수 없어 VS concordant라고 판정할 수 있다. 와간부의 모세혈관 loop 수는 1-2개이다.

[경계부] (그림 79C-F)

암점막의 경계부는 암병변과 배경점막의 V와 S의 차이에 의해 명료한 demarcation line을 관찰할 수 있다. 그림 79E에 표시된 것처럼, 암의 IMVP가 비암부 와간부의 상피하에서 투영되어 보인다. 즉, intraepithelial microinvasion (IEMI, subepithelial invasion)의 소견이다.

[병변부] (그림 79C-F)

V. 개개의 혈관 형태는 불규칙하게 분지하는 수지상 혈관, 개방성 loop상 혈관, 또한 크고 작은 폐쇄성 loop상 혈관으로 되어 있다. 개개 혈관의 형태와 크기는 아주 다양하고 불균일하다. 혈관의 분포는 비대칭성이며 배열도 불규칙하다. 이상의 소견으로 분화형암의 전형적인 IMVP라고 판정할 수 있다.

S. 변연 도량 모양의 함요부의 MCE (그림 79E)는 띠모양이며 5-6개의 길게 주행하고 폭이 넓은 형태를 보이며, 함요중심부(그림 79F)에서 소실되고 있다. 전체적으로 MCE의 형태와 주행은 부정하며, 점막표면 미세구조는 irregular MS pattern이다.

VS discordance. V와 S에 일정한 규칙성을 인지할 수 없어 VS discordance라고 판정한다. 와간부에 부정하게 분지하는 수지상의 큰 혈관이 존재하는 것이 특징이다.

(3) 병리학적 소견과 확대내시경상의 대비

본 증례는 병변이 작고 변연 도랑 모양의 함요를 지표로 하면 절제표본과 확대내시경 소견의 대비가 가능하여, 주로 도랑 모양의 함요부에서 확대내시경으로 시상화되는 VS와 조직학적 소견에 대해 간단하게 해설을 추가하고자 한다.

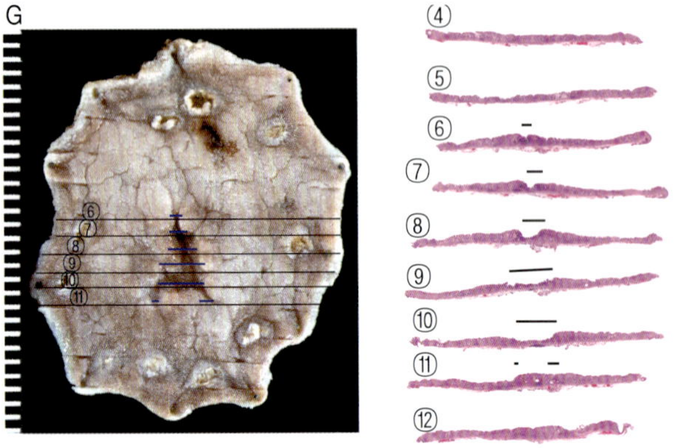

그림 79G. ESD 절제 후 포르말린 고정표본의 marking에 대응하는 lupe상을 보여주고 있다. 육안검체 함요면의 상반부는 내시경에서 관찰되는 도랑 모양의 함요와 일치한다.

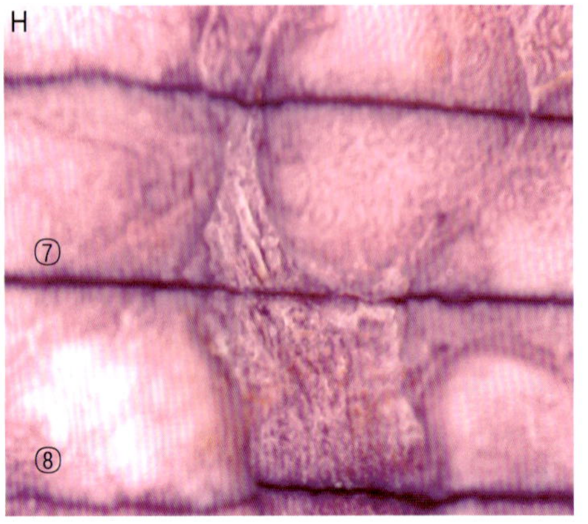

그림 79H. Hematoxylin 염색 후 실체현미경상. 절편⑦이 그림 79E의 함요 변연의 도랑모양의 함요부에, 절편⑧이 그림 79F의 함요 중심에 가까운 부위에 해당된다.

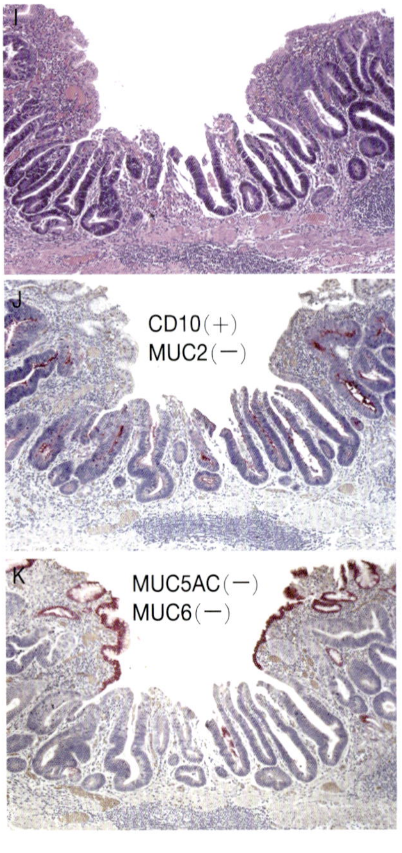

그림 79I-K.

I, 절편⑦의 강확대상(25배). 선관은 완전히 수직은 아니지만, 비교적 대형의 한 층의 종양선관이 개구하고 있다.

J, 항CD10 면역염색에서 종양선관의 내강표면에 CD10 양성소견을 보인다. 사진에 나타나 있지 않지만 MUC2 점액염색은 음성이었다.

K, MUC5AC 점액염색에서는 비종양의 선와상피의 점액은 양성으로 염색되지만, 종양세포의 점액은 음성이었다. 사진에 나타나 있지 않지만 MUC6 점액염색도 음성이었다. 그러므로 본 위암은 소장형 형질을 가지고 있다고 판정할 수 있다.

구태여 면역조직학적 염색표본을 보여주는 것은 아래의 두 가지 이유에서이다. (1) 왜 CD10 양성의 종양선관 상피변연의 NBI 확대내시경에서 LBC가 시상화되지 않는가를 고찰하는 것과 (2) 종양은 MUC5AC 염색 음성, 비종양부의 선와상피는 MUC5AC 양성이므로 종양과 비종양 상피의 구별이 용이하다는 것이다.

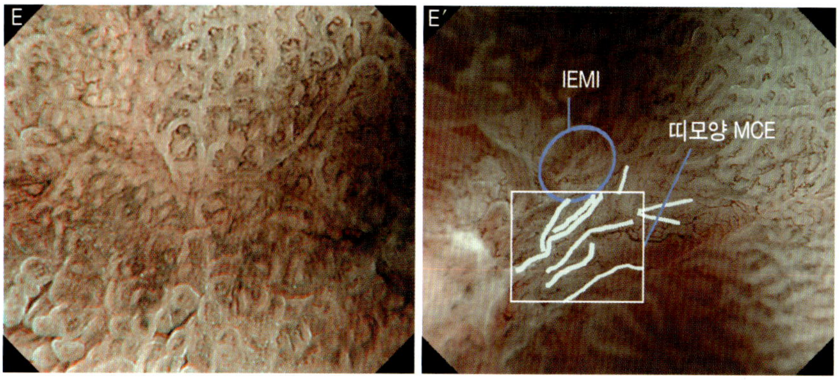

그림 79E, E'. 확대내시경소견 (재게재)

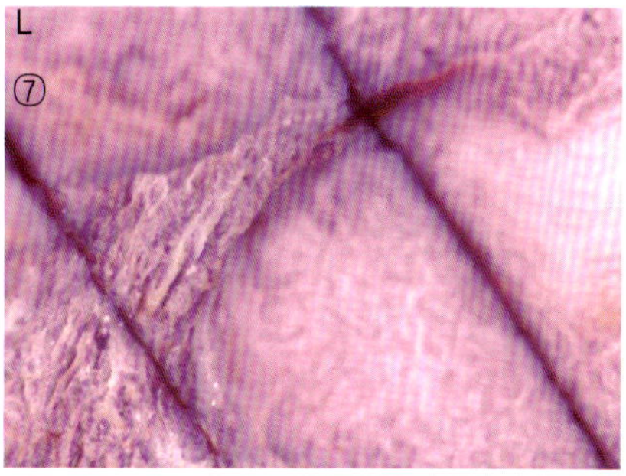

그림 79L. Hematoxylin 염색 후 실체현미경상

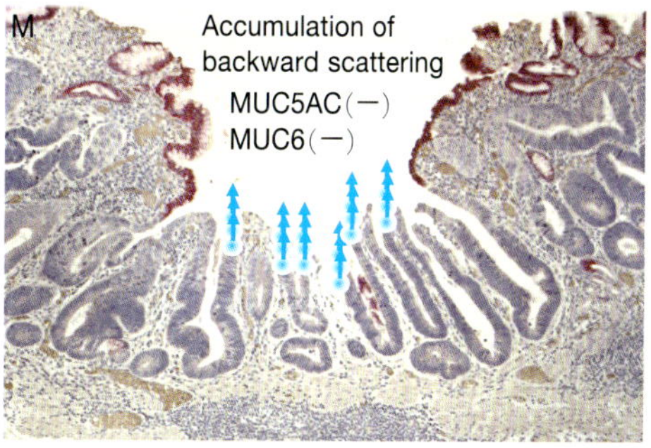

그림 79M. 그림 79K (MUC 5AC 점액염색)에서 수직 방향으로 주행하는 종양선관에 빛을 투사하면, 수직으로 배열한 세포에서 연속해서 일어나는 후방 산란의 집적을 화살표로 표시하고 있다.

1. LBC가 시상화되는 조건 (그림 79E)

E. 이상의 조직학적 소견을 이해하고 다시 함요변연의 도랑부에 대한 NBI 병용확대내시경상을 관찰하면 띠모양의 MCE 변연에서만 청백색 LBC양 가장자리를 인지할 수 있지만 명료하지는 않다. 이러한 이유를 추리해 보면 그림 79J에 표시된 바와 같이 CD10이 종양선관상피에 양성이고, brush border가 존재하더라고 빛의 입사방향에 평행하게 배열하기 않기 때문에, 즉 brush border가 일정한 방향성을 보이지 않기 때문에 LBC를 인지할 수 없다고 생각된다. 덧붙여 말하자면 만성위염점막에 인지되는 비종양성 장상피화생은 빛의 입사 방향과 평행한 MCE의 brush border만 LBC로 시상화되지만, 와간부 표면의 상피에서는 brush border가 존재하더라도 확대관찰에서 LBC가 시상화되지 않기 때문에, brush border가 LBC로 명료하게 시상화되기 위해서는 brush border의 배열방향과 빛의 입사방향이 평행하다는 조건이 필요하다고 추측된다.

E'. 다시 띠 모양의 MCE와 변연의 IEMI를 표시하고 있다.

2. MCE가 시상화되는 조건 (그림 79L, M)

L. 그림 79E에 대응하는 방향에 맞게 실체현미경상을 표시하면, 확실히 띠 모양의 MCE의 구조 사이에 도랑 모양의 선개구부라고 생각되는 소견을 관찰할 수 있다.

M. MUC5AC 염색에서 비종양성의 선와상피가 적색으로 염색되기 때문에, 표면에 노출되는 종양선관을 계산해보면 4개의 선관이 있다. 그럼에도 불구하고 수직방향으로 일정한 폭을 갖고 배열하는 MCE는 6열 정도이기 때문에, 제8장에 해설한 바와 같이 투사된 빛에 대한 MCE의 후방산란은 상기 조직상에서는, 6열 정도밖에 인지할 수 없다고 추리된다. 그러므로 종양변연의 도랑 모양의 함요 내에는 5-6개의 띠 모양의 MCE가 관찰된다고 생각된다.

3. IEMI

그림 79K에 표시된 바와 같이 정상 상피하에 침윤하는 종양은 고유의 간질을 갖기 때문에 확대관찰을 하면 IMVP가 투견되어 비암상피의 표면구조는 보존되지만 비종양성의 상피하에서 IMVP가 종양으로부터 연속해서 관찰되는 소견(intraepithelial microinvasion, IEMI), 그 중에서도 상피하 침윤상(subepithelial invasion)을 보인다고 생각된다.

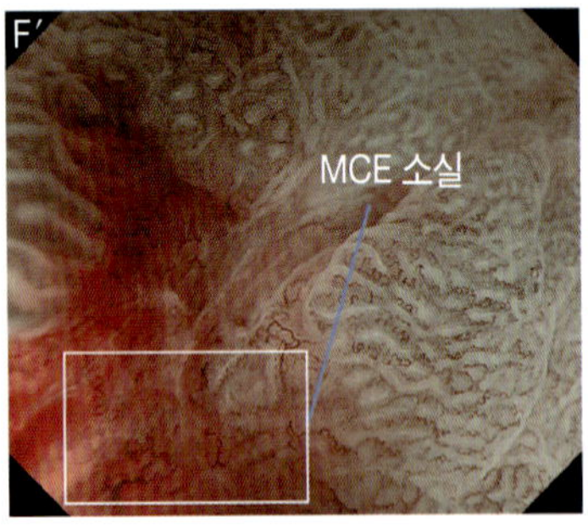

그림 79F' (재게재)

4. MCE가 시상화되지 않는 조건 (그림 79F', N-O'')

그림 79F'를 다시 보면, 띠 모양의 MCE가 소실되어 일견 평탄하고 점막표면 미세구조를 인지할 수 없는 (absent MS pattern) 부위는 실체현미경상 그림 79H의 절편⑧의 함요부에 해당된다. 실체현미경상에서는 미세한 MCE에 둘러싸인, 소형이지만 부정한 관상의 선개구부 형태를 인지할 수 있다. 절편⑧의 조직학적 소견의 약확대상(10배) (그림 79N)에서도 소형의 관상구조를 가진 암선관이 밀집되어 있다. 이러한 MCE가 확대관찰에서 시상화되지 않는 이유는 명료하지는 않지만, 감히 추리해보면 약확대 조직상(25배) (그림 79O)에 표시된 바와 같이 그림 79I의 암선관에 비해서 소형이고 선와가 얕고, 선와변연상피도 사선방향을 향하고 있다는 것을 알 수 있다. 그러므로 상피 내에서 일정한 후방산란이 중복해서 일어나기 어려워 MCE가 시상화되지 않아 absent MS pattern이 되었을 가능성이 있다. 또한 이러한 산란은 상피세포와는 다르다고도 생각되며, 소형이고 얕고 사선방향으로 배열하는 종양선와변연상피의 구조가 시상화되지 않는 진짜 이유는 차후의 문제이다. 어차피 absent MS pattern (즉, 점막표면 미세구조의 지표인 MCE, WOS, LBC가 전부 관찰되지 않는 경우)이라도 이러한 관상선암의 조직이 존재하는 것은, 선상피에 대해서 확대내시경소견을 해석하기 위한 중요한 전제라는 것을 강조하고 싶다. 저자가 암의 진단기준을 irregular MV pattern 또는 irregular MS pattern이라고 하는 이유는 생체염색을 하지 않는 백색광 또는 NBI 병용확대내시경소견에 있어서 분화형선암 중에서도 absent MS pattern을 보이는 병변이 적잖이 존재한다는 사실 때문이다.

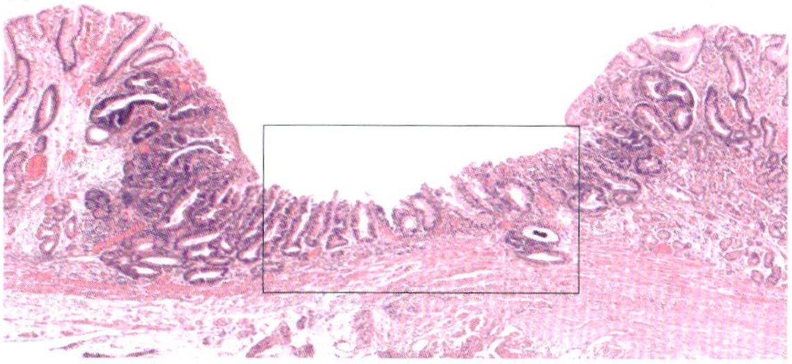

그림 79N. 절편⑧의 조직학적 소견의 약확대상(10배)

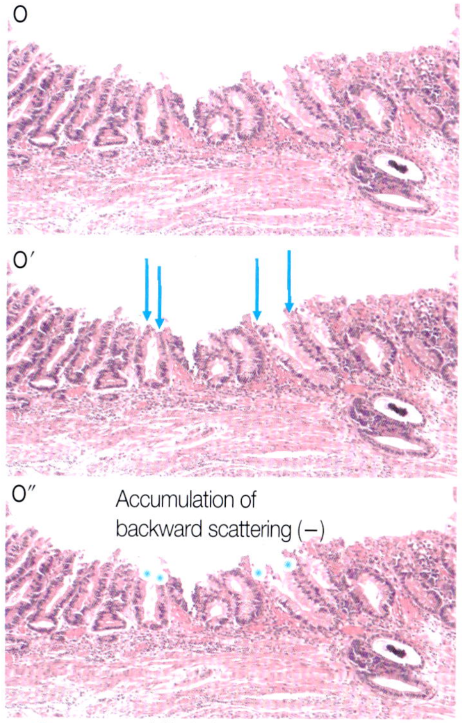

그림 79O-O''. 강확대상(25배). 빛(화살표)을 투사하더라도 후방산란이 연속해서 일어나지 않는다.

증례 6. 미소 IIc, Irregular WOS (그림 80)

위각근방 전정부 후벽, 미소 0 IIc, 4 mm 크기, differentiated type (well differentiated adenocarcinoma), 심달도 M

통상내시경소견 비전형 예, 확대내시경소견 전형 예

(1) 통상내시경소견

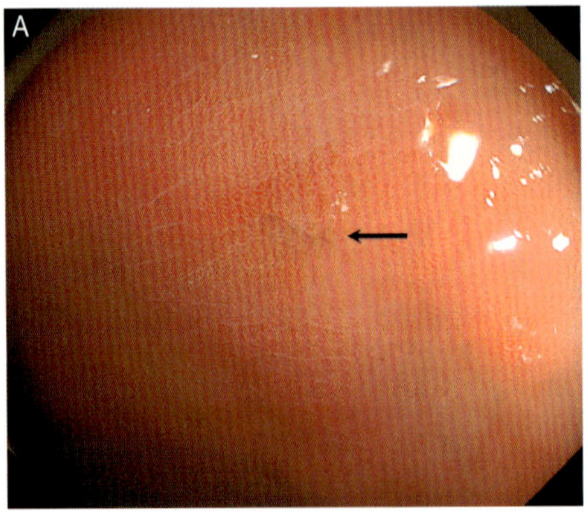

그림 80A. 위각근방 전정부 후벽에 미소한 퇴색조의 함요성 병변이 관찰된다(화살표). 암에 특징적인 극상의 함요와 부정한 경계를 동정할 수 없어 통상내시경소견에서 암이라고 진단하는 것은 곤란하다.

(2) 확대내시경소견 (침수관찰, 최대배율)

[배경점막] • VS classification : absent MV pattern plus regular MS pattern (WOS +)
• VS discordance : absent

[경 계 부] • Demarcation line : present
• IEMI : absent

[병 변 부] • VS classification : absent MV pattern plus irregular MS pattern (WOS +)
• VS discordance : present

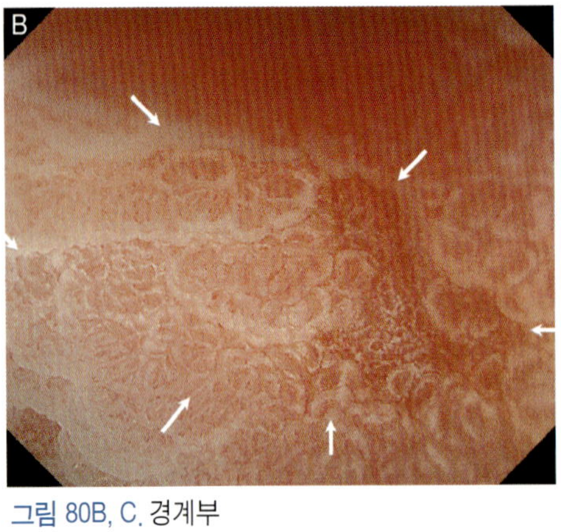

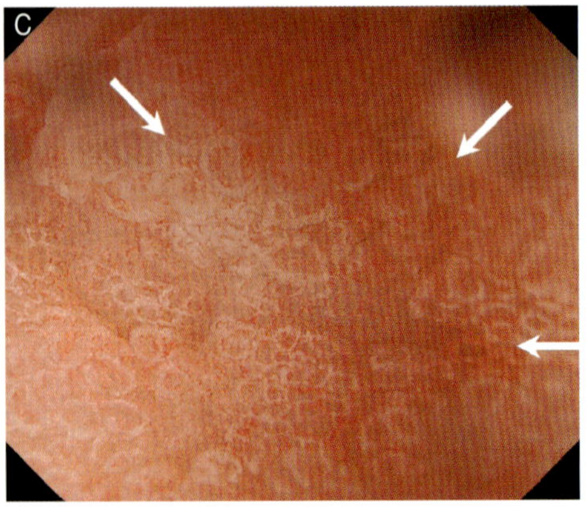

그림 80B, C. 경계부

[배경점막] (그림 80B-F, 화살표의 외측)

V. 혈관 개개의 형태는 주로 전정부에 특징적인 미소 coil상의 SEC이다. 이것들이 독립적, 대칭적으로 분포하고 규칙적으로 배열하는 부위가 일부분에서 관찰되지만, 장상피화생에 의한 것으로 생각되는 WOS 때문에 상세히 투견되지 않으므로 absent MV pattern이다.

S. MCE는 호상 또는 선상의 형태를 보이고 있으며 상피의 폭은 일정하다. 정연하게 배열하고 분포도 대칭성이다.

VS discordance. V와 S의 괴리를 관찰할 수 없어 VS discordance는 없다고 판정한다. 와간부의 모세혈관 loop의 수는 1~2개이다.

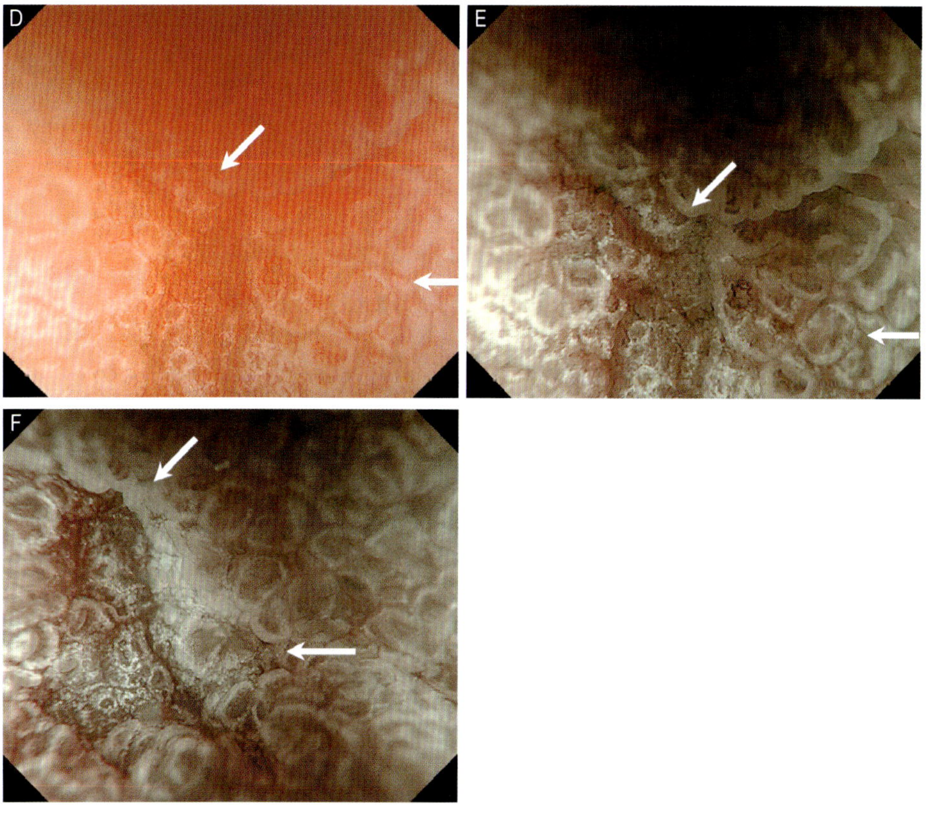

그림 80D-F. 경계부

[경계부] (그림 80B-F, 화살표)

아래 기술된 점막표면 미세구조의 차이에 의해 demarcation line을 인지할 수 있다.

[병변부] (그림 80B-F, 화살표의 내측)

V. 그림 80B에 표시된 바와 같이, 백색광 확대관찰 시 점막 백색불투명물질 (WOS) 때문에 함요부의 상피하 미소혈관상을 투견할 수 없어 absent MV pattern이다. Hood의 선단을 점막에 압박하면서 함요부를 과신전하면 간신히 그림 80C, D에 표시된 바와 같이 함요저의 일부분에서 미소 혈관을 인지할 수 있지만 형태의 판정은 불가능하다.

S. 그림 80F에서 WOS에 초점을 맞추어 형태를 판정해 보면, WOS 개개의 형태는 점상~반상 (speckled)이며, 분포는 비대칭성 배열도 불규칙하다. Irregular WOS의 존재 때문에 irregular MS pattern이라고 판정한다.

VS discordance. WOS의 분포와 일부 미소혈관 분포에 괴리가 있어 VS discordant라고 판정한다.

(3) 조직학적 소견

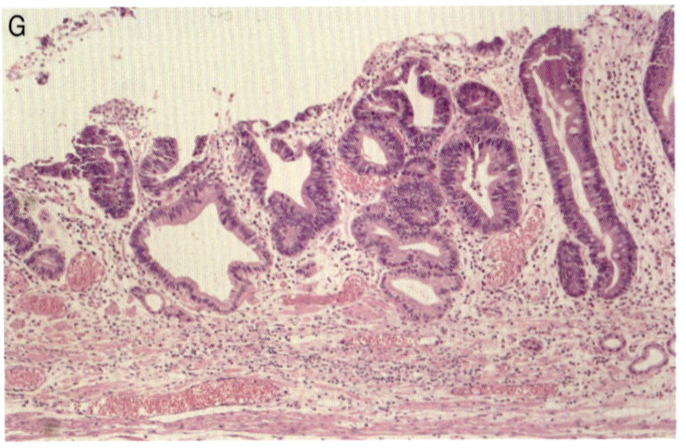

그림 80G. 고분화선암. WOS의 유래는 명확하지 않기 때문에 상기 병변에 대한 조직학적 소견과 확대내시경상을 비교할 수 없다. 추후의 과제이다. 배경점막은 장상피화생을 수반한 위축성 위염이었다.

증례7. 전형 IIc, RMVP plus RMSP (그림 81)

위전정부 후벽, 0 IIc, differentiated type (very well to well differentiated adenocarcinoma), 심달도 M
통상내시경소견 전형 예, 확대내시경소견 비전형 예

(1) 증례의 profile

소개의는 6년 전에 통상내시경에서 작은 미란성 병변을 발견하고 거의 매년 내시경검사와 생검을 시행하였지만, 생검의 병리 진단도 Group I 또는 Group II였기 때문에 경과관찰하고 있었다. 통상내시경소견에서는 위암을 부정할 수 없고 서서히 증대하는 경향이 있기 때문에 본병원에 정밀검사 목적으로 내원하였다.

통상내시경소견에서는 0 IIc를 강력히 의심하는 소견이었다. 하지만 확대내시경소견으로는 변연의 일부분에서만 IMVP · IEMI (subepithelial invasion)이 관찰되는 것 외에는 암이라고 명확하게 진단할 수 있는 확대내시경소견을 얻을 수 없었다. 즉 확대내시경소견이 비전형적이었던 IIc 1예이다.

(2) 통상내시경소견

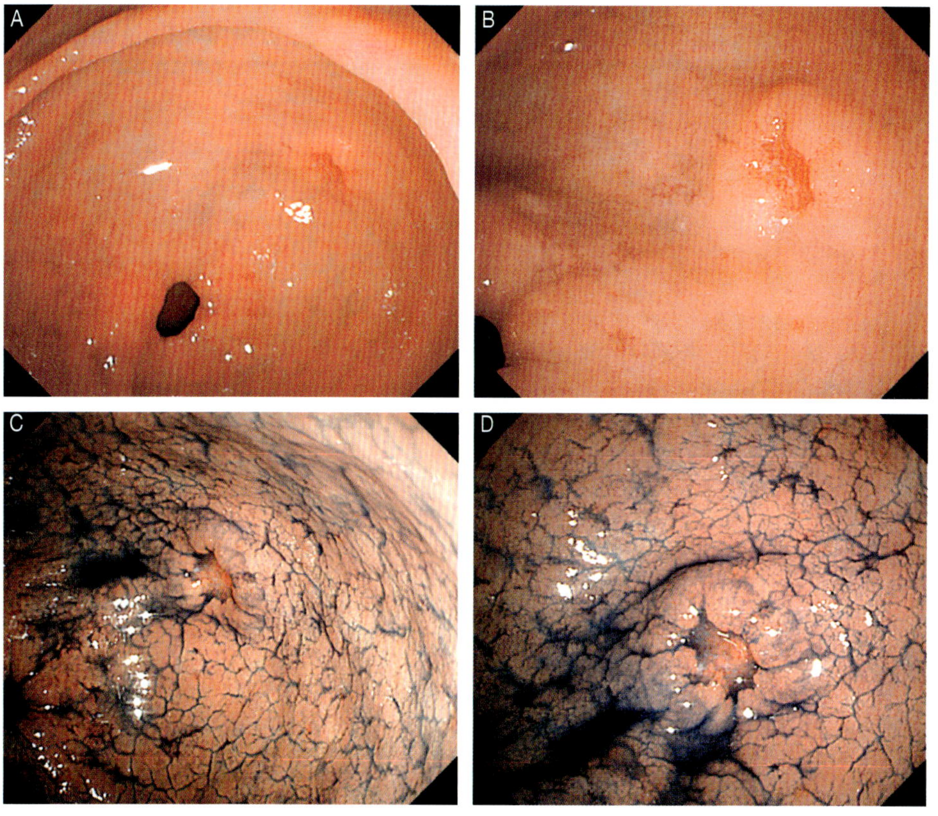

그림 81A-D. 위전정부 후벽에 내측으로 돌출된 경계선을 가지는 부정한, 발적조의 함요성 병변이 관찰된다.

(3) 확대내시경소견 (침수관찰, 최대배율)

[배경점막] • VS classification : regular MV pattern plus regular MS pattern

• VS discordance : absent

[경 계 부] • Demarcation line : present

• IEMI : present (subepithelial invasion)

[병 변 부] • VS classification : regular MV pattern plus regular MS pattern

• VS discordance : absent

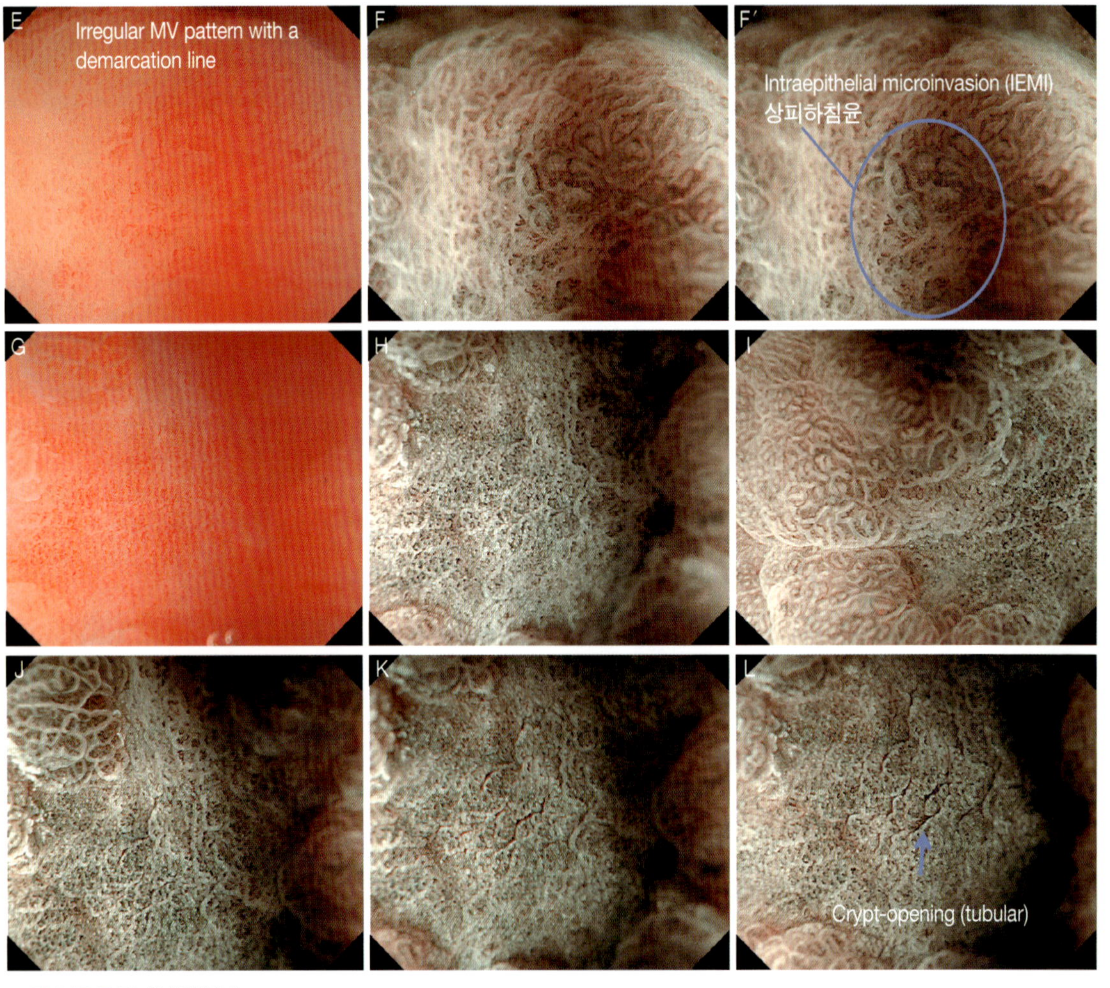

그림 81E, F. 경계부의 IEMI.
그림 81G-I. RMVP plus RMSP with a demarcation line.
그림 81J-L. 침수법에 의한 crypt-opening의 시상화. 흑색 hood를 병변에 밀착하여 물을 주입하면 선개구부 사이의 틈이 수압에 의해 열려서 도랑 모양의 함요가 시상화된다.

[배경점막] (그림 81E, F)
V. 혈관 개개의 형태는 주로 전정부에 특징적인 미소 coil상의 SEC이다. 이것들이 독립적, 대칭적으로 분포하고 규칙적으로 배열하고 있어 regular MV pattern이다.
S. 선와변연상피(MCE)는 호상 또는 선상의 형태를 보이고 있으며, 상피의 폭은 일정하다. 규칙적으로 배열하고 있어 regular MS pattern이다.
VS discordance. V와 S의 괴리를 관찰할 수 없어 VS concordance라고 판정한다.

[경계부] (그림 81E, F, I)
함요의 경계에 일치하여 demarcation line이 관찰된다. 그림 81E, F의 일부에서 IEMI를 관찰할 수 있다.

[병변부] (그림 81G-L)
V. 그림 81E의 백색광 확대관찰에서는 함요경계부의 일부에서 개개의 형태가 개방성 소형 loop상인 미소혈관을 인지할 수 있으며 loop의 형상은 불균일하고 방향성도 불규칙하며 분포는 그다지 비대칭적이지 않지만 배열은 불규칙하다. 이른바 irregular MV pattern이 인지된다. 하지만 NBI에서 미소혈관의 불규칙성이 눈에 띄지 않아 혈관의 정확한 판정은 곤란하다. 그림 81E, G에 표시된 바와 같이 백색광 확대관찰에서 시상화되는 함요저의 미소혈관 개개의 형태는 대체적으로 소형의 미소혈관이다. 확장된 개방성 loop~폐쇄성 loop로 되어 있으며 형태가 다양하고 동일한 형태의 혈관을 인지할 수 없으므로 irregular라고 판정할 수 있지만, 대소부동이 적고 분포도 대칭성이며 배열도 그다지 불규칙하지 않다. NBI를 병용하면 미소혈관의 형태는 MCE가 강조되기 때문에 투견되는 혈관이 적게 되며, 개개의 혈관형태는 점상 또는 소형의 폐쇄성 loop이며 균일하고 분포도 대칭성, 배열도 규칙적이므로 regular MV pattern이라고 판정할 수 밖에 없다. 그림 81E에 표시된 것처럼 경계의 일부에 irregular MV pattern이 동정되지만, 전체적으로는 regular MV pattern이라고 판정한다.
S. 그림 81H-L의 NBI 병용확대내시경에서 시상화되는 MCE에 의해 호상~유원형의 구조를 가지는 비정상적으로 치밀한 와간부를 형성하고 있다. 상피의 분포는 대칭적이고 배열도 규칙적이다. 그러므로 regular MS pattern이라고 판정할 수 밖에 없다. Hood로 압박하여 함유면을 신전시킨 뒤 물을 주입하면 일부에서 금이 가는 형태의 관상 선개구부(crypt-opening)를 관찰할 수 있다(조직학적으로는 수직상의 선와가 존재하기 때문이라고 추측된다).
VS discordance. 와간부의 상피하에 일치하여 미소혈관이 분포하고 있기 때문에 VS concordant이다.

이상에서 본 증례의 확대내시경소견은, 특히 NBI를 병용하게 되면 암에 특징적인 V와 S의 특징이 부족하고, 백색광에서는 변연의 일부에서만 irregular MV pattern과 IEMI를 관찰할 수 있었다. 상피의 밀도(선관밀도)가 비정상적으로 높은 점이 본 증례의 특징으로, 다각형의 MCE로 형성된 규칙적인 소형의 와간부 상피하에 일치하여 개방성 loop상의 미소혈관이 존재하는 소견(an open-looped MV within a closed MCE)가 본 종양의 특징이다. 만성위염점막에서 빈번히 관찰되는 함요형의 국한성 장상피화생은, 폐쇄상 loop의 모세혈관의 중심에서 원형의 MCE가 관찰되는 소견(a closed MCE wit in a closed-looped MV)과는 다르다. 본원에서 생검을 시행하였지만 정확하게 진단되지 않아 환자의 설명동의를 취득한 뒤에 진단적 · 치료목적으로 ESD를 시행하여 일괄절제하였다.

(4) ESD 후 포르말린 고정표본

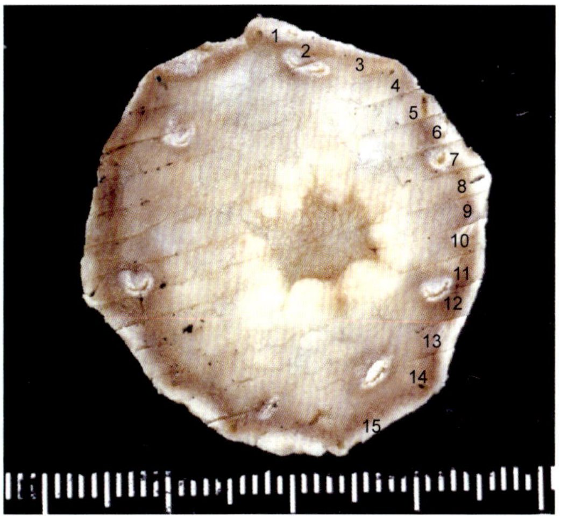

그림 81M. ESD 후 포르말린 고정표본, 육안적 소견은 병변의 내측으로 돌출되는 부정형의 경계를 가지는 10 mm x 10 mm 크기의 전형적인 IIc형 조기위암이다. 함요면의 성상은 그다지 대소부동이 눈에 띄지 않는 미세과립상이다.

(5) 병리조직학적 소견

N

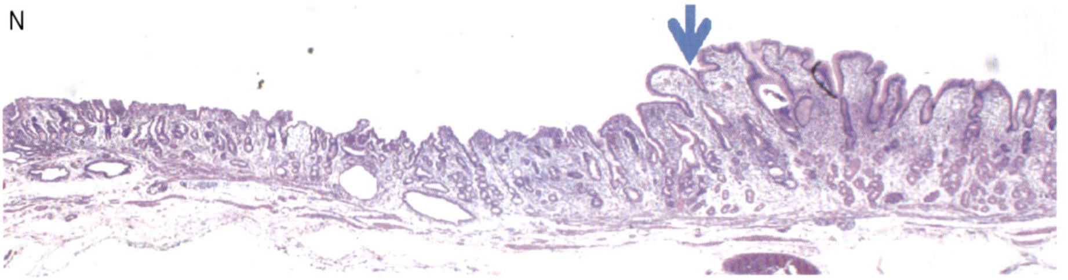

그림 81N. 경계부(화살표)를 포함하는 약확대상에서 암의 선관밀도가 높기 때문에 암의 와간부는 비암배경 점막의 와간부에 비해 꽤 작고 비교적 등간격으로 배열하고 있다.

O

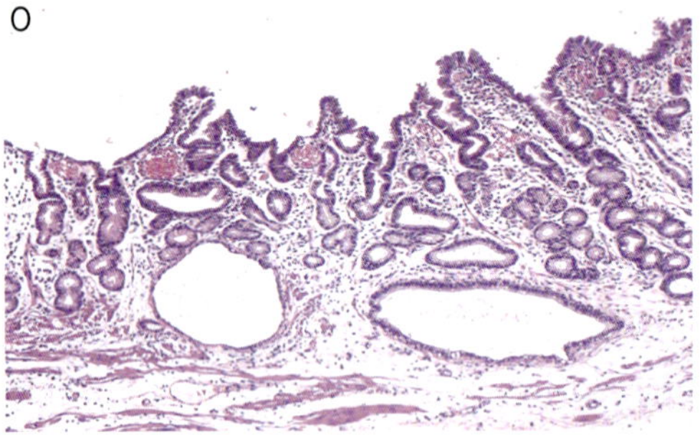

P

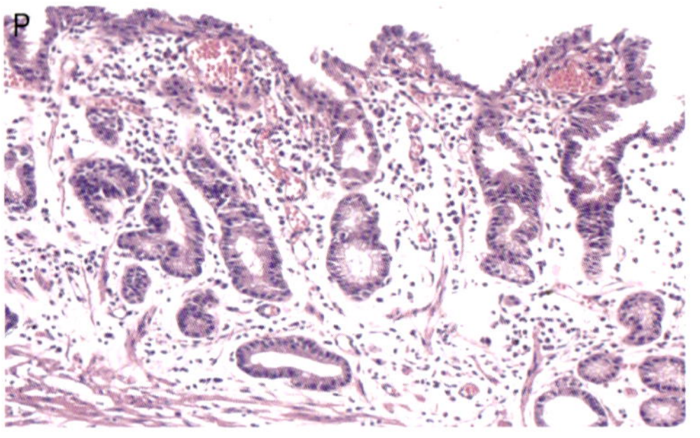

그림 81 O, P. 암부점막을 약확대관찰하면 종양은 세포이형과 구조이형 모두 상당히 약한 종양선관으로 되어 있으며, 선관의 배열은 규칙적이다. 또한 암고유간질도 규칙적이다. NBI 확대내시경상에서 다각형의 MCE의 중심에 open-looped MV가 관찰되는 pattern을 융모상 또는 유두상으로 표현하는 연구자도 있지만, 본 병변은 조직학적으로 간질이 상대적으로 넓기 때문에 관상(tubular)이라는 점을 강조하고 싶다.

Q

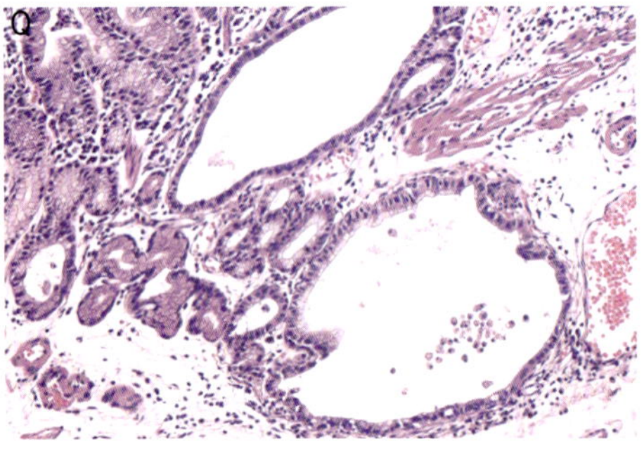

그림 81Q. 이형이 약한 상피성 종양이지만, 점막근판을 침윤하고 있다.

(6) Irregular MV pattern with IEMI (subepithelial invasion)가 인지되는 경계부(그림 81E, F)의 조직학적 소견

R

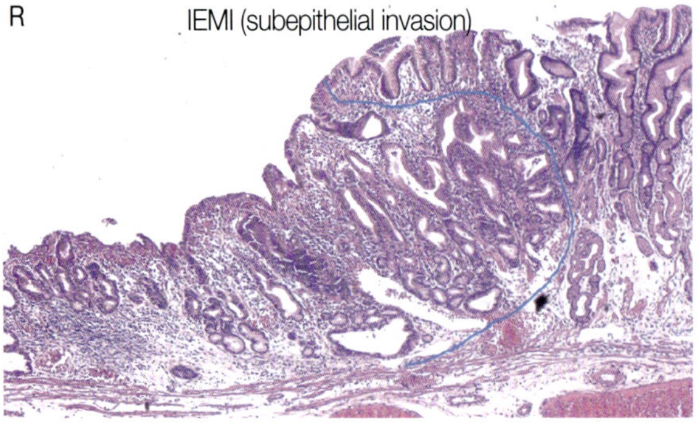

그림 81R. 조직학적으로 상세히 관찰하면, 이 부위의 종양 조직이 가장 구조이형이 강하고, 비암상피하로 침윤하고 있다.

증례 8. 함요형 선종 (1), RMVP plus RMSP (그림 82)

위전정부 후벽, 작은 함요성 병변, tubular adenoma with mild to moderate epithelial atypia
통상내시경소견 전형 예, 확대내시경소견 전형 예

(1) 통상내시경소견

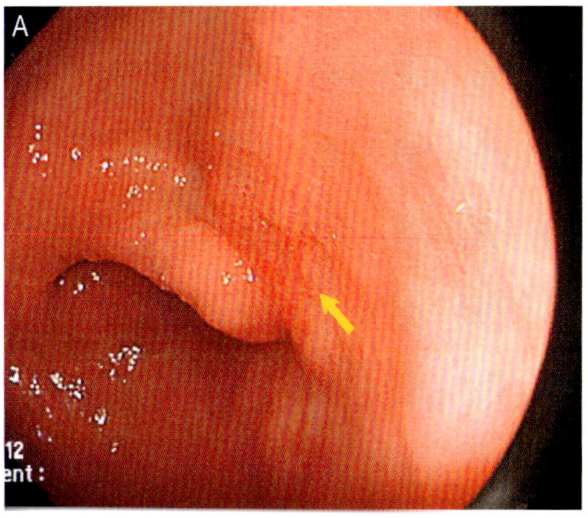

그림 82A. 전정부 후벽에 거의 동색조의 함요성 병변 (화살표)이 관찰된다.

(2) 확대내시경 소견 (최대배율)

[배경점막] • VS classification : regular MV pattern plus regular MS pattern
• VS discordance : absent

[경 계 부] • Demarcation line : present
• IEMI : absent

[병 변 부] • VS classification : regular MV pattern plus regular MS pattern
• VS discordance : absent

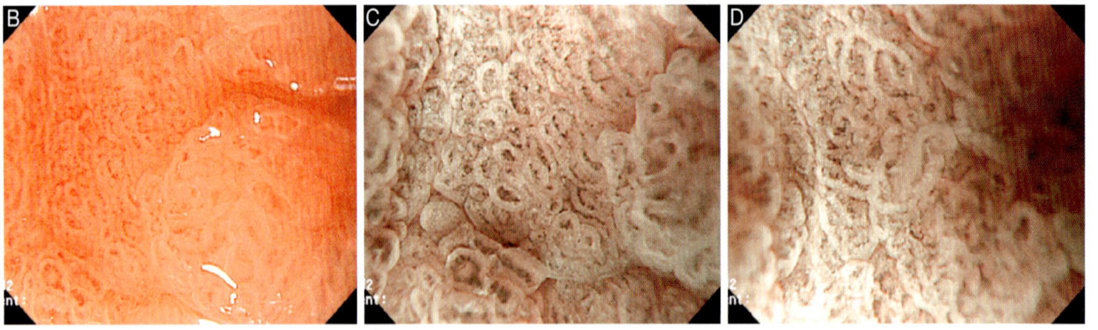

그림 82B-D. 함요형 선종 (경도~중등도 이형)

[배경점막] (그림 82B)
배경점막은 초점이 맞지 않지만 전정부에 특징적인 coil 모양의 상피하 모세혈관상과 이를 둘러싸는 유원형의 MCE로 되어 있으며 규칙적으로 배열하고 있다.

[경계부] (그림 82B, C)
함요의 경계부는 병변과 배경점막의 VS의 차이에 의해 명료한 demarcation line이 관찰된다. IEMI는 선종에서는 관찰되지 않는다.

[병변부] (그림 81B-D)
V. 그림 82B의 백색 확대내시경에서 개개 혈관의 형태는 소형의 coil 모양이며, 형상은 비교적 균일하다. NBI 병용확대내시경에서도 동일한 모양의 소형 혈관이 대칭적으로 분포하고 규칙적으로 배열하고 있다.
S. MCE는 NBI 병용확대내시경(그림 82C, D)에서 좀 더 잘 시상화된다. MCE는 유원형부터 타원형의 모양이고, 독립된 와간부의 구조가 명확하며 와간부는 규칙적인 배열을 보이고 있다. 전정부의 배경점막과 유사한 혈관과 MCE의 형태가 보이지만, 배경점막과 비교하면 본 병변의 와간부의 혈관이 소형이고 밀집되어 있는 것이 특징이다.

(3) 조직학적 소견 (생검표본)

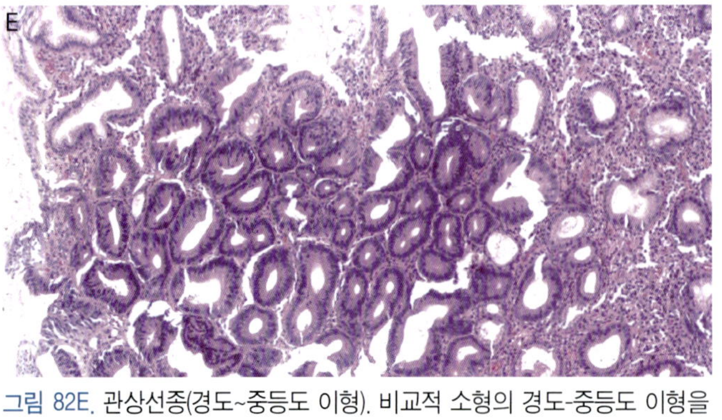

그림 82E. 관상선종(경도~중등도 이형). 비교적 소형의 경도-중등도 이형을 가지는 선관이 관찰되며, 암과 비교해보면 구조이형과 세포이형이 모두 약하고 규칙적으로 배열되어 있다 (좌측이 표층).

증례 9. 함요형 선종 (2), RMVP plus RMSP (그림 83)

위전정부 전벽, 작은 함요성 병변, tubular adenoma with moderate epithelial atypia
통상내시경소견 전형 예, 확대내시경소견 전형 예

(1) 통상내시경소견

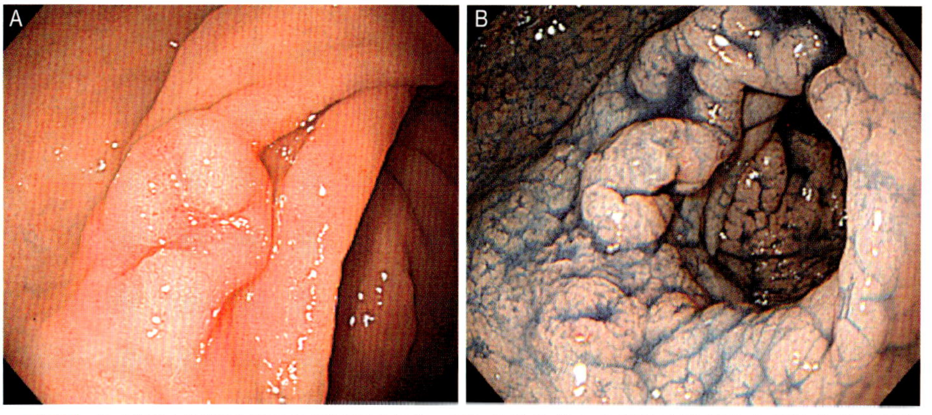

그림 83A, B. 전정부 전벽에 경도의 발적을 보이는 성망 모양의 함요성 병변이 관찰된다. 작은 IIc와의 감별은 통상내시경으로는 곤란하다.

(2) 확대내시경소견 (최대배율)

[배경점막] • VS classification : regular MV pattern plus regular MS pattern
• VS discordance : absent

[경 계 부] • Demarcation line : present
• IEMI : absent

[병 변 부] • VS classification : regular MV pattern plus absent MS pattern
• VS discordance : absent

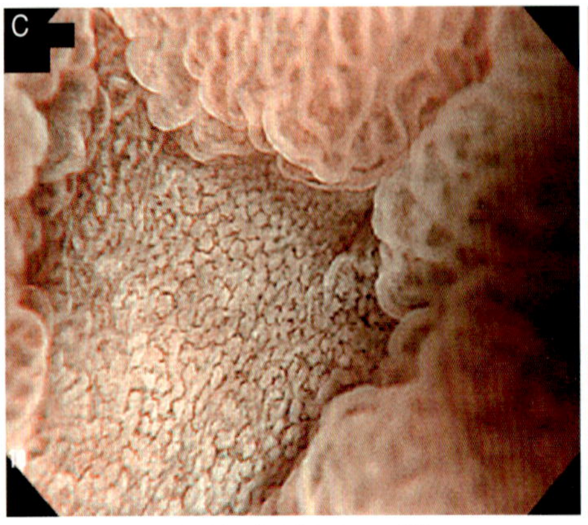

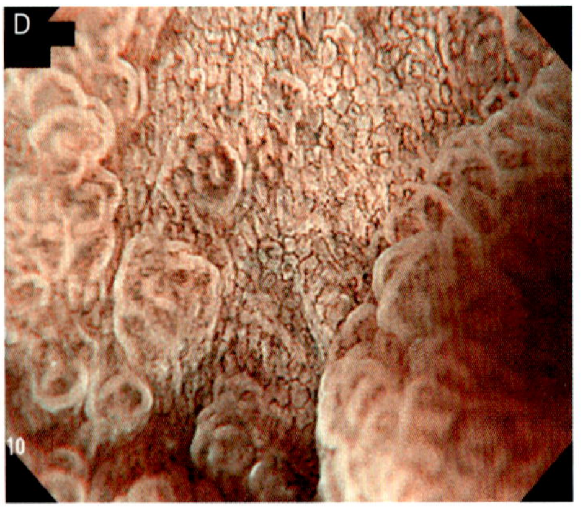

그림 83C, D. 함요형 선종 (중등도 이형)

[배경점막] (그림 83C, D)
배경점막은 초점이 맞지 않지만 전정부에 특징적인 coil 모양의 상피하 모세혈관상과 이를 둘러싸는 유원형의 MCE로 되어 있으며, 규칙적으로 배열하고 있다.

[경계부] (그림 83C, D)
함요의 경계부는 병변과 배경점막의 VS의 차이에 의해 명료한 demarcation line이 관찰된다. IEMI는 선종에서는 관찰되지 않는다.

[병변부] (그림 83C, D)
V. 그림 83C의 NBI 병용확대내시경에서 개개 혈관의 형태학적 특징은 소형의 다각형을 보이는 폐쇄성 loop가 서로 문합을 반복하여 벌집 모양의 미세하고 조밀한 network를 형성하고 있다. 형상은 균일하며 분포는 대칭적, 배열은 규칙적이다.
S. MCE는 NBI 병용확대내시경을 사용해도 잘 시상화되지 않는다.

(3) 조직학적 소견 (생검표본)

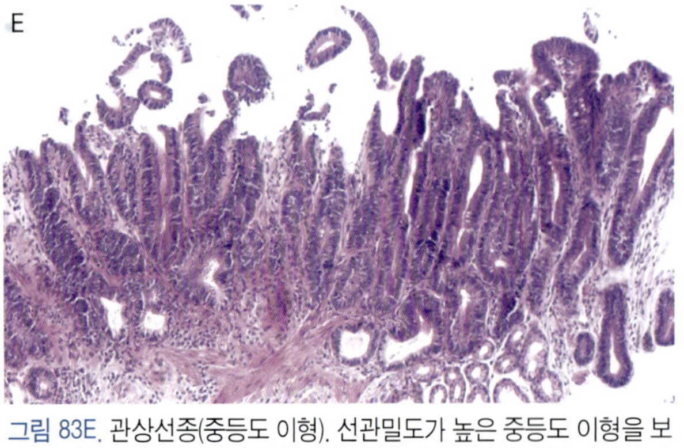

그림 83E. 관상선종(중등도 이형). 선관밀도가 높은 중등도 이형을 보이는 이형선관의 증식이 관찰되며, 암과 비교해보면 구조이형과 세포이형이 모두 약하고 규칙적인 배열을 하고 있다. 본 증례처럼 선관밀도가 조밀하게 규칙적으로 증식하고 있는 관상선종은 치밀한 벌집 모양의 미소혈관상만을 보이며 MCE는 관찰되지 않는다고 생각할 수 있다.

13.2 표면평탄 (0 IIb) 형

증례 10. 전형 IIb, IMVP plus IMSP (그림 84)

위분문부 소만, 0 IIb, differentiated type (well differentiated adenocarcinoma), 심달도 M
통상내시경소견 전형 예, 확대내시경소견 전형 예

(1) 통상내시경소견

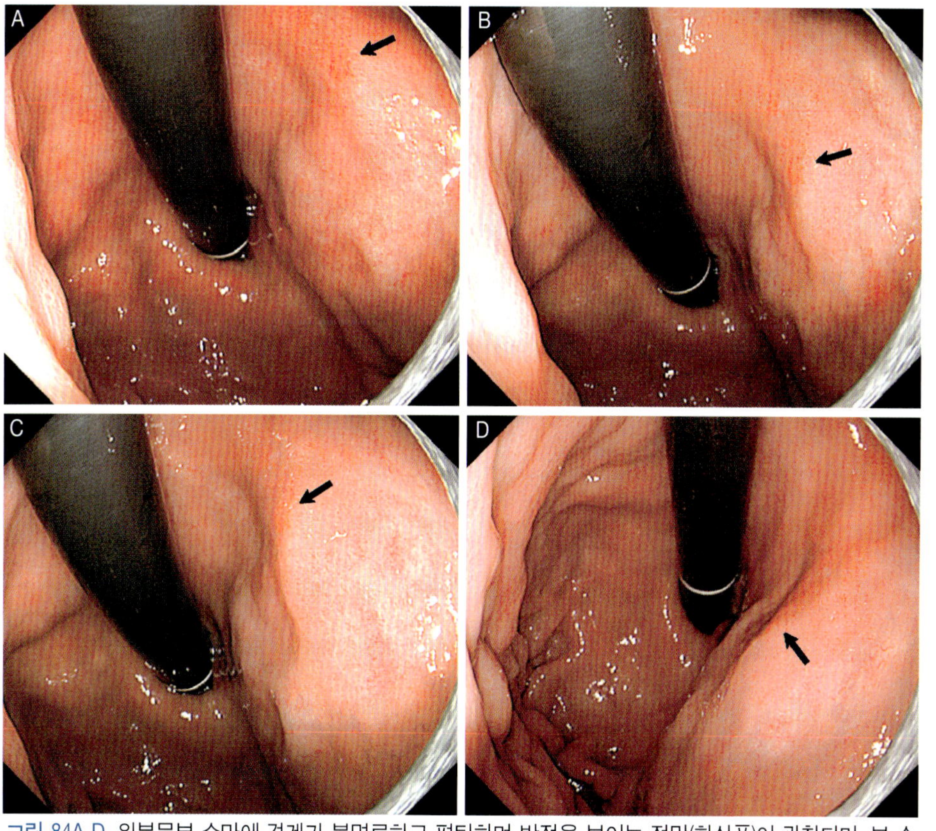

그림 84A-D. 위분문부 소만에 경계가 불명료하고 평탄하며 발적을 보이는 점막(화살표)이 관찰되며, 본 소견으로서는 위암의 질적진단과 경계진단 모두 곤란하다.

(2) 확대내시경소견 (최대배율)

[배경점막] • VS classification : regular MV pattern plus regular MS pattern (LBC +)
• VS discordance : absent

[경 계 부] • Demarcation line : present
• IEMI : absent

[병 변 부] • VS classification : irregular MV pattern plus irregular MS pattern
• VS discordance : present

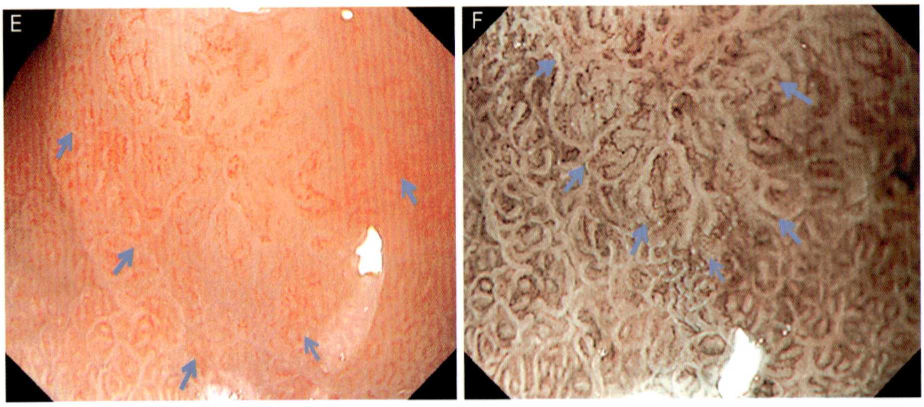

그림 84E, F.
전벽측 경계부

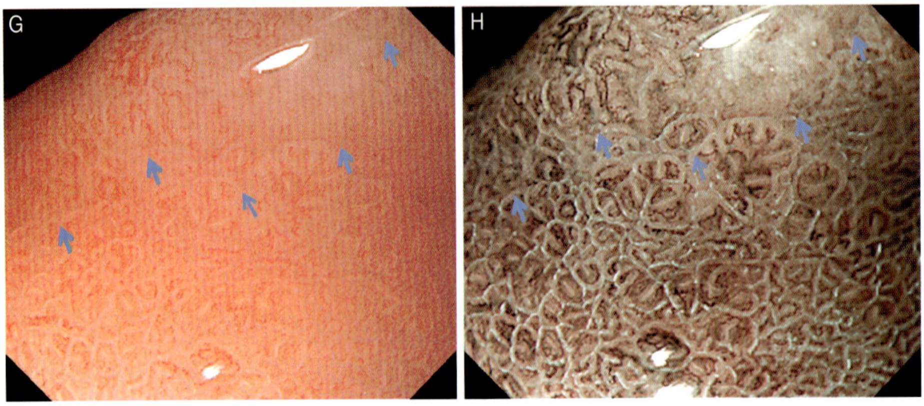

그림 84G, H.
항문측 경계부

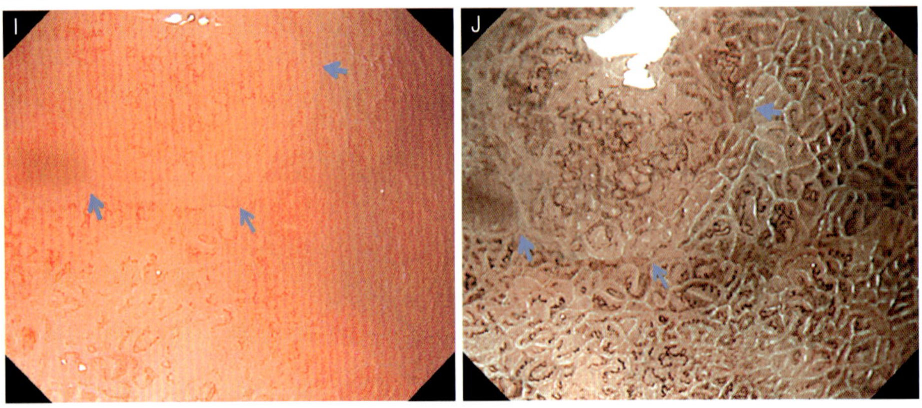

그림 84I, J.
항문측~후벽측 경계부

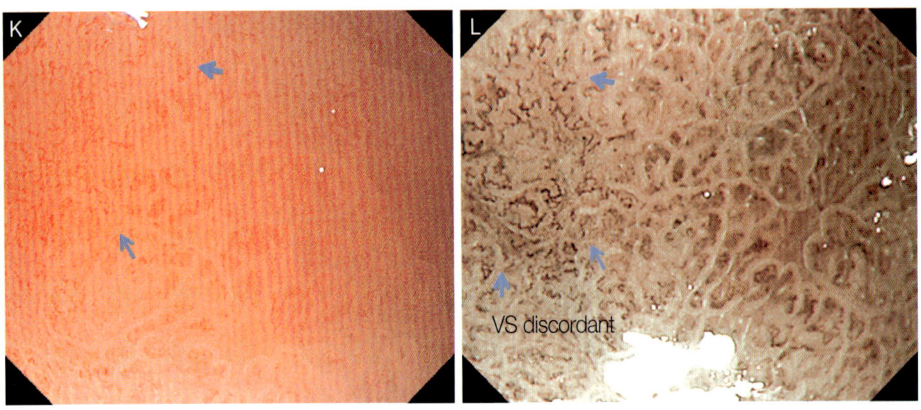

그림 84K, L.
후벽측 경계부 [L(화살표의 내측) VS discordant]

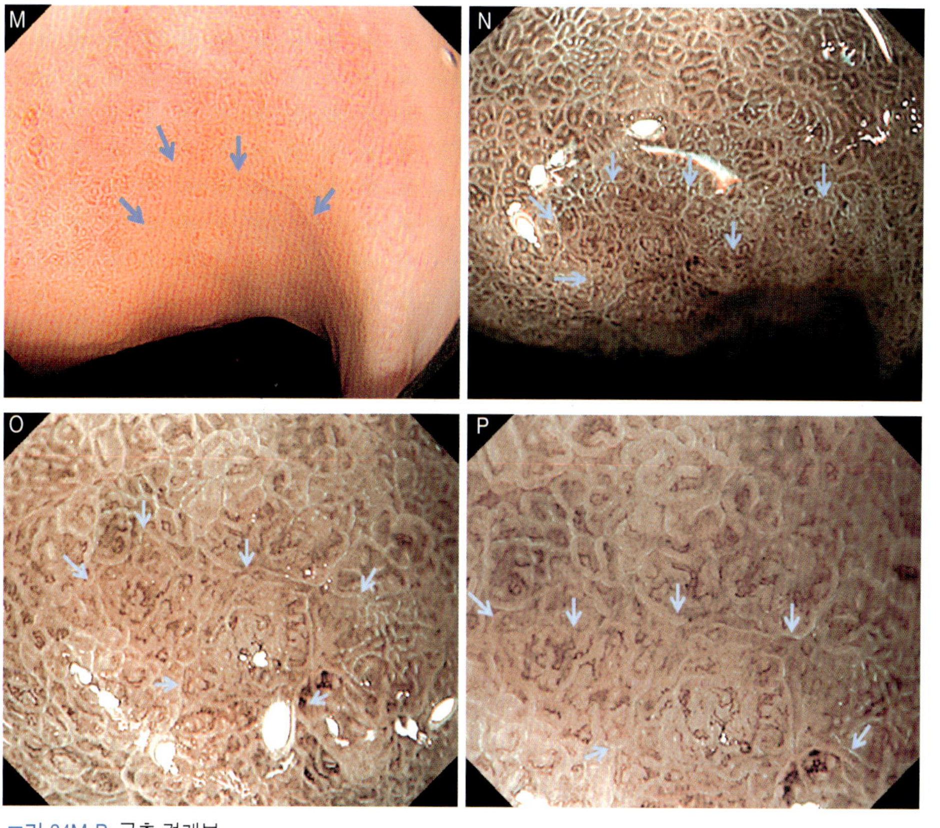

그림 84M-P. 구측 경계부

[배경점막] (그림 84E~P의 화살표 외측)

V. 혈관 개개의 형태는 미소한 개방성 loop 또는 coil상 SEC이다. 이러한 혈관들은 독립적 및 대칭적으로 분포하고 있고, 규칙적인 배열을 하고 있으므로 regular MV pattern이다.

S. MCE는 주로 호상의 형태를 띠고 있고 상피의 폭은 일정하다. MCE는 규칙적으로 배열하고 있어 regular MS pattern이다. LBC를 동반하고 있다.

VS discordance. V와 S의 괴리를 관찰할 수 없어 VS concordant이다. 와간부의 모세혈관 loop의 수는 1-2개이다.

[경계부] (그림 84E~P의 화살표)

배경점막과 병변부의 V와 S의 차이로 인해 명료한 demarcation line이 전주에 걸쳐 잘 관찰된다. IEMI는 관찰되지 않는다.

[병변부] (그림 84E~P의 화살표 내측)

V. 대소부동, 구경부동을 보이는 모든 형태(개방성 loop상, coil상, 불규칙하게 분지 · 문합하는 폐쇄성 loop상)의 미소혈관이 관찰된다. 미소혈관의 배열과 방향성은 불규칙하다.

S. NBI 병용확대내시경에서 시상화되는 MCE 개개의 형태는 호상이며, 크기와 폭 모두 일정하지 않고 방향성도 제각각이고 서로의 상피에 연속성이 없다.

VS discordance. 와간부나 상피구조와 무관하게 혈관이 주행 · 분포하고 있으므로 VS discordant라고 판정할 수 있다.

(3) 조직병리학적 소견

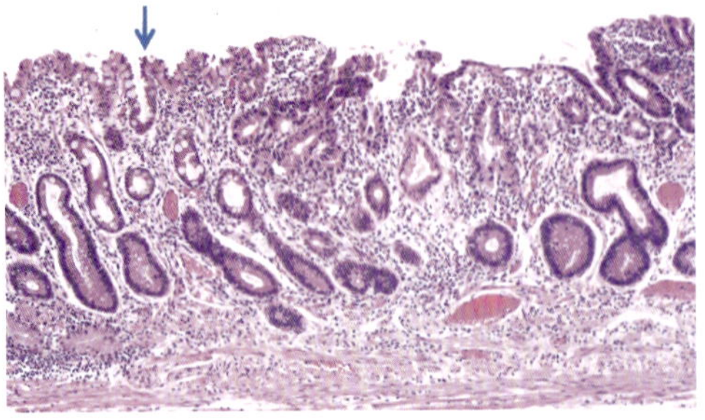

그림 84Q. 고분화선암, ESD에 의한 절제표본. 경계부의 강확대상(화살표는 조직학적 경계부를 표시한다). 화살표 우측에 표시된 바와 같이 고분화선암이 비암점막의 표층을 치환성으로 발육하고 있다. 암부와 비암부의 고저차가 인지되지 않는다. 비암상피는 장상피화생을 보이며, NBI 병용확대내시경에서 포착된 LBC에 대응하는 소견이라고 생각된다.

증례 11. 미소 IIb, IMVP plus IMSP (그림 85)

위분문부 소만, 0 IIb, 3.2 mm, differentiated type (well differentiated adenocarcinoma), 심달도 M
통상내시경소견 전형 예, 확대내시경소견 전형 예

(1) 통상내시경소견

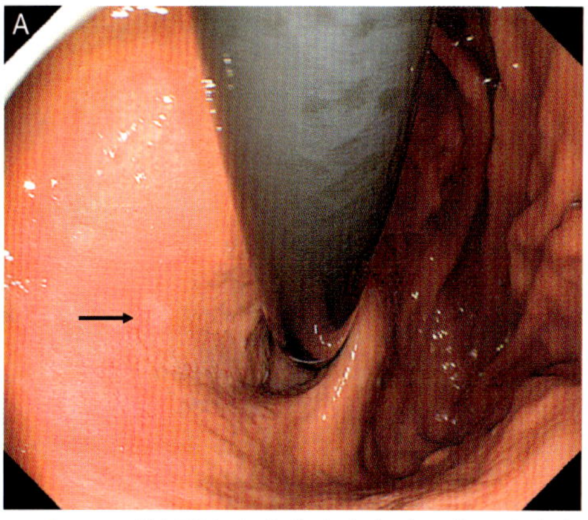

그림 85A. 위분문부 소만에 경계가 명료하고 평탄한, 퇴색상의 미소점막영역(화살표)이 관찰되며, 이러한 소견만으로는 위암의 질적 진단은 아주 곤란하다.

(2) 확대내시경소견 (최대배율)

[배경점막] • VS classification : regular MV pattern plus regular MS pattern (LBC +)
• VS discordance : absent

[경 계 부] • Demarcation line : present
• IEMI : absent

[병 변 부] • VS classification : irregular MV pattern plus irregular MS pattern
• VS discordance : present

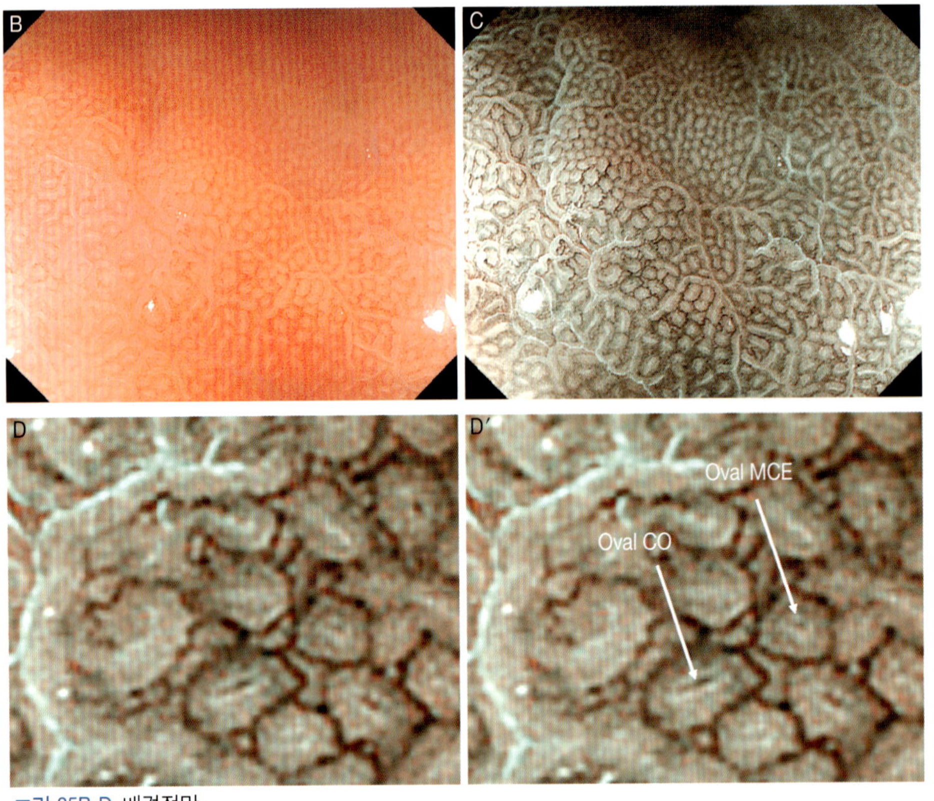

그림 85B-D. 배경점막

[배경점막] (그림 85B-D)

V. 혈관 개개의 형태는 미소한 개방성의 다각형 loop를 보이는 모세혈관이다. 이것들은 서로 문합하여 규칙적인 벌집모양의 상피하 모세혈관 network를 형성하고 있고, 분포도 대칭적이고 배열도 규칙적이므로 regular MV pattern (regular honeycomb-like SECN pattern without CV)이다.

S. MCE는 주로 유원형의 형태를 보이며, 중심에는 유원형의 선개구부(CO)를 관찰할 수 있다. 상피의 폭은 일정하다. 규칙적으로 배열하고 있어 regular MS pattern이다. LBC를 동반하고 있다.

VS discordance. V와 S의 괴리를 관찰할 수 없어 VS concordant라고 분류할 수 있다. 와간부의 모세혈관 loop의 수는 1-2개이다. An oval MCE within a closed-looped MV의 소견이다. 위축이 없는 만성위염을 가지는 체부선점막의 특징적인 소견이다.

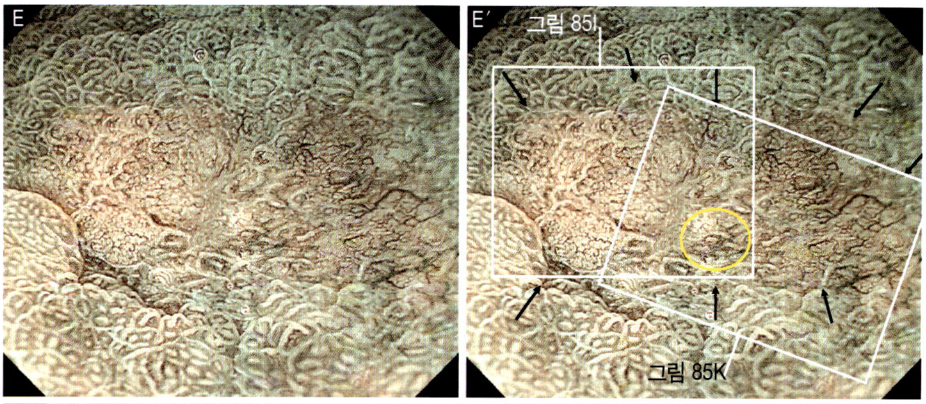

그림 85E. 미소 IIb의 전체상 (약확대)

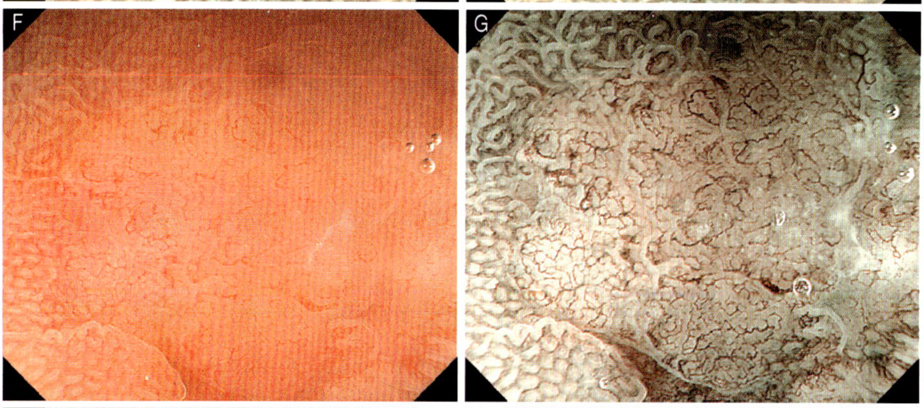

그림 85F, G. 전벽측 경계부 (최대배율)

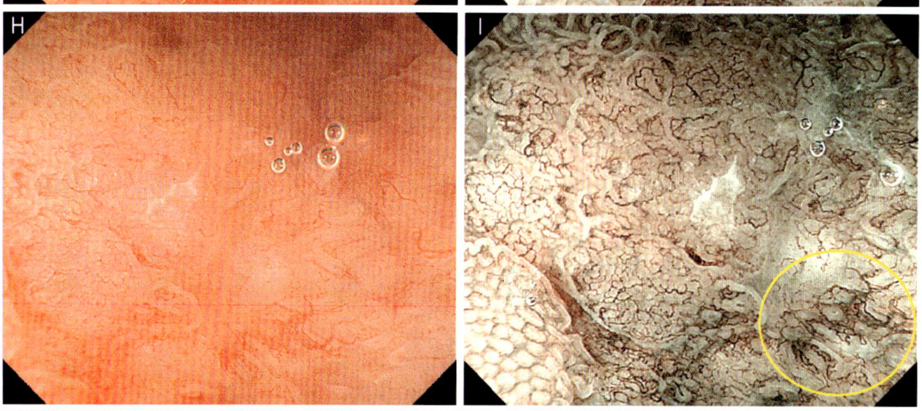

그림 85H, I. 미소 IIb 전벽측~중심부 (최대배율). 원부위는 그림 85E′의 원부위와 동일한 부위이다.

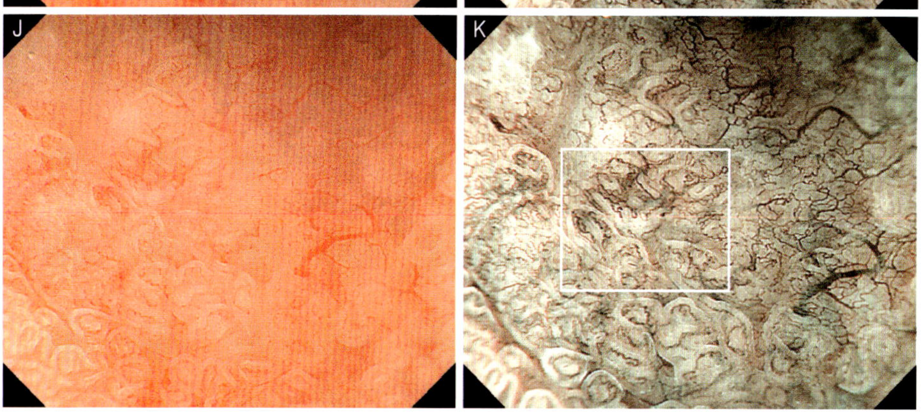

그림 85J, K. 미소 IIb 중심부 (최대배율)

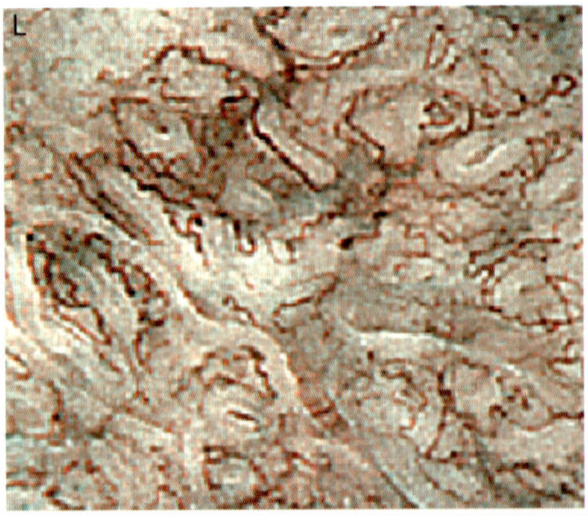

그림 85L. 그림 85K의 사각형 부위의 확대상. VS discordant.

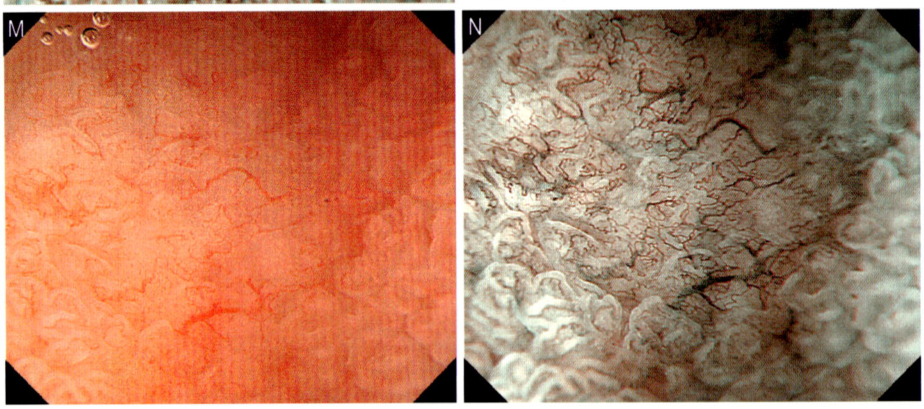

그림 85M, N. 후벽측 경계부 (최대배율)

[경계부] [병변부] (그림 85E~N)
그림 85E, E'의 NBI 병용확대내시경상(약확대)에 표시된 바와 같이 배경점막과 병변부의 V와 S의 차이로 인해 명료한 demarcation line을 전주상에서 관찰할 수 있다. 그렇지만 이 정도의 약확대 배율에서는 미소혈관 형태의 해석을 정확하게 할 수 없다. 그림 85E'의 사각형 부위가 그림 85I와 그림 85K의 최대배율의 영상에 대응하므로, 서로 비교해보면 배율에 따라 혈관 형태의 차이를 일목요연하게 알 수 있다.

V. 대소부동, 구경부동을 보이는 다양한 형태(개방성 loop상, coil상, 불규칙하게 분지 · 문합하는 폐쇄성 loop상)의 미소혈관이 관찰된다. 미소혈관의 배열과 방향성은 불규칙하다. 불과 3.2 mm 크기의 미소암이었지만, 혈관의 형태는 동일병변 내에서도 매우 다양하여 pattern 분류가 불가능하다는 것을 알 수 있다. Irregular MV pattern이라고 밖에 표현할 수 없다.

S. NBI 병용확대내시경에서 시상화되는 MCE 개개의 형태는 호상(curved)이며, 크기와 폭 모두 일정하지 않고 방향성도 제각각이고 서로의 상피에 연속성이 없다.

VS discordance. 와간부나 상피구조와 무관하게 혈관이 주행 · 분포하고 있으므로 VS discordant이다(그림 85K, L).

(3) 조직병리학적 소견

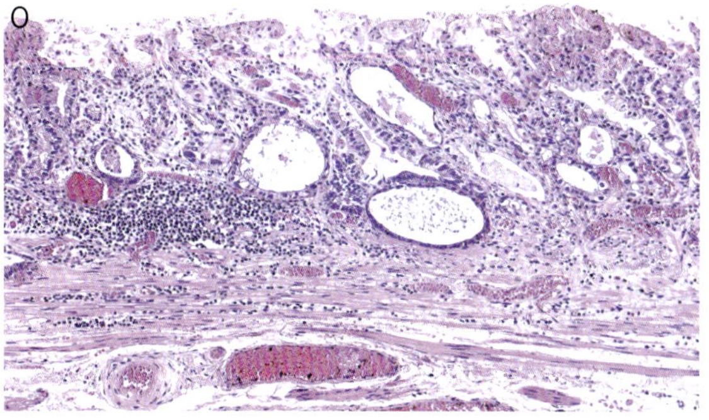

그림 85O. ESD에 의한 절제표본의 조직학적 소견. 밝은 포체를 함유하는 이형선관으로 되어 있으며, 점막전층에 걸쳐 있는 고분화선암이다.

13.3 표면융기 (0 IIa) 형

증례 12. 전형 IIa, VS discordant (그림 86)

위각대응대만, 0 IIa, 25 mm, differentiated type (well to moderately differentiated adenocarcinoma), 심달도 M

통상내시경소견 전형 예, 확대내시경소견 전형 예

(1) 통상내시경소견

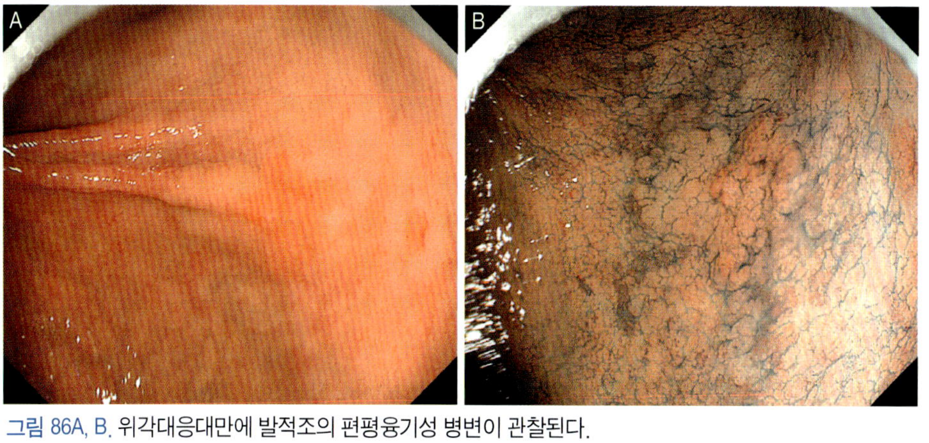

그림 86A, B. 위각대응대만에 발적조의 편평융기성 병변이 관찰된다.

(2) 확대내시경소견 (최대배율)

[배경점막] 본 증례에서는 배경점막에 대해 단독으로 포착하지 못해서 기재를 생략한다.

[경 계 부] • Demarcation line : present

• IEMI : present

[병 변 부] • VS classification : irregular MV pattern plus irregular MS pattern

• VS discordance : present

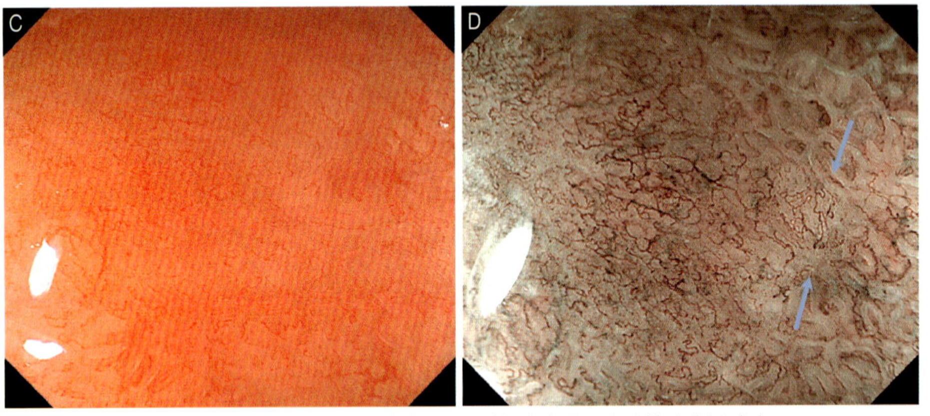

그림 86C, D. 경계부. 그림 86D에 보이는 것처럼 NBI를 병용하면 IEMI가 명확하게 보인다.

[경계부] (그림 86C, E)
암점막의 경계부는 암부와 비암부의 VS의 차이로 인해 명료한 demarcation line이 관찰되지만, 화살표로 표시된 부위에서 암(IMVP)이 비암부의 와간부를 파괴 침윤하고 있다. 즉, IEMI (superficial invasion)을 동반하고 있다.

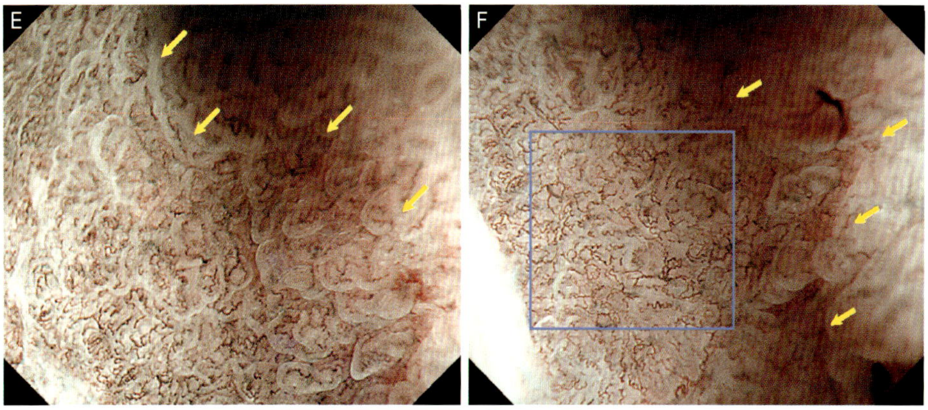

그림 86E, F. 경계부 (화살표는 demarcation line)

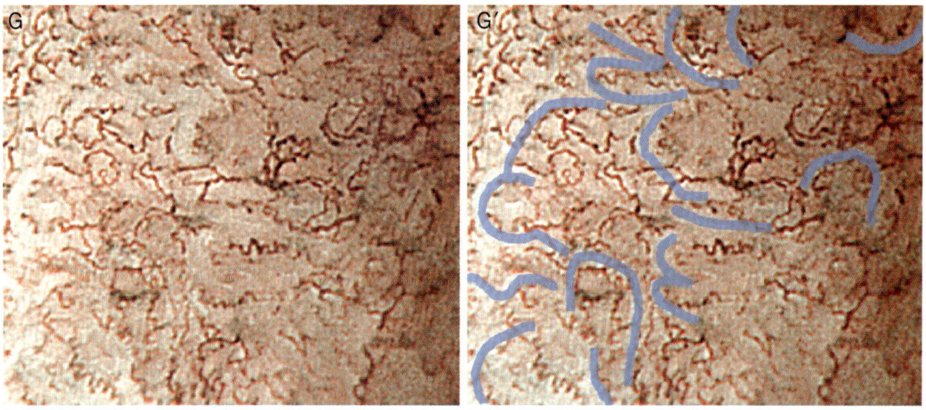

그림 86G. 그림 86F 사각형 부위의 확대상
그림 86G'. 그림 86G의 MCE 표시 그림

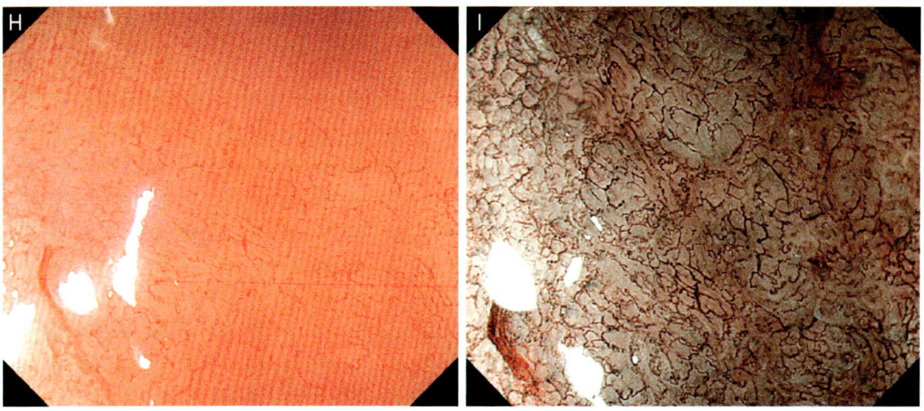

그림 86H, I. 병변부

[병변부] (그림 86C-I)

V. 그림 86C-I의 암부에는 조밀하게 혼재된 개방성 loop부터 폐쇄성 loop 등, 대소부동, 불균일한 형태, 비대칭적인 분포, 불규칙한 배열을 가지는 미소혈관이 증식하고 있다. 이러한 혈관들은 서로 형태와 크기가 동일하지 않다. 특히 그림 86H, I의 폐쇄성 loop는 상피하에서 문합을 반복하여 network를 이루고 있고, 대소부동, 구경부동, 형상의 불균일이 현저하다. 동일한 network를 형성하고 있지만 상기소견으로부터 판독된 irregularity가 암의 미소혈관상의 특징이다. 이상의 혈관상의 다양성으로부터 IMVP라고 판정한다.

S. MCE는 그림 86E, F의 병변의 일부에서 시상화되고 있다. 개개의 형태는 호상이다. 이러한 개개의 MCE에 연속성이나 일정한 방향성은 없으며, 와간부도 대소부동하고 모양도 불규칙적이다. MCE는 중단되거나 소실되고 있다. 동일한 병변 내에서도 MCE가 시상화되는 부위와 시상화되지 않는 부위가 있으며, 시상화되는 MCE의 형태도 다양하고, 분포도 비대칭성이고, 배열도 불규칙하다.

VS discordance. MCE (그림 86 G, G')와 혈관의 분포에 괴리가 관찰되므로 VS discordant의 소견이며, 양성의 병변과는 차이가 있다.

(3) 확대내시경상과 조직학적소견의 비교

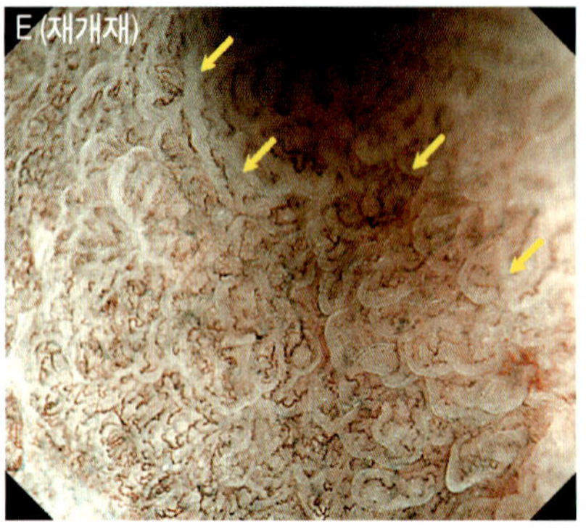

J

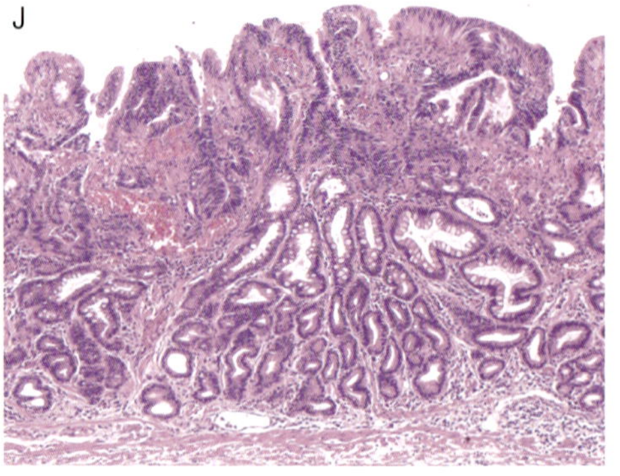

그림 86J. 그림 86E의 암부에 대응하는 조직학적 소견. MCE가 저명한 병변부 변연의 소견은 고분화선암(관상선암)으로, 불규칙하게 증식한 대형의 이형성관으로 되어 있으며 표면으로부터 일정한 폭을 가지는 MCE에 의해 둘러싸인 선관구조를 형성하고 있다. 이러한 조직 구축은 확대내시경의 불규칙한 MCE로 시상화된다고 생각된다. 또한 불규칙한 와간부 상피하에서 증식한 종양혈관이 irregular MV pattern으로 시상화된다고 추측된다.

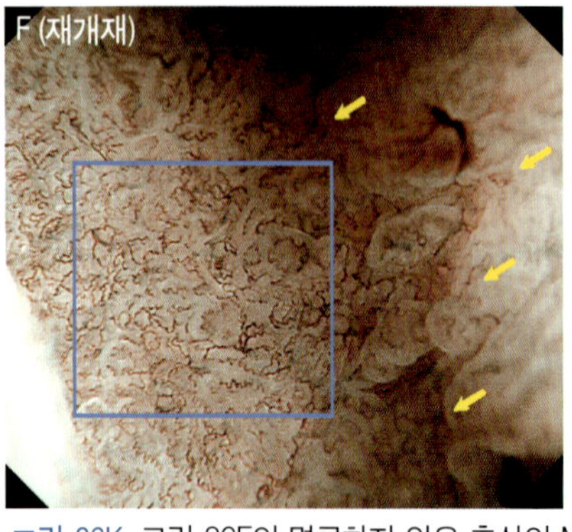

K

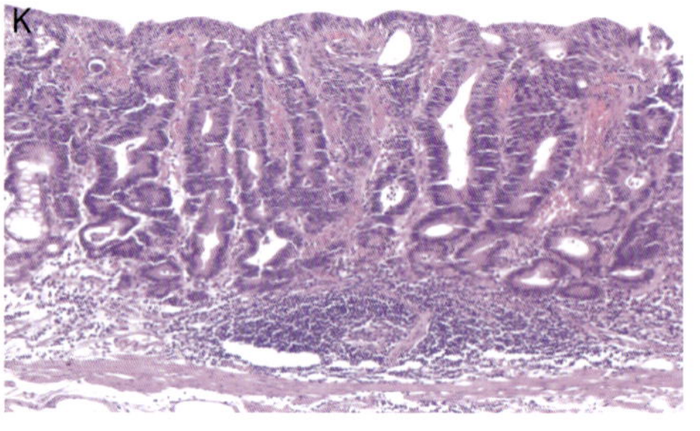

그림 86K. 그림 86F의 명료하지 않은 호상의 MCE부의 조직학적 소견. 그림 86E와 동일한 고분화암(관상선암)이지만, 표층의 선개구부는 눈에 띄지 않고 선와를 둘러싸는 MCE는 수직방향으로 배열되어 있지 않다. 이것이 동일한 부위의 MCE가 눈에 띄지 않고 중단 또는 소실되게 보이는 이유라고 생각된다. 이러한 조직구축은 MCE 주행과 혈관 주행의 괴리로 인지되어 VS discordant의 소견을 보인다고 추측된다.

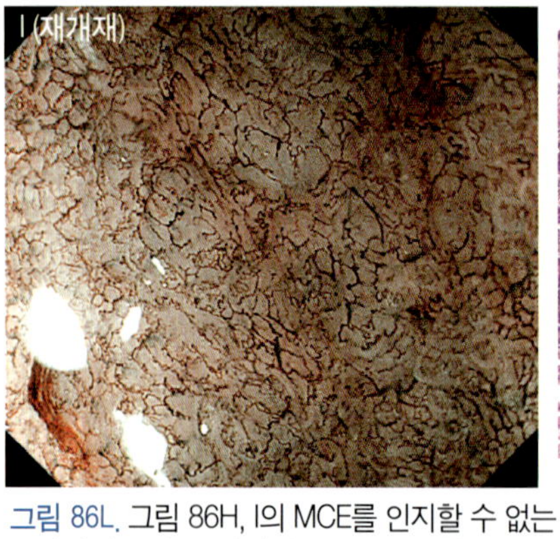

L

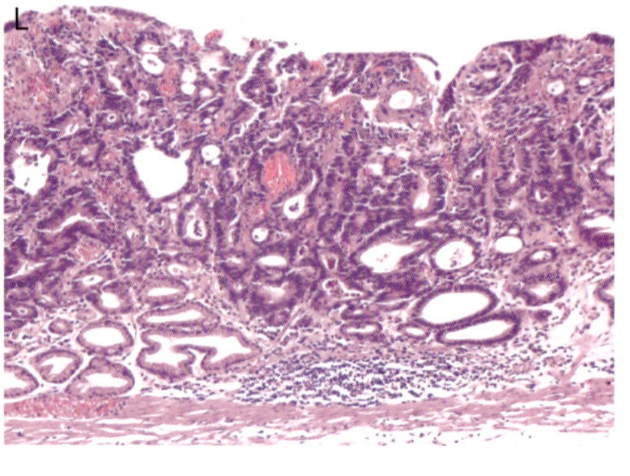

그림 86L. 그림 86H, I의 MCE를 인지할 수 없는 absent MS pattern에 irregular MV pattern을 동반한 확대내시경상에 대응하는 조직학적 소견. 조직학적으로 종양의 표층부는 소형의 유원형 선관구조를 가지며 이형이 강한 중분화암으로 되어 있으며, 표면의 상피로부터 수직방향으로 연속되는 암의 선와를 인지할 수 없기 때문에 MCE가 시상화되지 않는다고 생각된다. MCE를 인지할 수 없고 이형이 강한 선관의 간질에 증식한 불규칙한 종양혈관이 투견되므로 저명한 irregular MV pattern을 형성하고 있다고 추측된다.

증례 13. 전형 IIa, VS discordant

분문부 소만후벽, 0 IIa, 25 mm, differentiated type (well to moderately differentiated adenocarcinoma), 심달도 M

통상내시경소견 전형 예, 확대내시경소견 전형 예

(1) 통상내시경소견

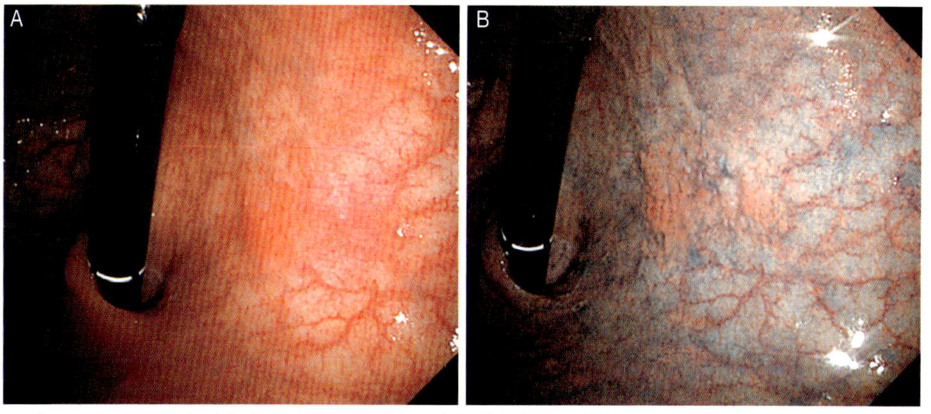

그림 87A, B. 분문부 소만후벽에 발적조의 편평융기성 병변이 관찰된다.

(2) 확대내시경소견 (최대배율)

[배경점막] • VS classification : regular MV pattern plus regular MS pattern

• VS discordant : absent

[경 계 부] • Demarcation line : present

• IEMI : present (subepithelial invasion)

[병 변 부] • VS classification : irregular MV pattern plus irregular MS pattern

• VS discordance : present

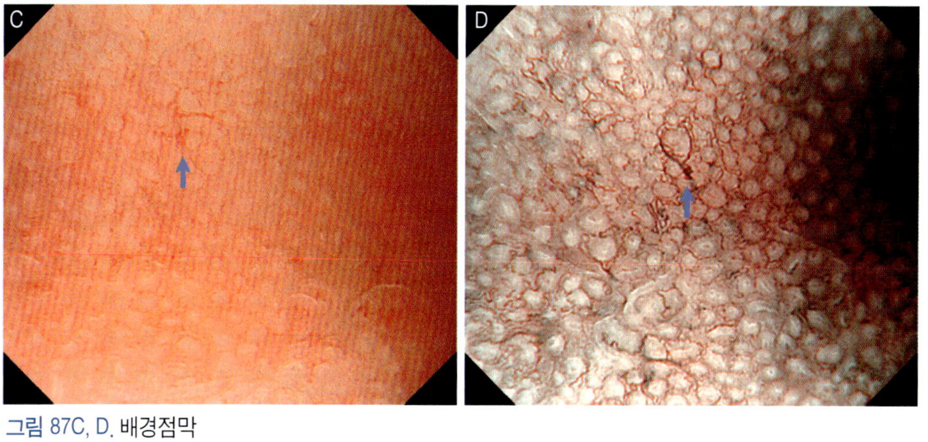

그림 87C, D. 배경점막

[배경점막] (그림 87C, D)

V. 그림 87C, D의 상피하 모세혈관 개개의 형태는 주로 다각형의 폐쇄곡선 loop 형태이다. 이러한 혈관들이 서로 문합하여 벌집모양의 network를 형성하고 있다. 일부에서 집합세정맥의 형태가 관찰된다(청색 화살표).

S. 그림 87D의 다각형의 모세혈관 loop 내측에는 유원형의 백색 MCE가 관찰되며, 이 중심에는 타원형의 갈색 선개구부 형태를 인지할 수 있다.

VS discordance. 위축이 없는 체부선 점막의 특징적인 확대내시경상으로 V와 S의 괴리가 관찰되지 않는다.

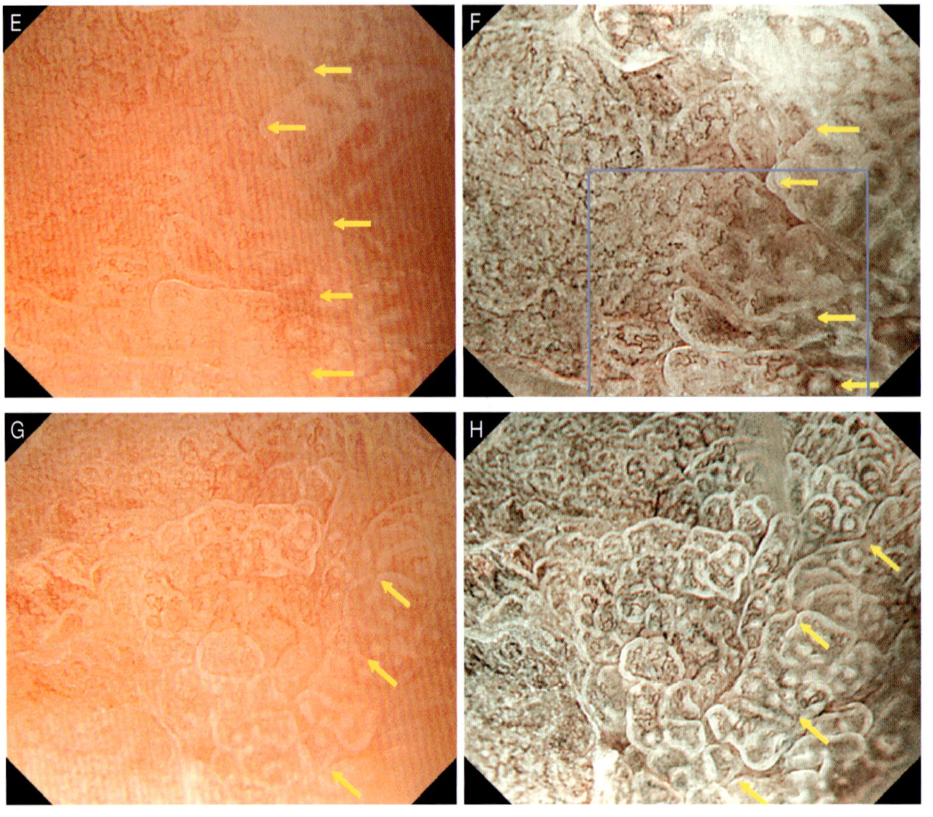

그림 87E-H. 경계부.

[경계부] (그림 87E-I)

암점막의 경계부는 암부와 비암부의 VS의 차이로 인해 명료한 demarcation line(노란색 화살표)이 관찰된다. 또한 그림 87F의 확대상과 그림 87I의 청색선으로 표시된 바와 같이 비암부의 와간부 상피하로 암부의 IMVP가 투견되는 IEMI (subepithelial invasion)을 동반하고 있다.

[병변부] (그림 87E-H)

V. 그림 87E-H의 암부에는 주로 폐쇄성 loop 형태의 미소혈관이 증식하고 있으며, 상피하에서 문합하여 network를 형성하고 있다. 개개 loop의 형상은 불균일하고 대소부동도 현저하며 분포는 비교적 대칭적이지만 배열은 불규칙하다. 혈관의 loop 사이에 서로 동일한 형태는 관찰되지 않는다. 상기의 혈관상의 다양성으로부터 IMVP라고 판정한다.

S. 선와변연상피(MCE)는 그림 87의 병변의 일부에서 시상화되고 있다. 개개의 형태는 호상부터 다각형 모양이다. 이러한 개개의 MCE는 연속성이나 일정한 방향성이 없고, 와간부도 대소부동하고 모양이 불규칙적이다. 와간부 자체는 중심부로 가면 소형화되고 불규칙해지고 있다.

VS discordance. 화상을 보여줄 수 없지만 VS discordance 소견이었다.

(3) 확대내시경상과 병리조직학적 소견의 비교

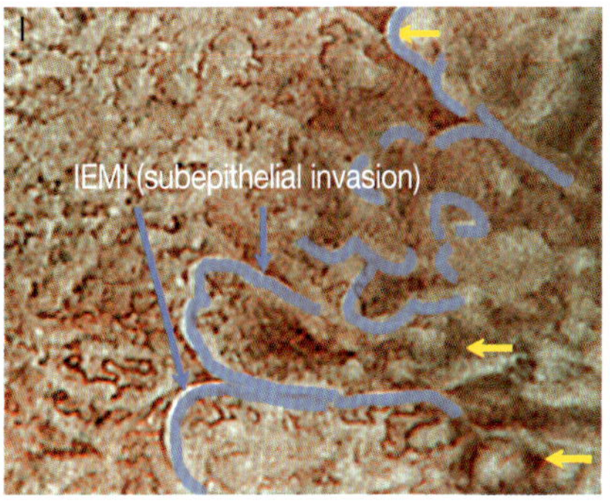

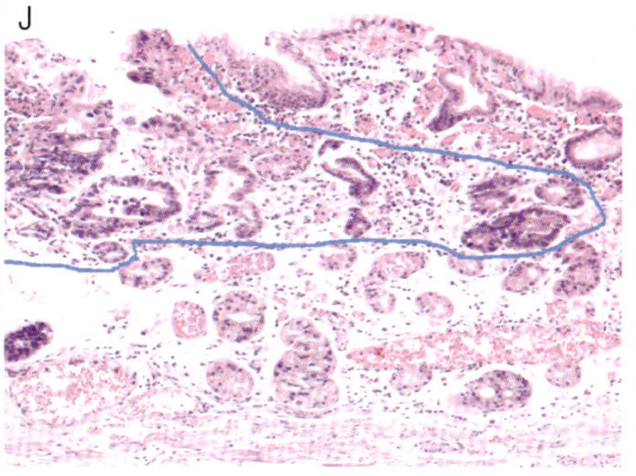

그림 87I. 그림 87F의 경계부의 확대상 (청색선 : IEMI)

그림 87J. 그림 87I의 경계부에 대응하는 조직상. 비암상피하로 암이 침윤하는 상(IEMI, subepithelial invasion)을 보여주고 있다.

증례 14. 전형 IIa, IEMI and Irregular WOS (그림 88)

위각대응대만, 0 IIa, 22 mm, differentiated type (well differentiated adenocarcinoma), 심달도 M
통상내시경소견 전형 예, 확대내시경소견 전형 예

(1) 통상내시경소견

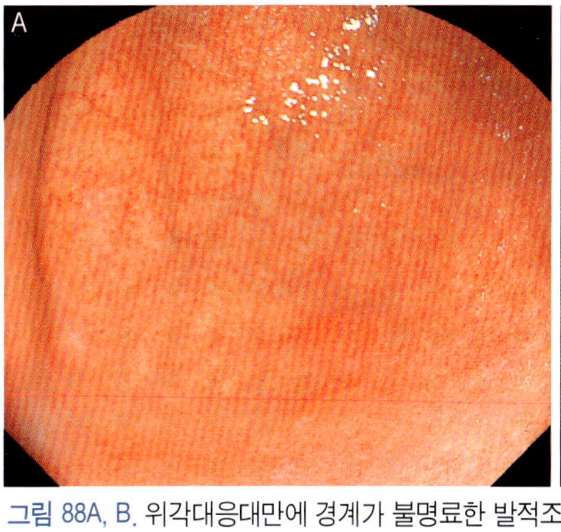

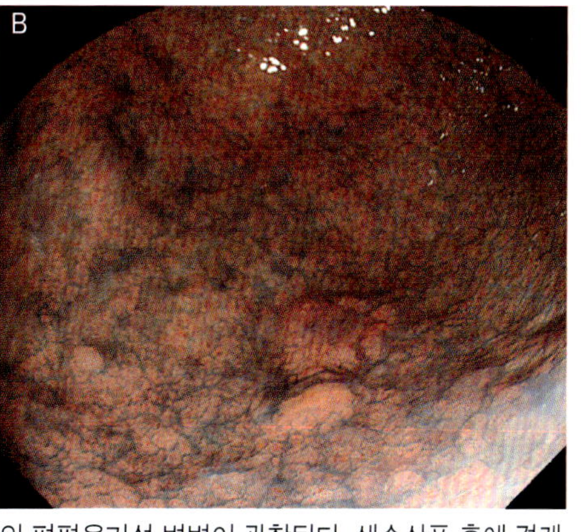

그림 88A, B. 위각대응대만에 경계가 불명료한 발적조의 편평융기성 병변이 관찰된다. 색소산포 후에 경계가 명료하다.

(2) 확대내시경소견 (최대배율)

[배경점막] • VS classification : regular MV pattern plus regular MS pattern
• VS discordant : absent

[경 계 부] • Demarcation line : present
• IEMI : present (subepithelial invasion)

[병 변 부] • VS classification : irregular MV pattern plus irregular MS pattern (WOS +)
• VS discordance : present

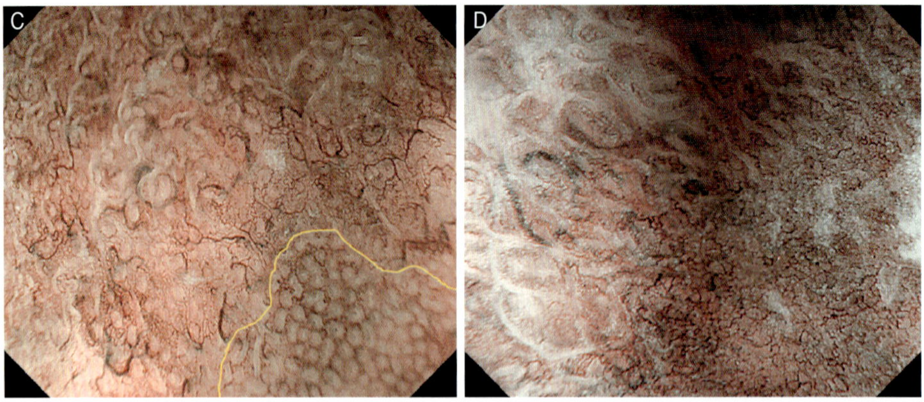

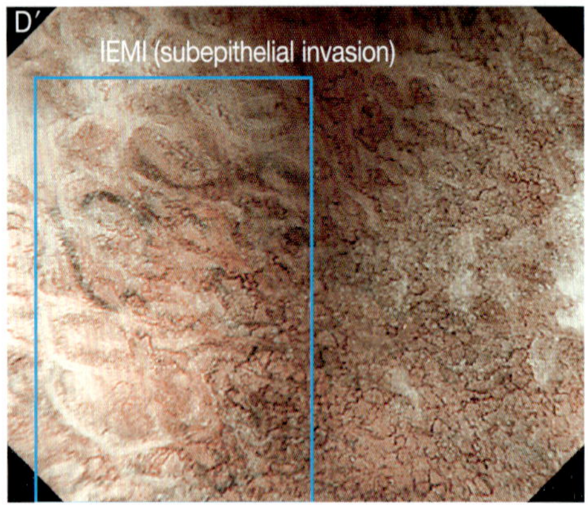

그림 88C, D. 경계부
C. 구측
D. 항문측

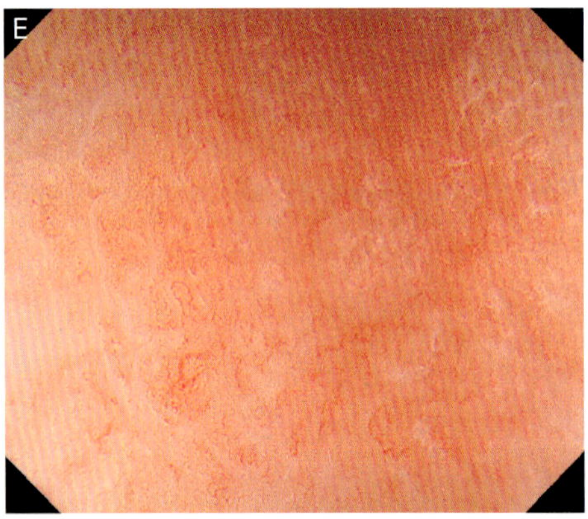

그림 88E, F. 병변의 중심부 (irregular WOS)
F'. WOS 추출 영상

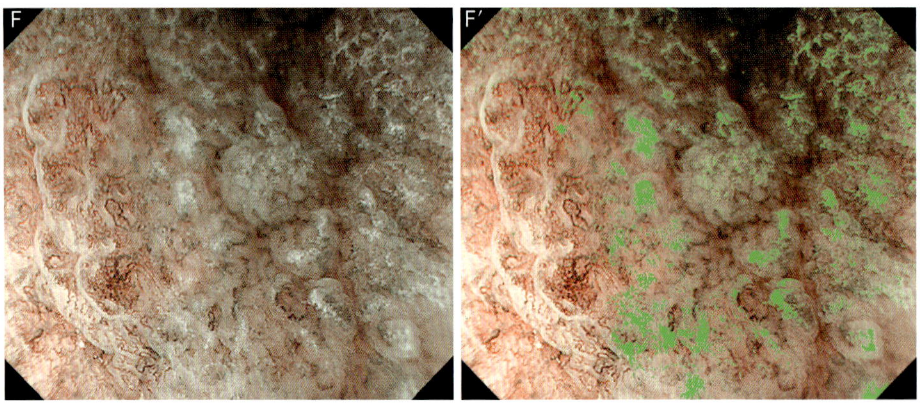

[배경점막] (그림 88C, D)

V. 그림 88C에 구측 경계부의 NBI 병용확대내시경상을 표시하고 있으며, 비암배경점막의 혈관 개개의 형태는 미소한 폐쇄성의 다각형 loop의 모세혈관이다. 이러한 혈관들이 서로 문합하여 규칙적인 벌집모양의 상피하 모세혈관 network (regular honeycomb-like SECN pattern without CV)를 형성하고 있으며, 대칭적인 분포, 규칙적인 배열을 보이고 있다. 한편 그림 88D의 항문측 경계부의 비암점막은 coil상 또는 개방성 loop상 모세혈관이 와간부 내에서 문합하고 있다. 대소부동은 없다. 본 병변은 경계부에 서로 다른 배경점막을 가지고 있지만 모두 regular MV pattern이다.

S. 그림 88C의 배경점막은 원형의 MCE로 둘러싸인 유원형의 선개부 형태를 보이며, 그림 88D의 배경점막은 호상부터 다각형의 MCE로 둘러싸인 와간부의 형태를 인지할 수 있다. 모두 regular MS pattern이다.

VS discordance. V와 S의 괴리가 관찰되지 않아 VS concordant라고 분류할 수 있다. 와간부 모세혈관의 loop 수는 1-2개이다.

[경계부]

그림 88C의 구측은 비암부와 암부의 VS의 차이로 인해 명료한 demarcation line(노란선)이 관찰된다. 그림 88D에서는 비암부의 상피하에 IMVP가 관찰된다. 즉, IEMI (subpeithelial invasion)의 소견이다.

[병변부] (그림 88C, D)

동일한 병변 내에서도 병변의 구측부(그림 88C), 중심부(그림 88E, F), 항문부(그림 88D)에서 미소혈관 구축상과 점막표면 미세구조 모두 달라 다양성이 풍부하다.

병변의 구측부 (그림 88C)

V. 개개 혈관의 형태는 주로 불규칙하게 분지하는 수지상의 미소혈관과 폐쇄곡선 loop상의 소형 혈관으로 되어 있다. 이러한 혈관들은 서로 문합하고 있다. 일견 위축성위염과의 감별이 어려우나, 집합세정맥은 세 방향으로 분지함에 비해 본 병변의 혈관은 불규칙한 수지상 분지를 보인다는 점에서 차이가 있다.

S. 시상화되는 MCE는 주로 호상의 구조이며 방향성은 불규칙하다. 서로의 MCE 사이에 연속성이 없다.

VS discordance. 혈관과 상피의 분포에 규칙성이 인지되지 않아 VS discordant이다.

병변의 항문측 (그림 88D)

V. 개개 혈관의 형태는 불규칙한 다각형의 폐쇄성 loop로 되어 있으며 조밀하게 문합을 반복하고 있다. 개개의 형태는 불균일하고 대소부동도 저명하다.

S. MCE가 관찰되지 않아 absent MS pattern이다.

VS discordance. S가 시상화되지 않으므로 VS discordant라고 판정할 수 없다.

병변의 중심 (그림 88E, F)

V. 백색광에서는 불균일한 형상, 비대칭적 분포, 불규칙한 배열의 모세혈관을 관찰할 수 있다. 화면 우측 2/3에서는 점막 백색불투명물질(WOS) 때문에 미소혈관상의 판정이 곤란하다. NBI를 병용하면 WOS의 형태가 명료하게 된다. WOS만을 추출하여 녹색컬러로 표시하였다 (그림 88F'). WOS의 형태는 미세한 반상부터 점상(speckled pattern)을 보이고 분포는 명확하게 불규칙하여, irregular WOS의 존재를 근거로 irregular MS pattern으로 판정한다.

VS discordance. WOS의 존재로 인해 미소혈관이 불명료하기 때문에 VS discordance라고 판정할 수 없다.

(3) 병리조직학적 소견

G

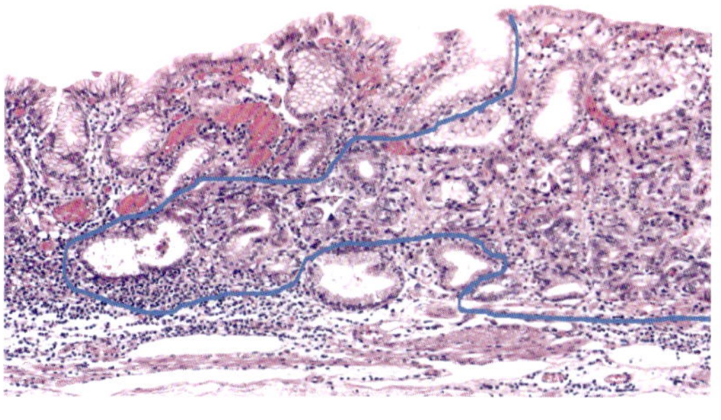

그림 88G. 그림 88D' 경계부(청색 사각형)에 대응하는 소견. 비암부의 상피하에 IMVP가 인지되는 부위는 조직학적으로 암이 비암상피하로 침윤하는 소견을 보이고 있다. 즉, IEMI (subepithelial invasion)의 소견이다.

증례 15. 전형 IIa, Irregular WOS (그림 89)

전정부 후벽, 0 IIa, 20 mm, differentiated type (well to moderately differentiated adenocarcinoma), 심달도 SM1

통상내시경소견 전형 예, 확대내시경소견 전형 예

(1) 통상내시경소견

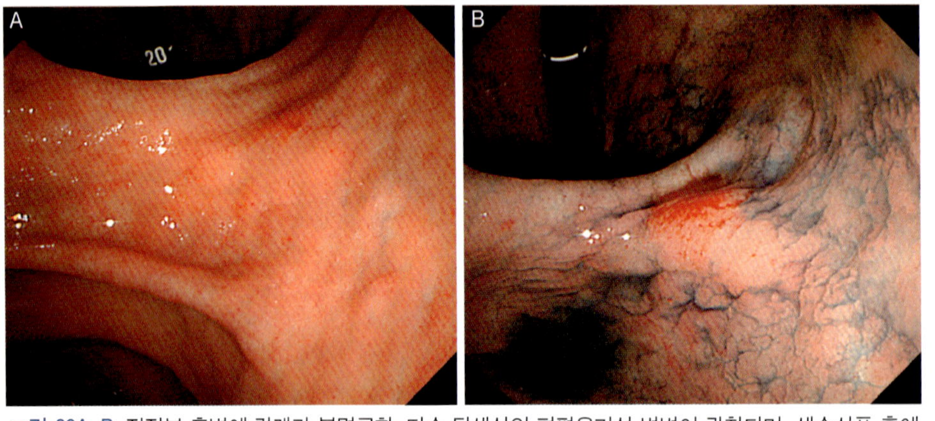

그림 89A, B. 전정부 후벽에 경계가 불명료한, 다소 퇴색상의 편평융기성 병변이 관찰되며, 색소산포 후에 경계가 명료한 편평융기성 병변임을 알 수 있다.

(2) 확대내시경소견 (최대배율)

[배경점막] • VS classification : regular MV pattern plus regular MS pattern
- VS discordant : absent

[경 계 부] • Demarcation line : present
- IEMI : absent

[병 변 부] • VS classification : absent MV pattern plus irregular MS pattern (WOS +)
- VS discordance : ND

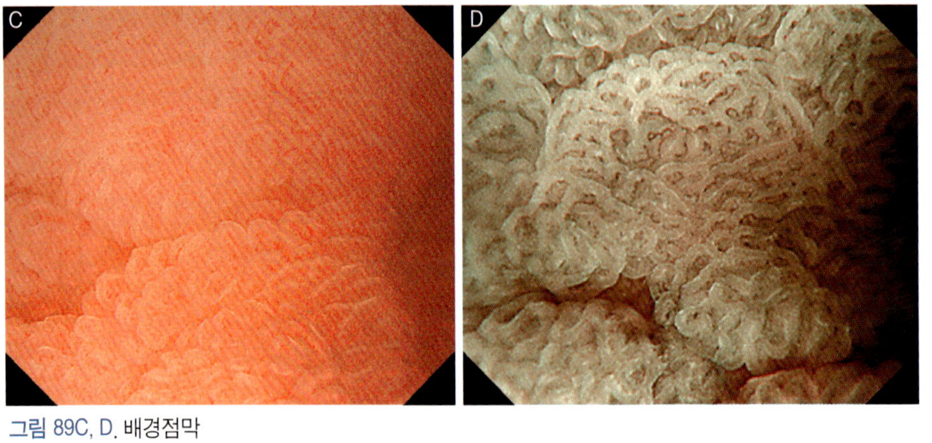

그림 89C, D. 배경점막

[배경점막] (그림 89C, D)

V. 그림 89C, D의 상피하 모세혈관 개개의 형태는 주로 개방성 loop상 또는 coil 상이다. 형상은 균일하고 대소부동은 거의 없으며, 분포는 대칭성이고 배열은 규칙적이다.

S. 그림 89C, D의 개개의 모세혈관의 loop는 호상의 MCE로 둘러 싸여져 있다.

VS discordance. MCE로 둘러싸인 와간부 상피하에 일치하여 모세혈관이 분포하고 있으므로 VS discordance가 관찰되지 않는다.

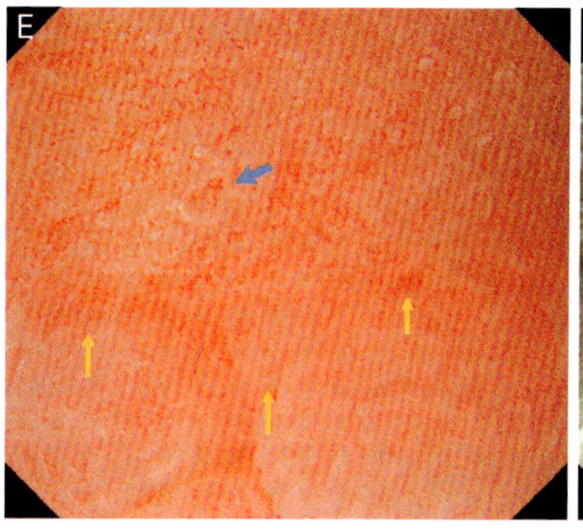

그림 89E. 경계부

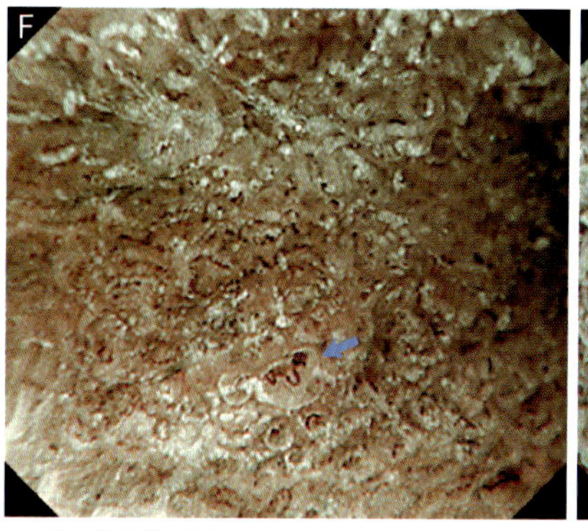

그림 89F. 병변부

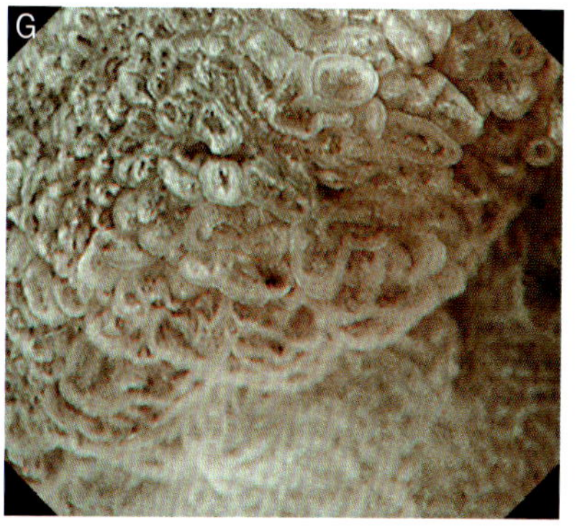

그림 89G. 경계부

[경계부] (그림 89E, G)

암점막의 경계부는 암부와 비암부의 VS의 차이로 인해 명료한 demarcation line(그림 89E의 노란색 화살표)이 관찰된다. IEMI는 관찰되지 않는다.

[병변부] (그림 89E-G)

V. 그림 89E의 백색광 확대내시경상에서는 암부는 주로 형상이 불균일한 개방성 loop상의 미소혈관이 증식하고 있다. 대소부동도 현저하고 분포도 비대칭적이고 배열도 불규칙적이다. 서로의 혈관 loop 사이에 동일한 형태를 인지할 수 없다. 이상의 미소혈관상의 다양성으로부터 IMVP라고 판정한다.

그림 89E와 동일한 모양의 부위인 그림 89F의 NBI 병용확대내시경상(청색의 화살표가 양측 사진에서 동일한 혈관을 의미함)에서는 백색광 확대관찰에서 불명료했던 WOS가 명료하게 시상화되며, 혈관은 판정할 수 없다. 이러한 경우는 NBI 병용 확대내시경소견은 혈관을 대신해서 WOS의 형태로 평가하는 것이 바람직하다. 그림 89G의 병변부에서는 대부분 혈관이 투견되지 않는다. 그러므로 백색광 확대내시경소견은 irregular MV pattern이지만, NBI 확대내시경소견은 absent MV pattern이라고 판정한다.

S. 본 병변의 점막표면 미세구조는 MCE의 띠 모양 구조가 분명하지 않고 WOS가 저명한 것이 특징이다. 그러므로 점막표면 미세구조를 WOS의 형태를 이용하여 판정한다. 그림 89F의 WOS는 주로 점상의 WOS이며 분포는 불규칙적이다. 그러므로 irregular WOS (speckled)이다. 그림 89G의 병변부의 WOS는 와간부에 일치하여 존재하고 주로 반상이지만 형태와 분포 모두 불규칙하다. 그러므로 irregular WOS (speckled)이다. 본 병변의 경우는 WOS를 점막표면 미세구조(S)의 지표로 하여 irregular MS pattern이라고 판정한다.

VS discordance. MCE가 시상화되지 않으므로 VS discordance는 판정할 수 없다.

(3) 병리조직학적 소견

H

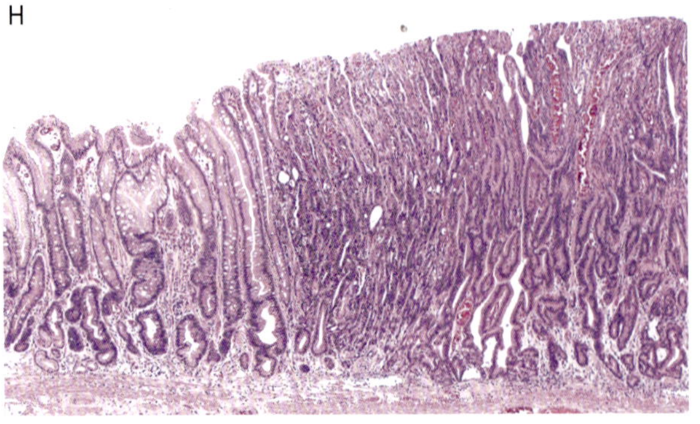

그림 89H. 그림 89F에 해당하는 부위의 조직상. 선관밀도가 높은 고분화선암이다.

증례 16. 선종 (1), RMVP plus RMSP (그림 90)

중부 체부 소만, Adenoma, 20 mm, tubular adenoma with mild to moderate epithelial atypia
통상내시경소견 전형 예, 확대내시경소견 전형 예

(1) 통상내시경소견

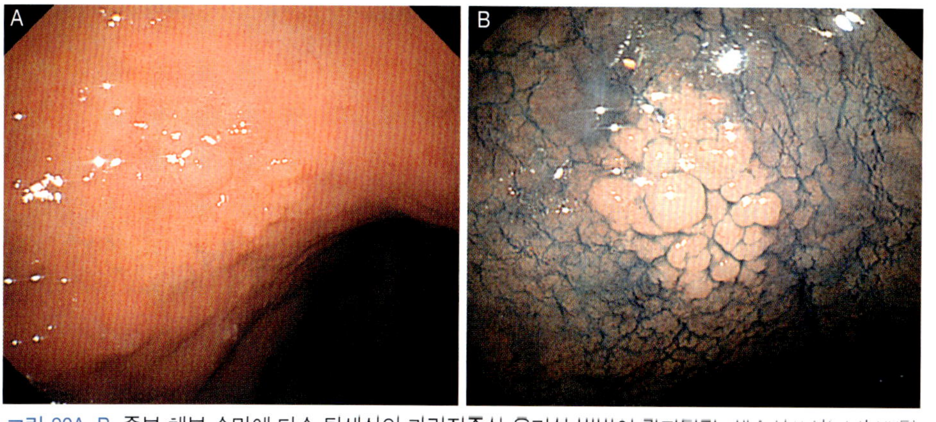

그림 90A, B. 중부 체부 소만에 다소 퇴색상의 과립집족상 융기성 병변이 관찰된다. 색소산포상(그림 90B)에서 주변의 위소구와 비교하여 거칠고 큰 과립상 융기의 집족이 보이며 경계는 명료하다.

(2) 확대내시경소견 (최대배율)

[배경점막] • VS classification : regular MV pattern plus regular MS pattern (LBC +)
• VS discordant : absent

[경 계 부] • Demarcation line : present
• IEMI : absent

[병 변 부] • VS classification : regular MV pattern plus regular MS pattern (LBC +)
• VS discordance : absent

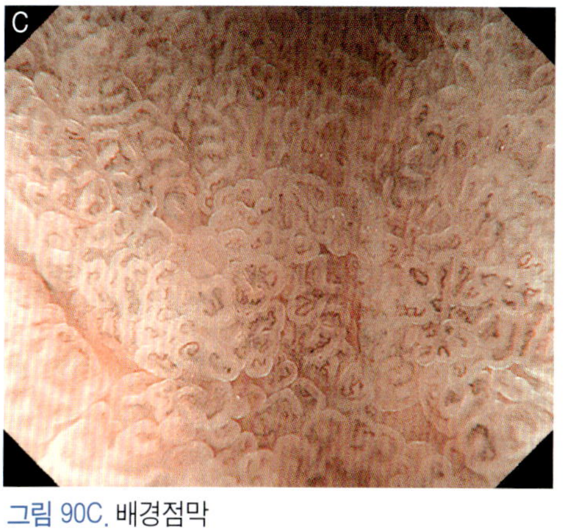

그림 90C. 배경점막

[배경점막] (그림 90C)
V. 상피하 모세혈관의 개개 형태는 주로 개방성 loop상 또는 coil상이다. 형상은 균일하고 대소부동도 거의 없으며 분포는 대칭성이고 배열도 규칙적이다.
S. 개개의 MCE는 원형의 폐쇄성 곡선을 보이며 일부 MCE 가장자리에서는 LBC가 관찰된다.
VS discordance. MCE로 둘러싸인 와간부 상피하에 일치하여 모세혈관이 분포하고 있으므로 VS discordance가 관찰되지 않는다.

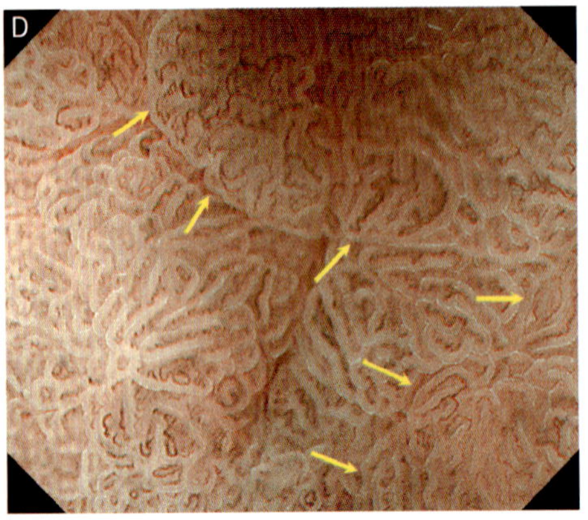

그림 90D. 경계부

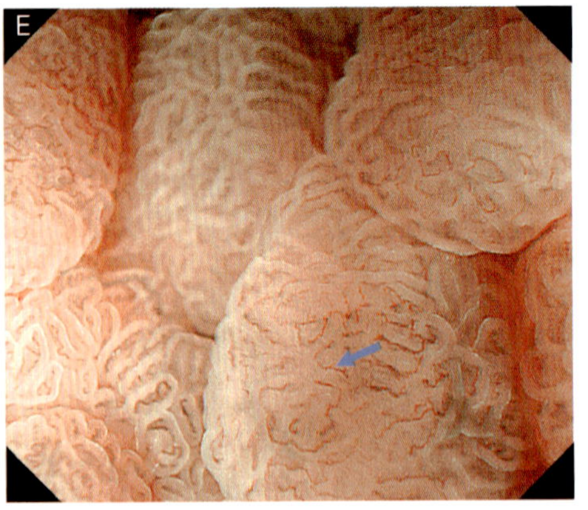

그림 90E. 병변부

[경계부] (그림 90D)
종양의 경계부는 배경점막의 VS 차이에 의해 demarcation line이 관찰된다(노란색 화살표). IEMI는 관찰되지 않는다.

[병변부] (그림 90D, E)
V. 개개의 혈관 형태는 그림 90C의 상피하 모세혈관과 비교 시 크고, 다각형 형태의 폐쇄성 loop로 이루어진 network를 형성하고 있는 것이 주소견이다. 개개 혈관의 loop에 대소부동을 인지할 수 없고 균일한 형상, 대칭적 분포, 규칙적인 배열을 보이고 있다. 이상의 소견으로부터 혈관상의 다양성이 관찰되지 않아 regular MV pattern이라고 판정한다.
S. 그림 90D의 경계부 근방의 병변부에서는 MCE는 폐쇄성의 타원형의 구조를 보이고 있다. 본 병변 중심부의 점막표면 미세구조는 MCE와 이의 가장자리에 LBC가 관찰되며, MCE는 호상부터 직선상이고 연속성이 관찰되며, 규칙적인 미로상을 보이고 있다. 상세히 관찰하면 폐쇄곡선 loop상 혈관의 중심에 미소 원형의 MCE가 관찰된다(청색 화살표). MCE 분포는 대칭적이고 배열도 규칙적으로 정연되어 있다. 그러므로 regular MS pattern이다.
VS discordance. 혈관은 MCE로 둘러싸인 와간부에 일치하여 존재하므로 VS discordance는 없다고 판정한다.

(3) 조직학적 소견 (생체표본)

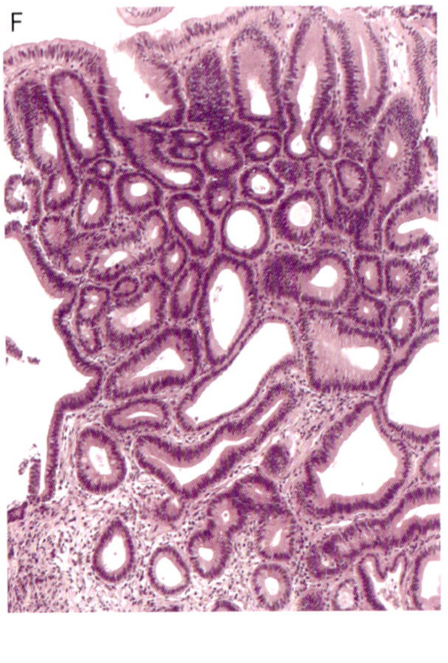

그림 90F. 관상선종(경도~중등도 이형). 경도의 이형을 가진 종양선관과 간질이 규칙적인 선관구조를 형성하고 있는 관상선종. 규칙적인 MCE와 상피하의 규칙적인 MV로 이루어져 있다.

증례 17. 선종 (2), RMVP plus RMSP (그림 91)

분문부 소만, Adenoma, 10 mm, tubular adenoma with mild to moderate epithelial atypia

통상내시경소견 전형 예, 확대내시경소견 전형 예

(1) 통상내시경소견

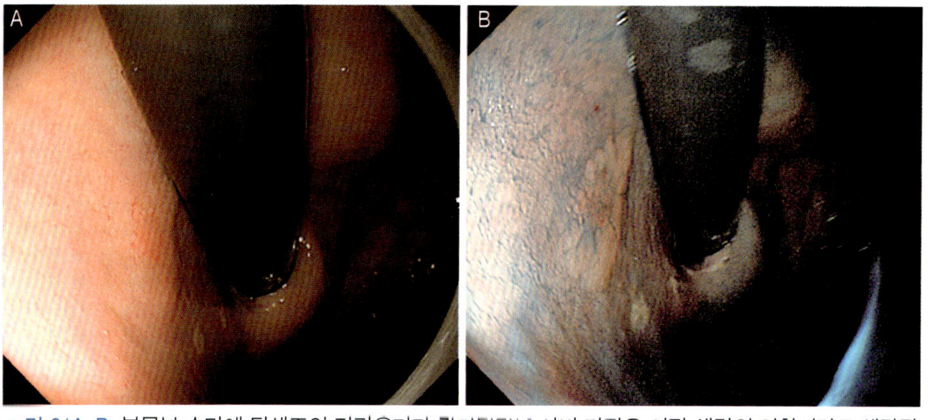

그림 91A, B. 분문부 소만에 퇴색조의 편평융기가 관찰된다(중심의 발적은 이전 생검의 영향이라고 생각된다). 색소산포 후에 편평한 융기성 병변이 명확하게 관찰되며 경계는 명료하다.

(2) 확대내시경소견 (최대배율)

[배경점막] • VS classification : regular MV pattern plus regular MS pattern (LBC +)

• VS discordant : absent

[경 계 부] • Demarcation line : present

• IEMI : absent

[병 변 부] • VS classification : regular MV pattern plus regular MS pattern

• VS discordance : absent

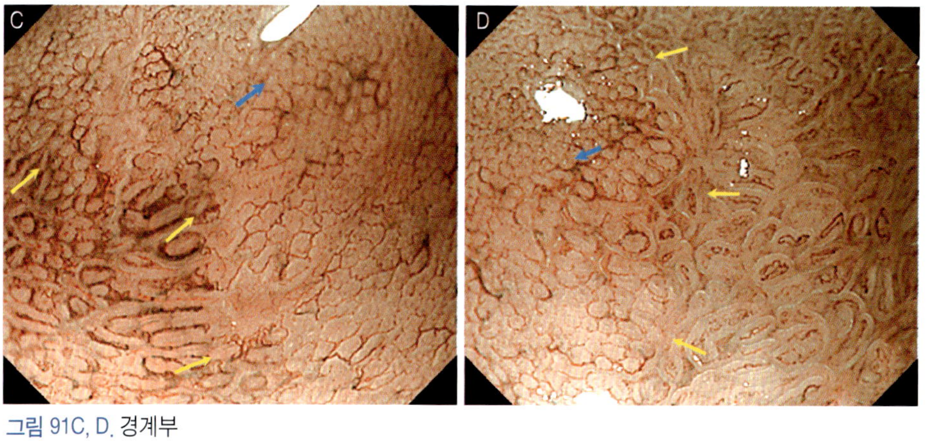

그림 91C, D. 경계부

[배경점막] (그림 91C, D에서 노란색 화살표의 외측)

V. 배경점막의 상피하 모세혈관의 개개 형태는 주로 개방성 loop상 또는 coil상이다. 형상은 균일하고 대소부동도 거의 없으며, 분포는 대칭성이고 배열도 규칙적이다.

S. 그림 91D의 개개의 모세혈관의 loop 내측에 시상화되는 MCE는 주로 원형의 폐쇄성 곡선을 보이며, LBC (청색 화살표)가 가장자리에서 관찰된다.

VS discordance. MCE로 둘러싸인 와간부 상피하에 일치하여 모세혈관이 분포하고 있으므로 VS discordance가 관찰되지 않는다.

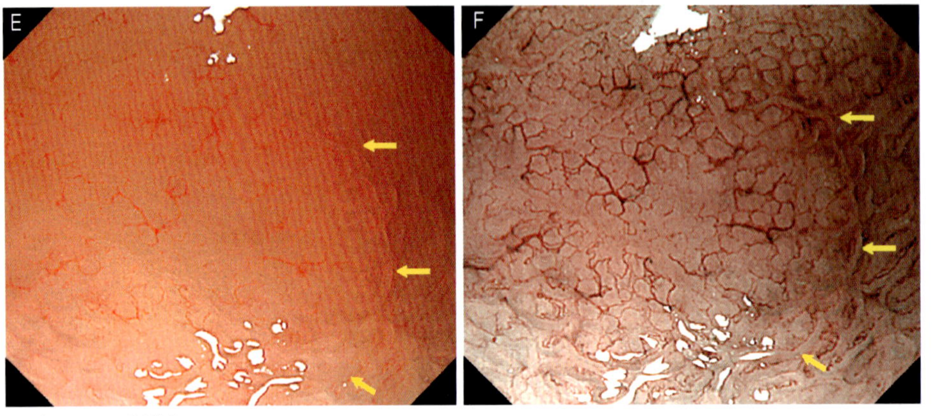

그림 91E, F. 병변부

[경계부] (그림 91C-F)

종양의 경계부에는 배경점막의 VS 차이에 의해 demarcation line (그림 91C-F 노란색 화살표)이 관찰된다. IEMI는 인지되지 않는다.

[병변부] (그림 91C-F)

V. 개개의 혈관 형태는 다각형의 폐쇄성 loop로 이루어져 있으며, 벌집 모양의 상피하 미소혈관 network를 형성하여 집합세정맥과 유사한 혈관으로 관류하고 있다. 소위 정상 위체부의 honeycomb-like SECN pattern with collecting venules과 아주 유사한 소견이다. 개개 혈관의 loop에서 대소부동을 관찰할 수 없으며, 균일한 형상, 대칭적 분포, 규칙적인 배열을 보인다. 오히려 주위의 배경점막의 미소혈관상보다 규칙적이다. 이상의 소견으로 혈관상에 다양성이 관찰되지 않아 regular MV pattern이라고 판정한다.

S. 최대배율(GIF-Q240Z의 최대 분해능 7.9 ㎛)로 관찰하면, 정상 위체부에서 흔히 유원형의 MCE를 관찰할 수 있는 것에 비하여 본 병변의 점막표면 미세구조는 소형의 유원형의 MCE (그림 91C, D)를 가까스로 동정할 수 있다. 게다가 다갈색의 선개구부 형태도 시상화되지 않는다. 이러한 두 가지가 정상 위체부의 점막표면 미세구조와의 차이점이다. 미소한 원형의 MCE는 대칭적인 분포, 규칙적인 배열을 보이고 있다. 그러므로 regular MS pattern이다.

VS discordance. MCE는 다각형의 상피하의 혈관 loop 내측에 정연하게 분포하고 있으므로 VS discordance는 없다고 판정한다.

(3) 조직학적 소견 (생체표본)

G

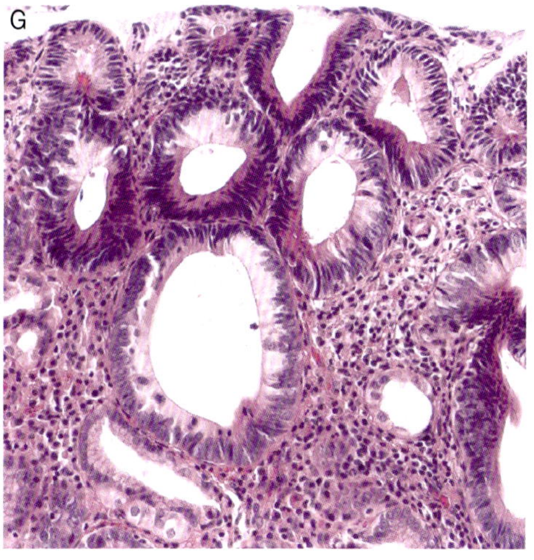

그림 91G. 관상선종(경도~중등도 이형). 경도 이형을 가진 종양선관과 간질이 규칙적으로 배열한 관상선종의 소견이다. 규칙적인 MCE와 상피하의 규칙적인 MV로 이루어져 있다.

증례 18. 선종 (3), Regular WOS (그림 92)

전정부 후벽, Adenoma, 18 mm, tubular adenoma with mild to moderate epithelial atypia

통상내시경소견 전형 예, 확대내시경소견 전형 예

(1) 통상내시경소견

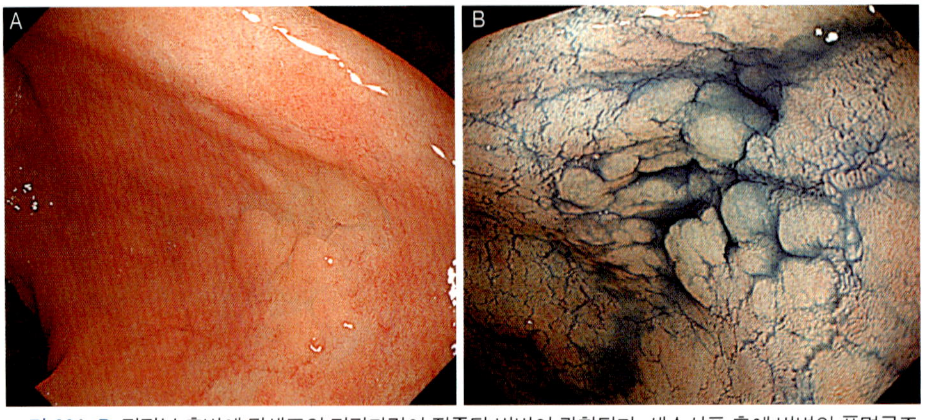

그림 92A, B. 전정부 후벽에 퇴색조의 편평과립이 집족된 병변이 관찰된다. 색소산포 후에 병변의 표면구조가 명확해지며, 대소부동 · 요철이 비교적 없는 편평 과립이 집족된, 경계가 명료한 병변이다.

(2) 확대내시경소견 (최대배율)

[배경점막] • VS classification : regular MV pattern plus regular MS pattern

• VS discordant : absent

[경 계 부] • Demarcation line : present

• IEMI : absent

[병 변 부] • VS classification : absent MV pattern plus regular MS pattern (WOS +)

• VS discordance : ND

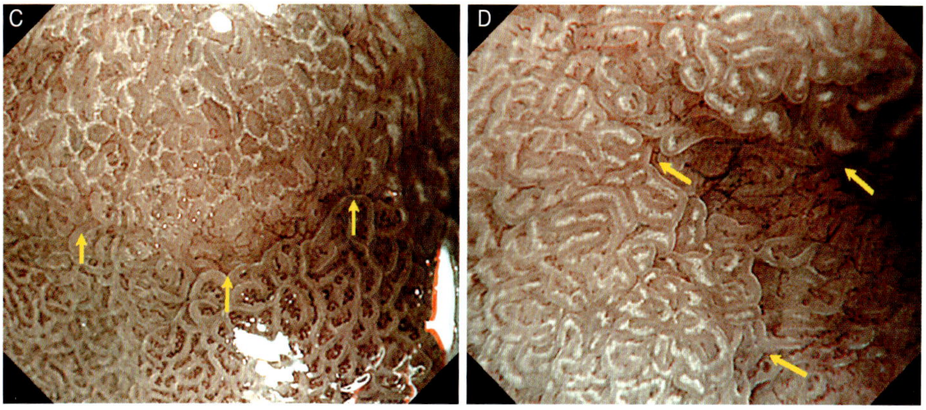

그림 92C, D. 경계부 (C. 구측. D. 항문측). Regular WOS.

[배경점막] (그림 92C에 표시된 화살표의 경계부 외측의 배경점막)

V. 배경점막의 상피하 모세혈관의 개개 형태는 주로 개방성 loop상 또는 coil상이다. 형상은 균일하고 대소부동도 거의 없으며, 분포는 대칭적이고 배열도 규칙적이다.

S. MCE는 주로 폐쇄 곡선으로 이루어진 유원형의 와간부를 형성하고 있다.

VS discordance. 그림 92C는 주로 상피로 둘러싸인 다원형 또는 유원형의 와간부의 중심에 일치하여 상피하 모세혈관이 분포하는 전정부의 특징적인 확대내시경상(VS concordant)이다.

[경계부] (그림 92C, D)

종양의 경계부는 종양과 비종양의 VS 차이에 의해 demarcation line (화살표)이 관찰된다. IEMI는 인지되지 않는다.

[병변부] (그림 92C, D)

V. 개개의 혈관은 WOS로 인해 조금은 투영되지만 형태의 평가는 불가능하다. 그러므로 absent MV pattern으로 판정한다.

S. 병변 구측부의 NBI 병용확대내시경상(그림 92C)에서는 MCE의 형태는 명료하게 시상화되지 않는다. WOS는 규칙적인 reticular pattern을 보이고 있으므로, WOS를 지표로 점막표면 미세구조를 판정하면 regular MS pattern이다. 병변 항문측부의 NBI 병용확대내시경상(그림 92D)에서는 MCE는 띠모양이 연속된 미로상 형태를 보이며, 중단이나 주행의 부정은 관찰되지 않는다. 와간부에 일치하여 반상부터 띠모양의 WOS를 인지할 수 있으며, 분포는 대칭적이고 배열도 규칙적이다. 본 병변 부위는 MCE와 WOS의 규칙적인 형태를 지표로 하여 regular MS pattern이라고 판정한다.

VS discordance. 혈관의 구조를 인지할 수 없으므로, not determined라고 판정한다.

(3) 조직학적 소견

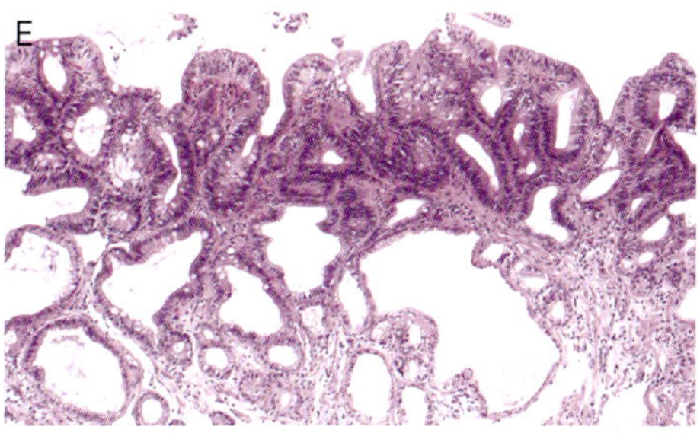

그림 92E. 그림 92C의 reticular WOS 부위로부터 얻은 생검표본. 경도-중정도의 이형을 가진 관상선종이다. 와간부는 좁다. [아직까지 조직학적 소견으로부터 WOS의 형성과정을 설명할 수 없다(그림 92F도 동일하다)].

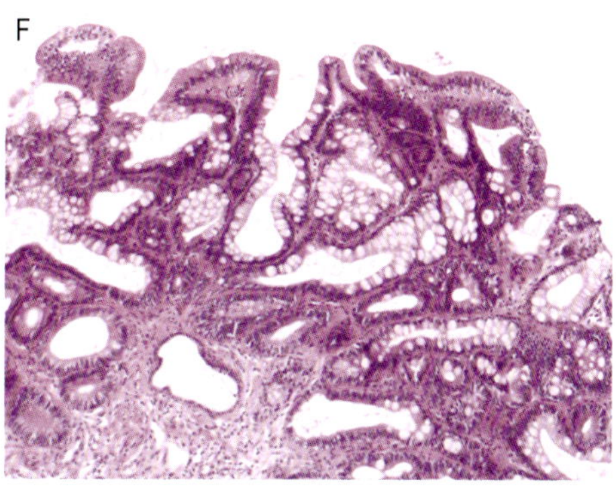

그림 92F. 그림 92D의 speckled WOS 부위로부터 얻은 생검표본. 그림 92E와 동일하게 경도-중정도의 이형을 가진 관상선종이며, 그림 92E의 조직상과 비교하면 간질이 좁은 와간부로 이루어져 있다.

증례 19. 선종 (4), Regular WOS (그림 93)

전정부 전벽, Adenoma, 10 mm, tubular adenoma with moderate epithelial atypia
통상내시경소견 전형 예, 확대내시경소견 전형 예

(1) 통상내시경소견

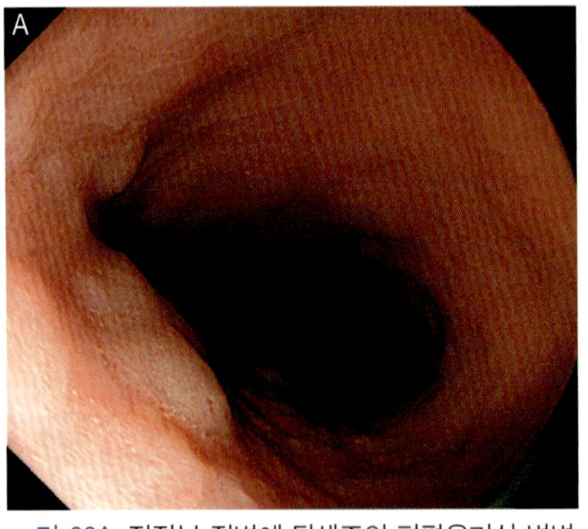

그림 93A. 전정부 전벽에 퇴색조의 편평융기성 병변이 관찰된다.

(2) 확대내시경소견 (최대배율)

[배경점막] 본 증례는 배경점막의 소견을 생략한다.

[경 계 부] • Demarcation line : present

• IEMI : absent

[병 변 부] • VS classification : absent MV pattern plus regular MS pattern (WOS +)

• VS discordance : ND

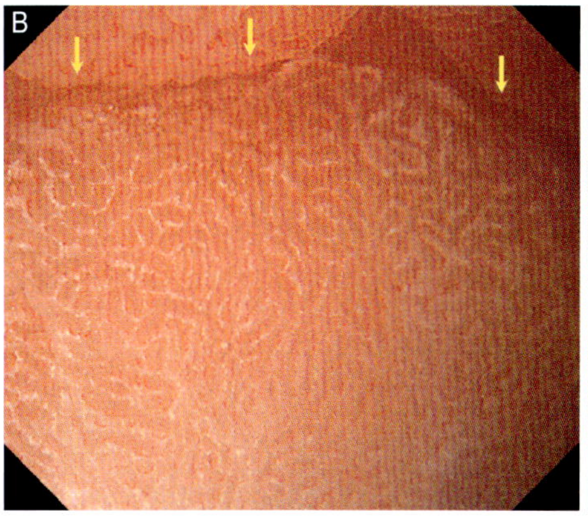

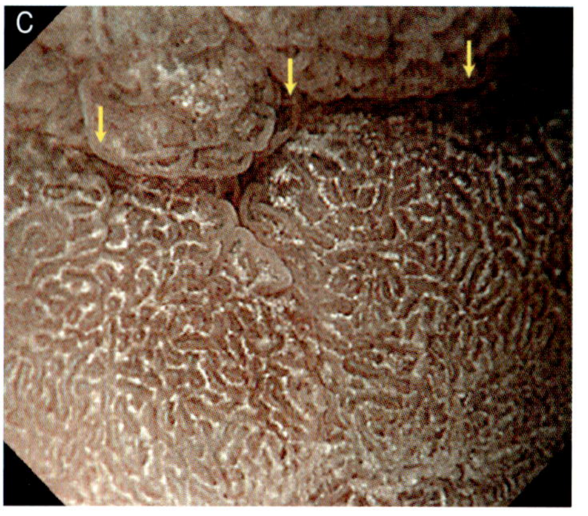

그림 93B, C. 경계부

[경계부] (그림 93B, C)
종양점막의 경계부는 종양과 비종양의 VS 차이에 의해 demarcation line (화살표)이 관찰된다. IEMI는 인지되지 않는다.

[병변부] (그림 93B, C)
V. 상피하 혈관의 형태는 점막 백색불투명물질(WOS) 때문에 전혀 투견되지 않으므로 absent MV pattern으로 판정한다.
S. 백색광 확대관찰(그림 93B)에서는 MCE의 형태는 판정할 수 없지만, NBI 병용확대관찰(그림 93C)에서는 띠모양의 MCE 형태를 가까스로 인지할 수 있다. 그러나 WOS가 규칙적인 미로상의 배열 형태를 보임을 한 눈에 알 수 있어 regular MS pattern이라고 판정하는 것이 타당한다.
VS discordance. 혈관의 구조를 인지할 수 없으므로, not determined라고 판정한다.

(3) 조직학적 소견

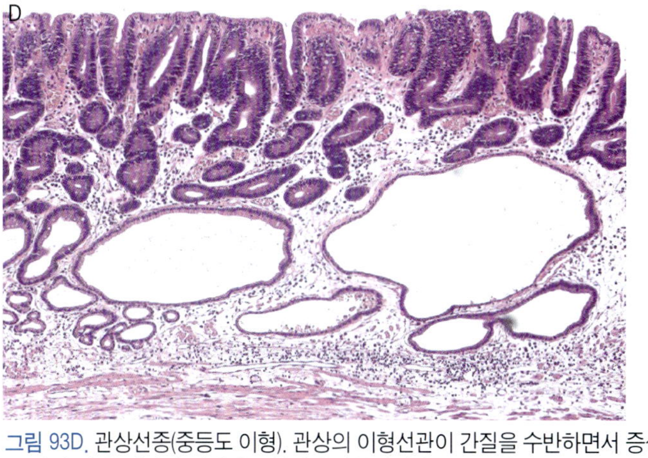

그림 93D. 관상선종(중등도 이형). 관상의 이형선관이 간질을 수반하면서 증식하고 있다. 관상선관의 구조는 균일하고 구조이형도 거의 없다. 이것의 아래에는 확장된 비종양선관이 존재하며 선종에 특징적인 소위 2층 구축을 보이고 있다. 이형선관의 세포이형은 약하며, 핵은 기저막측에서 가늘고 길고 조밀하게 존재하고 있다. Goblet cell로의 분화는 적다. 전형적인 중등도 이형을 보이는 선종의 소견이다.

13.4 융기 (0 I형)

증례 20. 전형 I, IMVP plus RMSP (그림 94)

궁륭부 대만, 0 I, 11 mm, differentiated type (very well to well differentiated adenocarcinoma), 심달도 M
통상내시경소견 전형 예, 확대내시경소견 전형 예

(1) 통상내시경소견

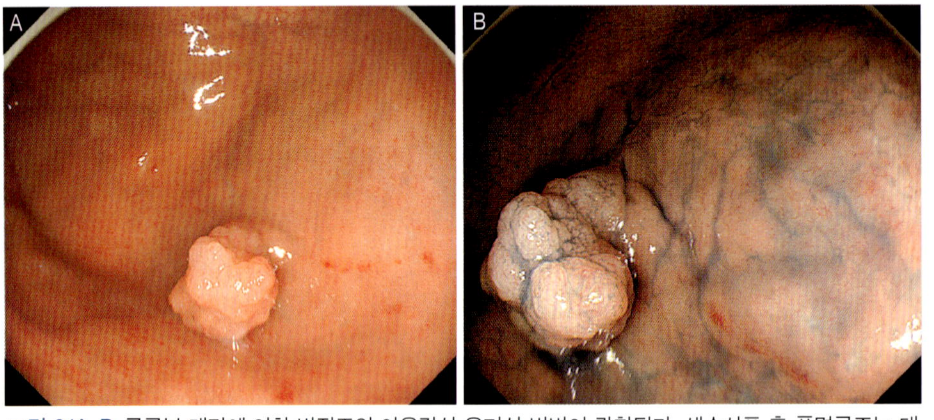

그림 94A, B. 궁륭부 대만에 연한 발적조의 아유경성 융기성 병변이 관찰된다. 색소산포 후 표면구조는 대소부동을 가지는 과립상부터 결절상의 융기로 되어 있다.

(2) 확대내시경소견

[배경점막] [경계부] 본 증례는 배경점막과 경계의 소견을 생략한다.

[병 변 부] • VS classification : irregular MV pattern plus regular MS pattern

• VS discordance : absent

C
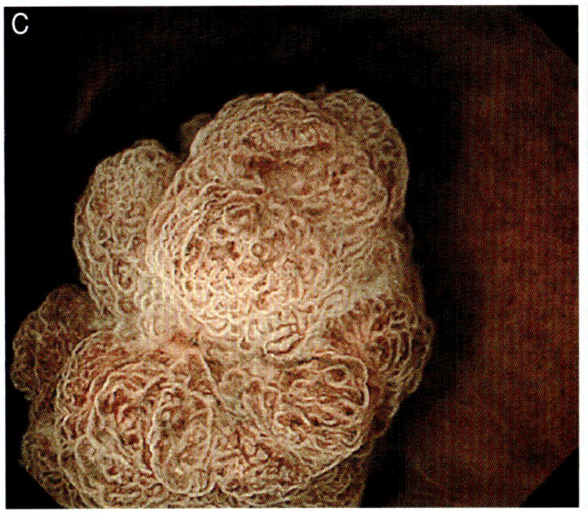

D
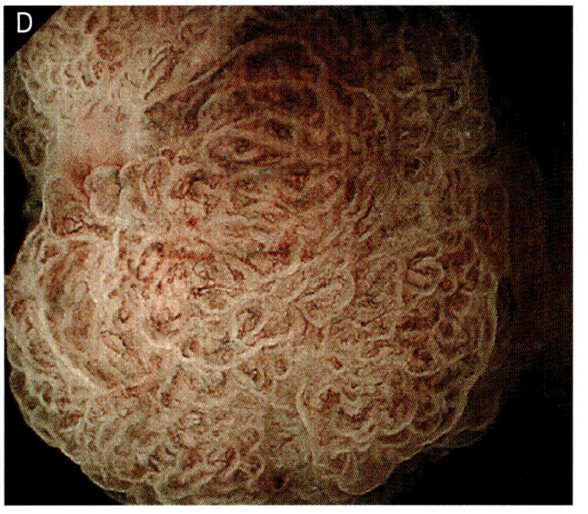

그림 94C, D. 병변부
C. 약확대, D. 거의 최대확대

[병변부] (그림 94C, D)
그림 94C의 약확대상에서 점막표면 미세구조를 어느 정도 인지할 수 있으나 미소혈관의 상세한 형태학적 판단은 불가능하다. 그림 94D와 같이 최대배율을 사용하지 않으면 상세한 검토는 불가능하다.

V. 개개의 혈관 형태는 개방성 또는 폐쇄성 loop, coil상, 수지상 등 다양하며, 한 가지도 동일한 형태의 혈관을 관찰할 수 없다. 즉, 불균일한 형태, 대소부동, 비대칭적 분포, 불규칙한 배열을 보인다. 와간부 내에서 문합하지만 일정한 규칙성을 인지할 수 없다. 이상의 소견으로부터 irregular MV pattern이라고 판정한다.

S. MCE는 일정한 폭을 갖고 호상부터 유원형의 형태를 보이며, 일부에서 중단상 또는 불명료화되는 상이 관찰되지만 거의 연속되어 있다. MCE로 형성된 와간부의 대소부동은 거의 없어 전체적으로 regular MS pattern이다.

VS discordance. 미소혈관은 MCE로 둘러싸인 와간부 상피하에 일치하여 거의 존재하므로 VS concordant라고 판정한다.

(3) 조직학적 소견

E
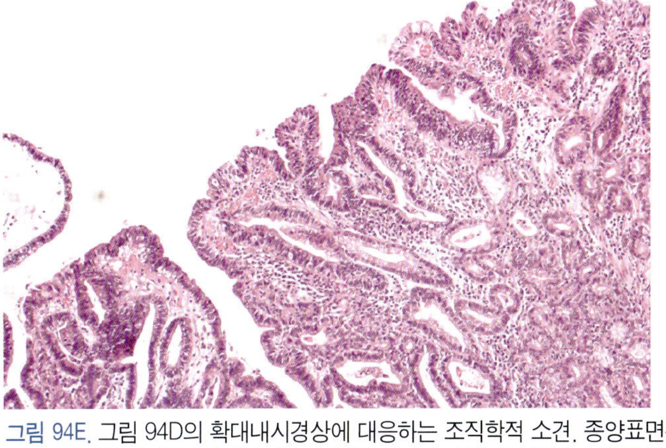

그림 94E. 그림 94D의 확대내시경상에 대응하는 조직학적 소견. 종양표면은 대형의 선관이 일정한 폭을 가진 MCE로 되어 있으며, 명료한 선관구조를 형성한 고분화선암이다. 선관의 간격은 다소 불규칙하고 와간부 상피하의 간질에 부정한 미소혈관이 증식하는 소견이 있어 확대내시경상의 소견을 설명할 수 있다.

13.5 특이한 확대내시경상을 보이는 증례

증례 21. 전형 IIa, Vessels within epithelial circle (VEC) pattern (그림 95)

전정부 대만-후벽, 0 IIa, 40 mm, differentiated type (very well to well differentiated adenocarcinoma of gastric phenotype), 심달도 SM3

통상내시경소견 전형 예, 확대내시경소견 특이 예 (vessels within epithelial circle pattern : VEC pattern)

(1) 통상내시경소견

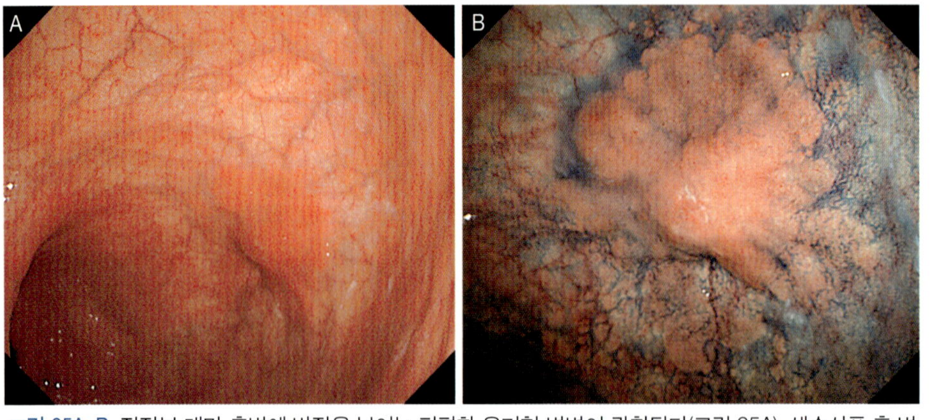

그림 95A, B. 전정부 대만-후벽에 발적을 보이는 편평한 융기형 병변이 관찰된다(그림 95A). 색소산포 후 병변에 궤양 형성을 수반하고 있지 않지만, 병변의 중심부부터 대만측이 받침 형태로 거상되어 있어 점막하층으로 침윤한 암으로 진단하였다.

(2) 확대내시경소견 (최대배율, 침수관찰)

[배경점막] • VS classification : regular MV pattern plus regular MS pattern (LBC +)
• VS discordance : absent

[경 계 부] • Demarcation line : present
• IEMI : absent

[병 변 부] • VS classification : irregular MV pattern plus regular MS pattern
• VS discordance : absent

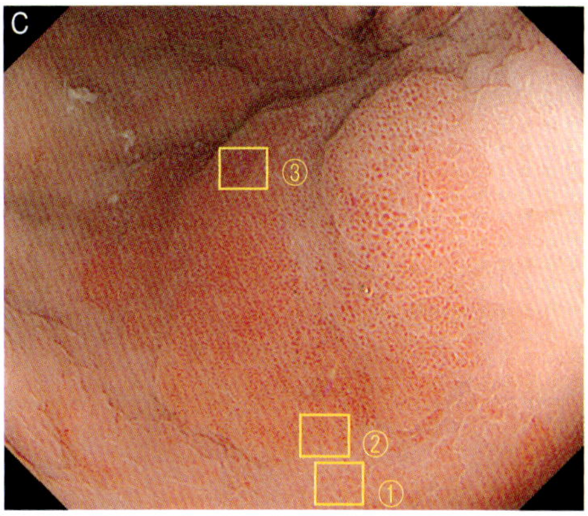

그림 95C. 통상관찰

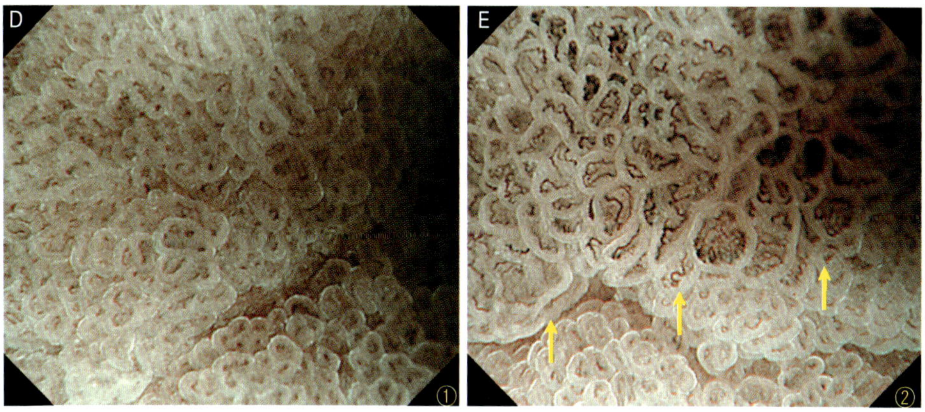

그림 95D, E. 확대관찰상
D. 배경점막 (그림 95C의 ①). E. 경계부 (그림 95C의 ②)

[배경점막] (그림 95D ; 그림 95C의 ①)

V. 개개의 혈관 형태는 소형의 개방성 loop상 혈관이며, 대소부동과 형상 불균일을 인지할 수 없고, 분포는 대칭성이고 배열도 규칙적이므로 regular MV pattern이다.

S. MCE는 유원형의 구조를 보이고 있다. MCE 변연의 가장자리에는 LBC가 관찰된다. LBC 가장자리를 가진 소형의 유원형 와간부가 정연하게 배열되어 있기 때문에 regular MS pattern으로 판정할 수 있다.

VS discordance. 점막상피하의 소형 loop상 혈관은 원형의 소형 와간부 상피하에 일치하여 존재하므로 VS concordant라고 판정한다. 좁은 와간부에는 1 loop의 혈관밖에 관찰되지 않는다.

[경계부] (그림 95E ; 그림 95C의 ②)

V와 S의 차이에 의해 명료한 demarcation line이 관찰된다(화살표). IEMI는 관찰되지 않는다.

[병변부1] (그림 95E ; 그림 95C의 ②의 점막 내 암부, VEC pattern)

V. 개개 혈관의 형태는 주로 개방성 loop상이며, 비암부의 모세혈관과 비교하면 두껍고 사행성이며 조밀하게 존재하고 있다. 분포는 규칙적이지만, 개개 혈관은 불균일한 형상, 대소부동하며, 제각기 서로 다른 형태의 미소혈관을 보이고 있어 irregular MV pattern이라고 판정한다.

S. MCE는 가지런한 원형부터 유원형의 구조를 보이고 있으며, 배경점막에 비해 큰 와간부를 형성하고 있다. 상피의 형태나 주행에 불규칙한 점이 전혀 관찰되지 않아 regular MS pattern이라고 판정한다. 본 병변의 상피 구조가 원형이라는 점에서 유두선암의 조직상이 추측된다. <u>원형상피로 둘러싸인 원형의 와간부 상피의 간질에 혈관이 존재하는 특징적인 소견을 "vessels within epithelial circle (VEC) pattern" 이라고 저자는 부르고 있다.</u>

VS discordance. 이상의 소견으로부터 와간부 상피하에 완전히 일치하여 혈관이 존재하므로 VS concordance이다.

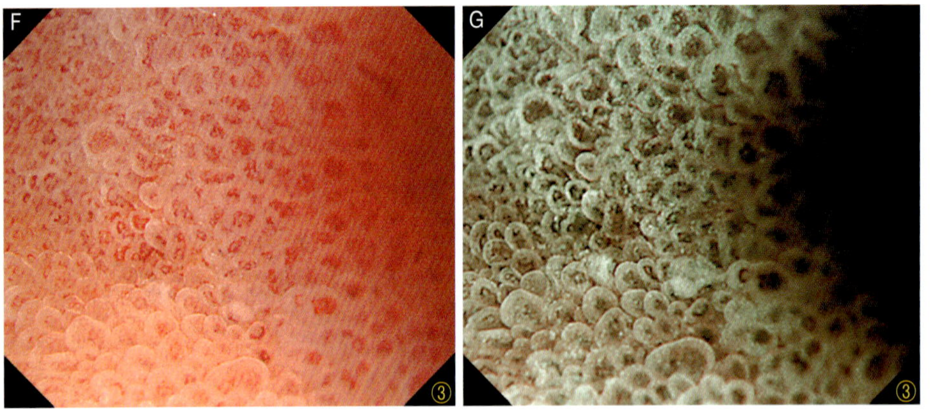

그림 95F, G. 점막하층 침윤부 (그림 95C의 ③)

[병변부 2] (그림 95F) 그림 95C의 ③의 점막하층 침윤부 표층 (VEC pattern)

V. 이 부위에서는 혈관이 소형화되어 있어 명확한 형태의 판정이 곤란하다.

S. 점막하층 침윤부 표층의 상피구조는 미란을 형성하지 않고 보존되어 있어, 깨끗한 원형의 MCE로 이루어진 원형의 와간부가 정연하게 배열되어 있다.

VS discordance. 이상의 소견으로부터 와간부 상피하에 완전히 일치하여 혈관이 존재하므로 VS concordance이다. 백색 원형의 MCE 중심에 미소혈관이 존재하는 VEC pattern의 소견을 보이고 있다.

(3) 절제표본, 육안소견

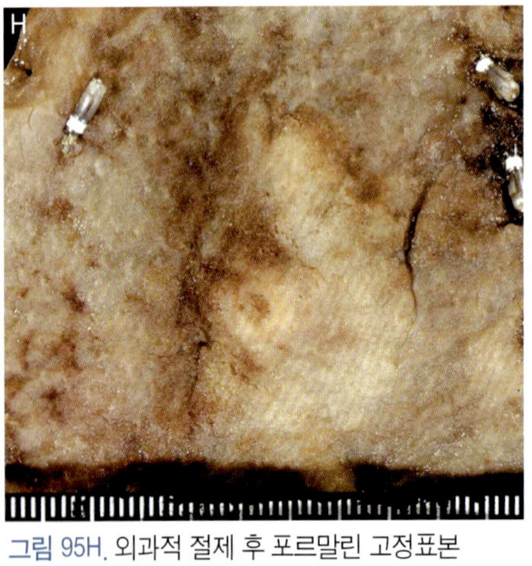

그림 95H. 외과적 절제 후 포르말린 고정표본

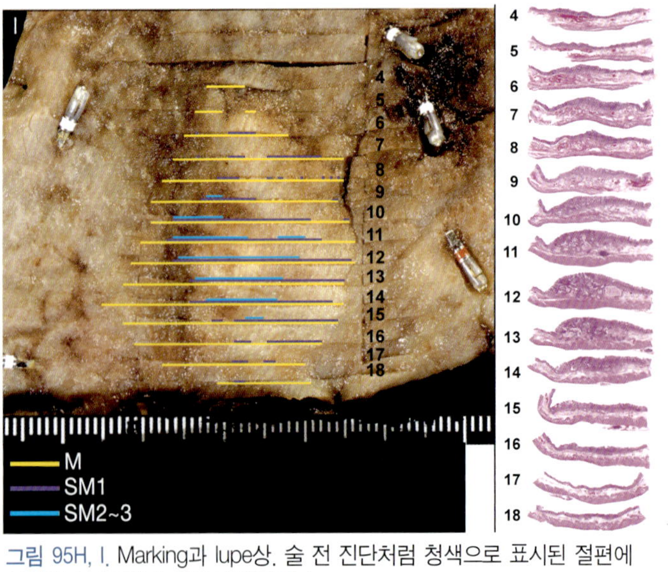

그림 95H, I. Marking과 lupe상. 술 전 진단처럼 청색으로 표시된 절편에 일치하여 점막하층 침윤이 관찰된다.

(4) 조직학적 소견 (절편 No. 10)

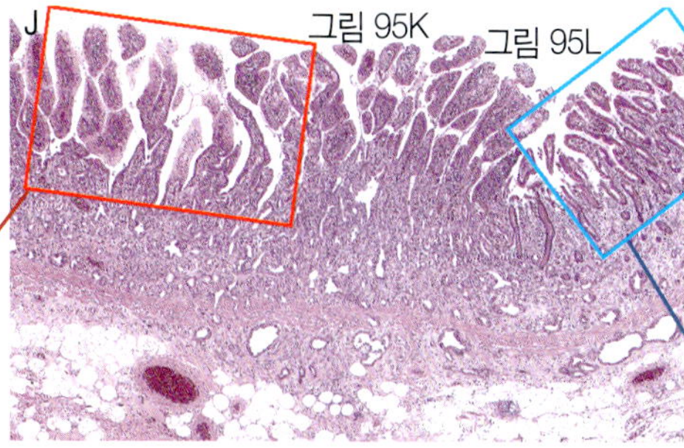

그림 95J. 병변구측 경계부의 약확대상

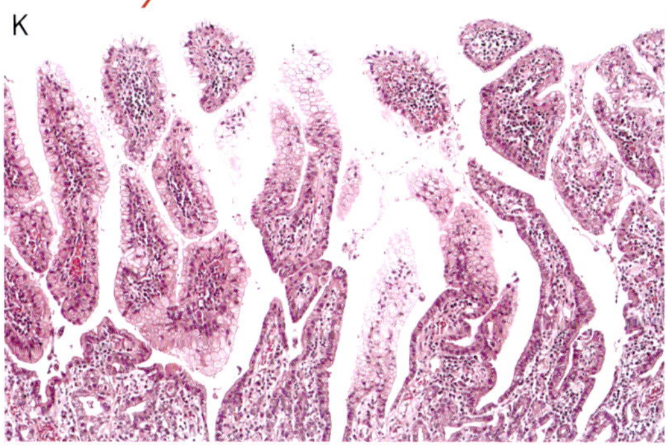

그림 95K. 병변점막표층의 강확대상.
표층은 밝은 포체를 가진 선와상피와 유사하고 세포이형과 구조이형도 약하며 유두상 구조를 가진 종양조직으로, 표층은 초고분화선암의 소견이다.

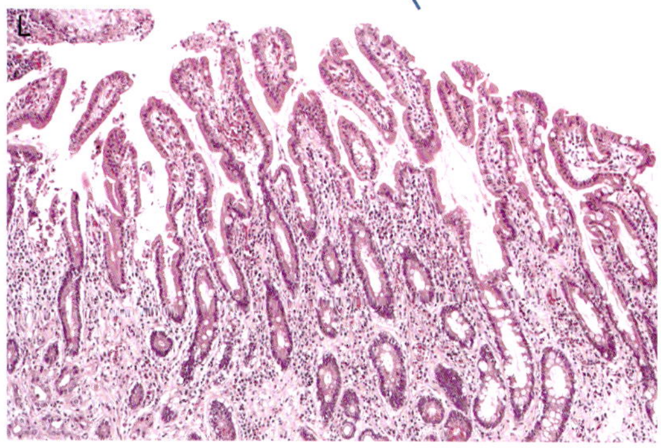

그림 95L. 구측 비암점막 표층의 강확대상
배경점막에서 미만성으로 장상피화생이 관찰된다.

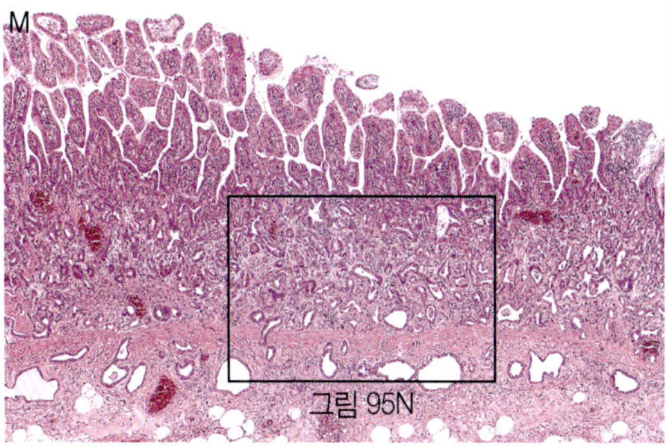

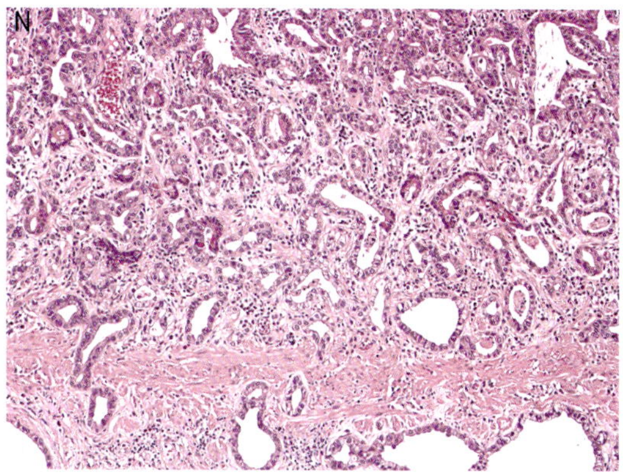

그림 95M, N. 병변점막의 심층부. 구조이형과 세포이형이 강하고 분화도가 나쁜 중분화선암이며, 점막근판을 파괴하지 않으면서 점막하층으로 침윤하고 있다.

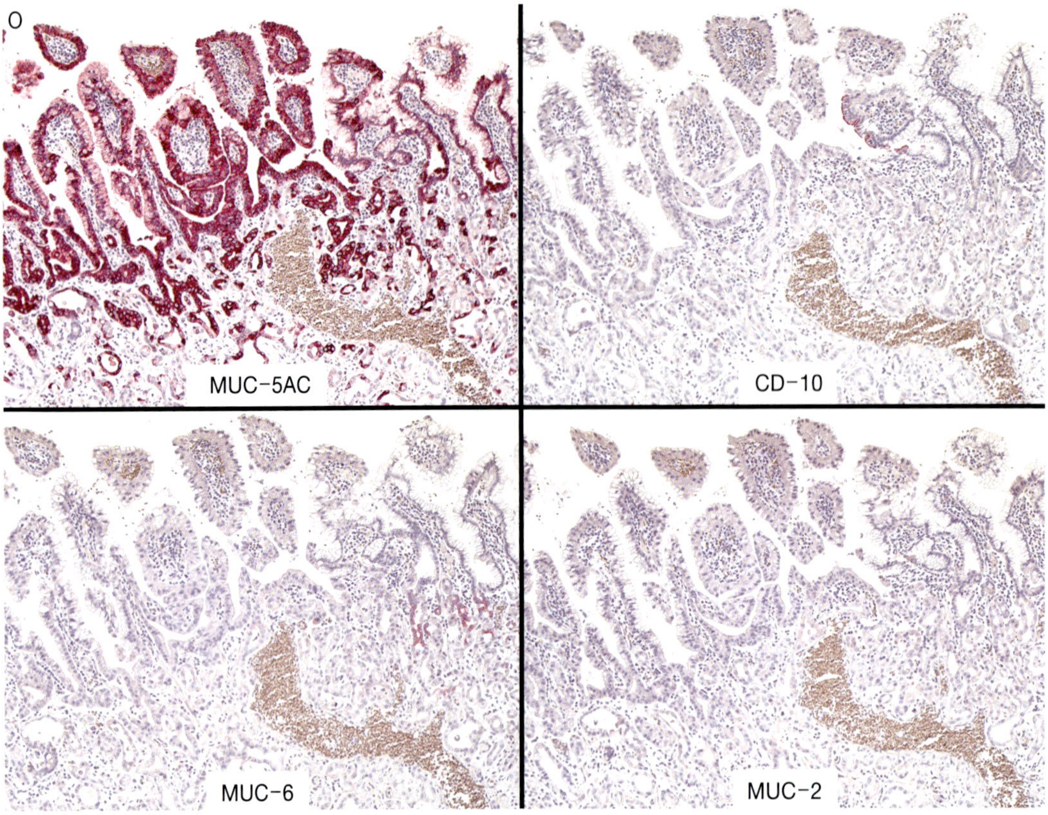

그림 95O. 면역조직학적 염색. MUC-5AC 강양성, MUC-6 음성, CD-10 음성, MUC-2 음성으로, 위형의 점액형질을 가진 선암이다. 또한 림프절 전이는 음성이었다.

(4) 조직학적 소견 (절편 No. 10)과 확대내시경소견 (그림 95C, D)의 비교

본 증례의 배경점막과 병변부1에 대하여 확대내시경상과 조직상의 대비가 가능하였기에 아래에 설명하고자 한다.

[배경점막] (그림 95P, Q)
CD34 염색에서는, 유두상의 장상피화생 점막 상피하에 좁은 간질의 모세혈관 내피세포가 염색되지만 염색성이 약하고 혈관의 수도 적다.

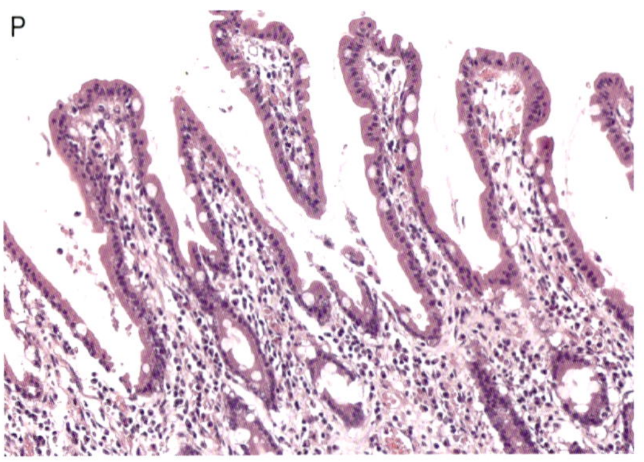

그림 95P. 그림 95D의 NBI 병용확대내시경상에 대응하는 조직상

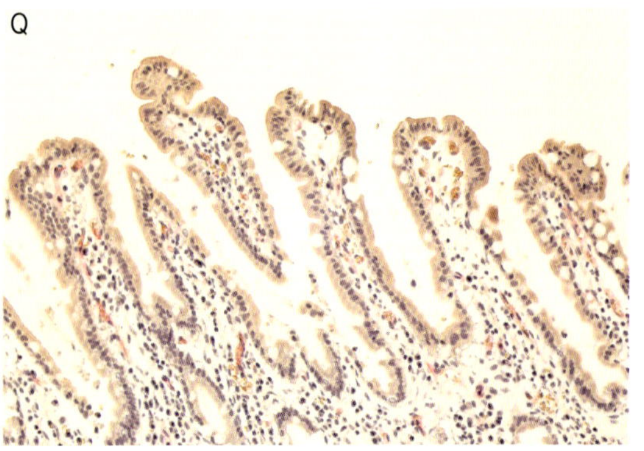

그림 95Q. 그림 95P의 연속절편의 CD34염색상

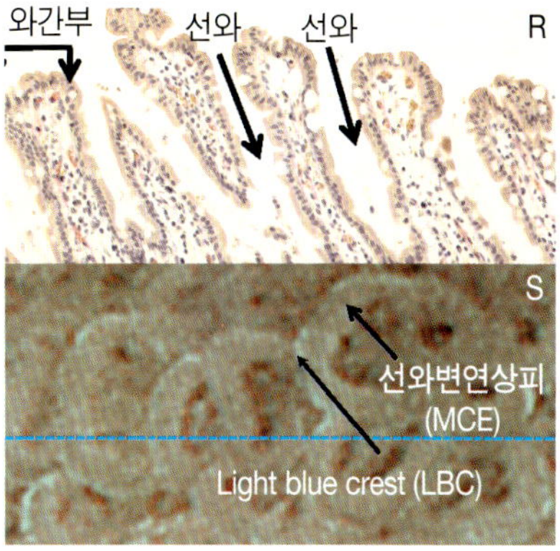

그림 95R. 그림 95D의 확대내시경상의 일부와 그림 95Q의 조직상의 비교(하단의 확대내시경상에 그려진 청색 점선의 단면이 상단의 조직상으로 가정한다). 내시경상에서 인지된 원형 MCE로 둘러싸인 와간부는 조직학적으로 선와와 선와 사이의 좁은 간질을 가진 유두상의 와간부에 대응되며, 확대내시경에서 인지된 상피하의 1개의 모세혈관은 좁은 간질에 해당하는 부위에 존재하고 있음을 알 수 있다.

[병변부 1](그림 95S, T)
유두상의 이형이 약한 종양점막 상피하의 간질에 증식된 미소혈관의 내피세포는 CD34염색에 강하게 염색되며, 혈관의 형태는 불균일하고 두께의 대소부동도 관찰된다.

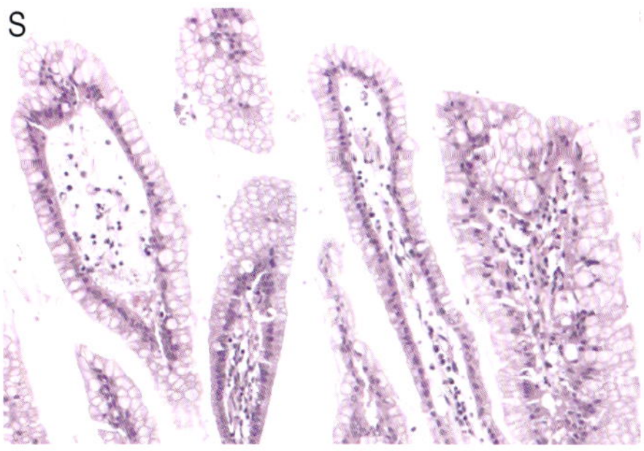

그림 95S. 그림 95E의 NBI 병용확대내시경상(점막내암)에 대응하는 조직상

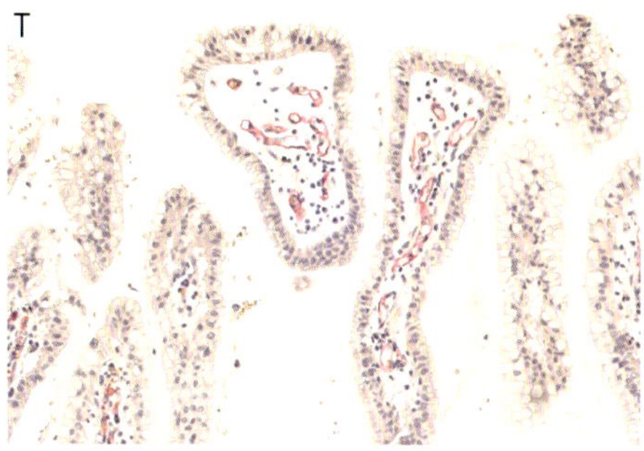

그림 95T. 그림 95S 연속절편의 CD34 염색상.

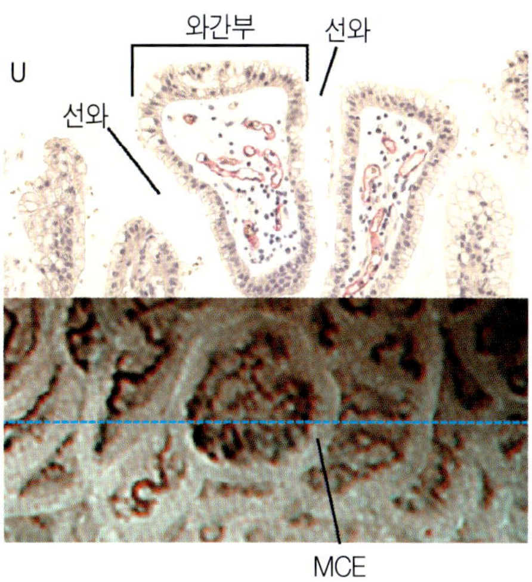

그림 95U. 그림 95E의 NBI 병용확대내시경상의 일부와 그림 95T의 조직상의 비교. 하단의 확대내시경상에 그려진 청색 점선의 단면이, 상단의 조직상으로 가정한다. 내시경에서 인지된 원형의 MCE로 둘러싸인 와간부는, 조직학적으로는 비교적 넓은 유두상의 상피구조로 이루어진 와간부에 대응된다. 확대내시경에서 인지된 다수의 증식된 불규칙 혈관상은 상피하의 종양 간질에 신생된 불규칙적인 미소종양혈관에 대응되고 있다.

[본 증례의 특징]

(1) 배경점막의 NBI 병용확대내시경상은 LBC를 수반한 원형의 MCE로 형성된 와간부 상피하에 대략 1개의 개방성 loop상 모세혈관이 인지되며, 이러한 소견은 조직학적으로 좁은 간질을 가지는 유두상을 보이는 장상피화생 점막의 특징적인 확대내시경 소견이라고 생각된다.

(2) 종양부 표층에는 원형의 MCE로 형성된 와간부의 상피하에 불규칙한 미소혈관상이 관찰된다. 즉, 조직학적으로 종양의 구조이형이 약하기 때문에 점막표면 미세구조는 규칙적이라 할지라도 종양의 미세혈관상을 충분한 분해능을 가지고 관찰하면, 암에 특징적인 irregular MV pattern에 의해 암으로 진단할 수 있다는 점이 중요하다.

(3) 이후 증례를 더 모을 필요가 있지만 원형의 상피로 둘러싸인 와간부 상피하에 부정한 혈관이 존재하는 경우는, 본 증례처럼 종양표층이 유두상을 보이는 초고분화암이고 종양심층에서는 중분화 또는 저분화암으로 분화도가 나빠지는 경향이 있다. 또한 滝澤는 위암의 경우는 유두선암이 관상선암보다 악성도가 높은 경향이 있다고 기술하고 있다.[57,58]

그러므로 표면에서 본 증례와 같은 소견이 파악되는 경우는 점막심층에 저분화 경향이 있음을 고려해서 진료를 할 필요가 있다고 생각되며, 이러한 상피와 혈관의 pattern을 원형상피 내 혈관 pattern (vessels within epithelial circle pattern, VEC pattern)이라고 부를 것을 제안하는 바이다.

또한 일견 이러한 VEC pattern의 백색광 확대내시경소견은「ikra(연어의 알젓)상 외견」이라는 별칭에도 들어맞지만, 이러한 명칭은 이미 有馬 등이 식도 편평상피암의 확대내시경상에 대하여「ikra(연어의 알젓)상의 형태」를 보고한 바 있다.[59] 하지만 동일한 소견임에도 식도와 위에서 임상적 의의가 다르다. 식도 편평상피암의「ikra(연어의 알젓)상의 형태」는 종양이 상방 발육을 보이고 심부침윤경향이 드물다는 조직학적 의의를 가진다. 즉, 임상적 의의가 다르기 때문에 동일한 명칭을 다른 장기에 사용하면 혼란을 줄 수 있으므로, 위에서는「ikra(연어의 알젓)」라는 용어를 사용해서는 안 된다고 생각되어, 감히 VS classification의 해부학적 용어를 사용하여 VEC pattern이라고 호칭하게 되었다(이에 대해서는 埼玉縣立 암센터 · 有馬美和子 선생의 의견을 참조로 하여 위의 경우에는 상기와 같은 이유로 ikra(연어의 알젓)이라는 별칭을 사용하지 말자는 결론에 도달하였다. 이 자리를 빌어 감사의 마음을 전하고 싶다).

증례 22. 전형 IIa, Vessels within epithelial circle (VEC) pattern (그림 95)

하부체부 후벽, 0 IIc, 18 mm, differentiated type (very well to well differentiated adenocarcinoma of gastric phenotype), 심달도 SM1

통상내시경소견 전형 예, 확대내시경소견 특이 예 (villous MCE)

(1) 통상내시경소견

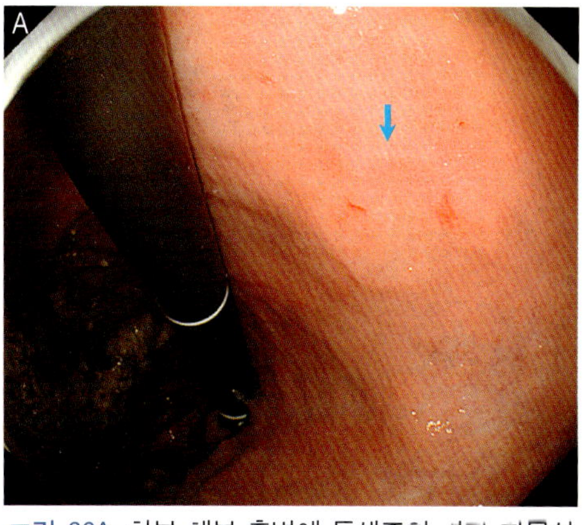

그림 96A. 하부 체부 후벽에 동색조의 경한 함몰성 병변이 관찰되고 있다.

(2) 확대내시경소견

[배경점막] • VS classification : regular MV pattern plus regular MS pattern

• VS discordance : absent

[경 계 부] • Demarcation line : present

• IEMI : absent

[병 변 부] • VS classification : irregular MV pattern plus irregular MS pattern (villous MCE)

• VS discordance : absent

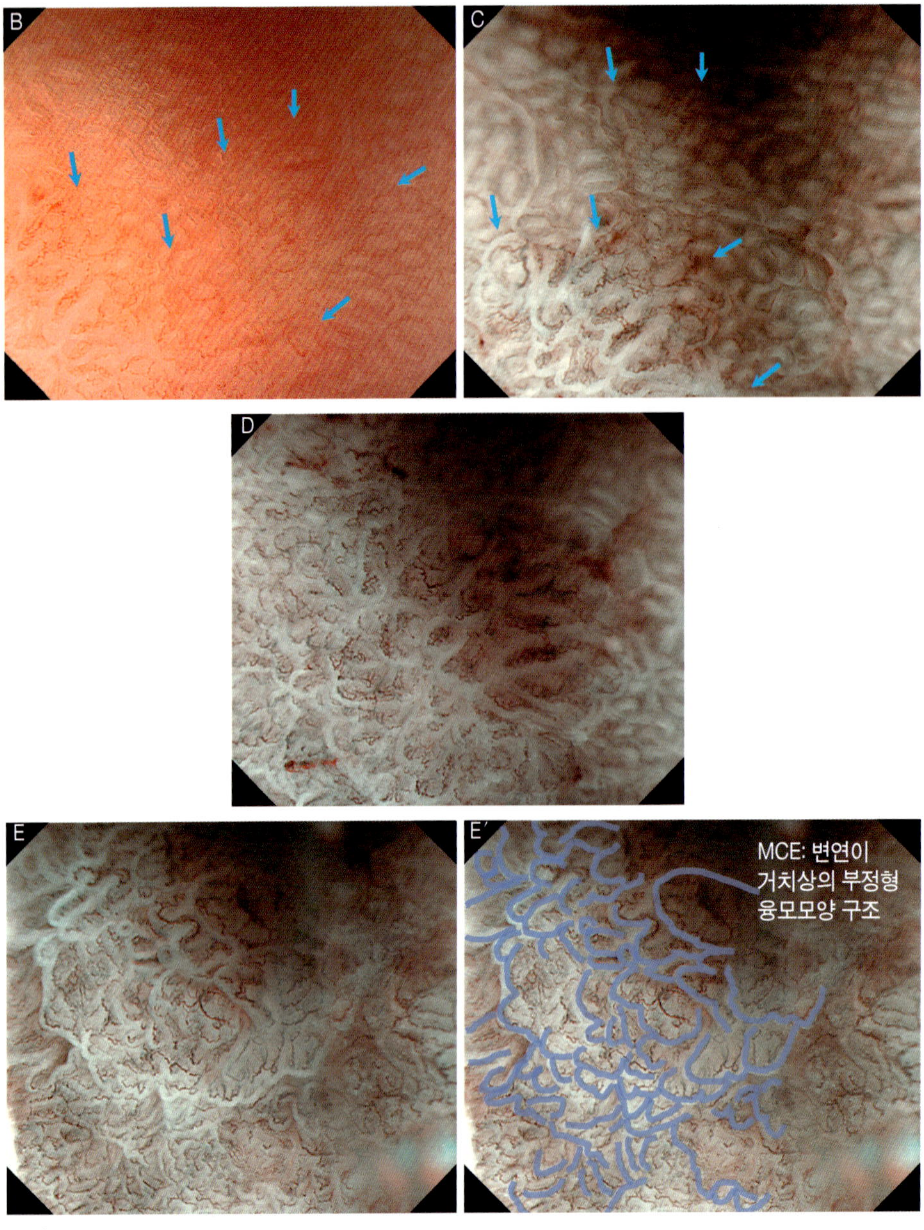

그림 96B-E'.
백색광 강확대관찰(그림 96B)에서 병변의 구측 경계(그림 96A의 화살표)를 관찰하면 명료한 demarcation line (화살표)의 내측에 irregular MV pattern이 관찰된다.
백색광에서 NBI로 전환하면(그림 96C), demarcation line 내측의 irregular MV pattern이 명료화됨에 추가해서 거치상 형태를 가지는 MCE가 명확하게 보인다.
한층 더 병변부의 중심부를 관찰하면(그림 96D, E), 백색광 확대관찰에서는 명확하지 않은 거치상의 구조를 가진 MCE가 십이지장 융모를 생각하게 하는 표면미세구조를 형성하고 있다. 본 증례는 침수법으로 관찰하였기 때문에 융모양 상피구조가 침수하에서 흔들리는 상도 관찰 가능하였다.
융모양 상피구조의 와간부 상피하에 일치하여, 복잡하게 분지하는 수지상, 사행하는 개방성 loop상 등 불균일한 형상의 미소혈관이 분포하고 있다. 혈관은 다양성이 풍부하며 형태도 불규칙하다.

(3) ESD 절제표본 육안소견

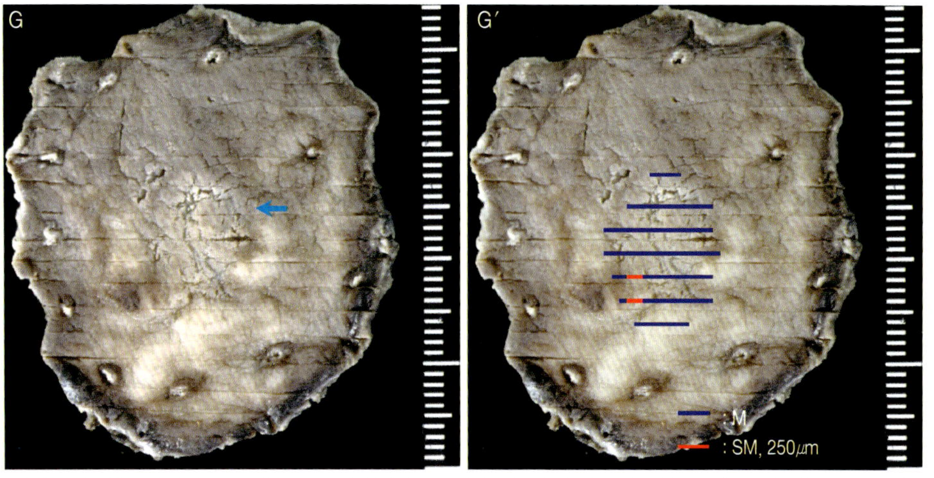

그림 96G. ESD 절제 후 포르말린 고정 후의 표본과 재구축상. 병변은 다소 퇴색조의 함요성 병변이며, 내부는 미세과립상을 보이고 있다. 화살표는 그림 96A의 화살표에 대응한다.

(4) 조직학적 소견

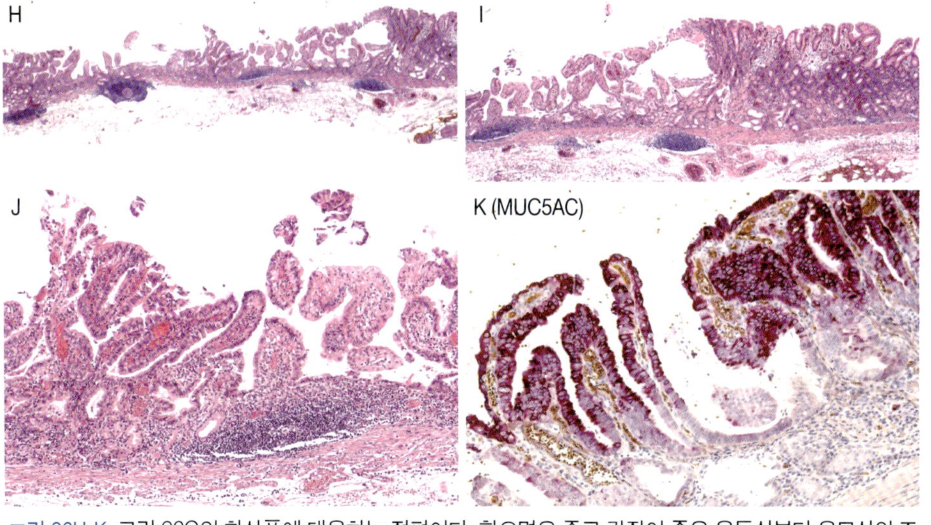

그림 96H-K. 그림 96G의 화살표에 대응하는 절편이다. 함요면은 주로 간질이 좁은 유두상부터 융모상의 조직구축을 보이며(그림 96H), 통상의 유두선암과는 다르게 와간부의 넓이가 균일하지 않고, 유두상의 구조를 가지는 가늘고 긴 와간부도 잘록하며, 둔각으로 분지하는 듯한 구조를 보이고 있다(그림 96I, J). 이러한 상피의 구조가 침수하 NBI 병용확대관찰에서 가동성이 있는 부정한 융모상 구조로 관찰되는 것으로 생각된다. 면역조직학적 염색에서는 MUC5AC 양성, MUC6 양성, MUC2 음성, CD10 음성으로 위형 형질을 가지는 초고분화선암이었다. 심달도는 타부위에서 SM 250 ㎛침윤이었다.

[본 증례의 특징]

NBI로 MCE 형태를 상세히 관찰하면 거치상의 변연을 가진 부정한 융모양 구조가 명확해지며 각각의 와간부 상피하에 다양하고 부정한 미소혈관이 분포하고 있다. 본 증례의 상피 구조는 십이지장 융모의 확대내시경상과 유사하다.

위에서는 조직학적으로 융모선암이라는 category가 만들어져 있지 않지만,[60] 통상의 유두선암과 명확하게 확대내시경상(3차원적인 구조)이 다르기 때문에 융모양 구조는 구별하여 취급하고 이후에 증례를 모아서 임상적 의의를 명확하게 하고 싶다. 본 증례와 같은 융모양 구조는 NBI 등장 전에는 파악할 수 없었다.

저자의 혼잣말

나가사키현 시마바라시(長崎縣島原市)는 위확대내시경의사의 산지인가?

위확대내시경 소견의 표준화 소견은 榊信廣선생이 위점막 미세모양의 새로운 확대내시경 분류를 Gastroenterol Endosc에 1980년에 발표한 뒤 널리 보급되었다.[a] 저자도 초기에는 이 분류를 참조하였지만, 위점막 미세모양은 미세구조를 적백의 pattern으로 표현하고 있으므로 현재의 높은 분해능을 지닌 내시경에서 파악된 소견을 해석하는 데에는 무리가 있어 결국 사용을 중지하게 되었다.

그 후 榊선생으로부터 논문의 별쇄를 받아 사진을 다시 살펴보았더니, 30년 전의 확대내시경을 사용하여 촬영되었음에도 불구하고 모세혈관상이 정밀하게 촬영되었음을 깨달았다. 이전의 확대기능을 가진 fiber scope은 핀트를 맞추기가 상당히 힘들다고 들었다. 한편 현재의 확대기능을 가진 전자내시경은 핀트를 맞추기 쉬워진 반면, 최대의 분해능으로 매우 정밀한 내시경화상을 얻으려고 하는 열정을 가진 내시경의사가 적다고 생각하는 것은 저자 혼자뿐일까?

저자가 2004년 8월 제3회 중 · 일소화기내시경 심포지엄에 참가할 때에, 榊선생과 처음으로 개인적인 대화를 할 기회가 있었다. 그 때 榊선생이 저자와 같은 고향(나가사키현 시마바라시) 출신임을 우연히 알게 되어 매우 놀랐다.

「지금부터는 확실히 시대가 변하기 때문에 책임을 갖고 확실한 evidence에 기초를 준 지견을 발표하도록」라고 질타 · 격려받았다. 이 자리를 빌려서 우연한 만남과 선생님의 조언에 감사를 드리는 바이다.

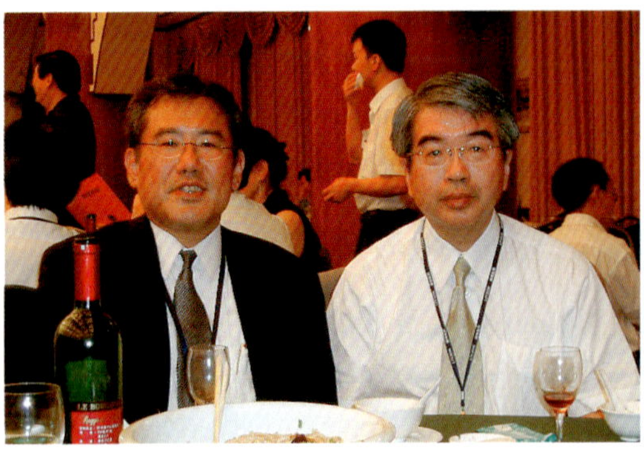

2004년 8월 중국.
저자(좌), 榊信廣선생(우)

문헌

a) 榊信廣, ほか. 胃粘膜微細模樣の新しい擴大內視鏡分類. Gastroenterol Endosc 1980;22:377-383

Chapter

14 백색광·NBI 병용위확대내시경의 새로운 임상 응용 -난이도별 Category에 따른 술 전 경계진단에 대한 임상적 유용성과 한계, 임상적 대응

Novel clinical applications and advantages of magnifying endoscopy with NBI for the diagnosis of early gastric cancer

14.1 개 설

14.1.1 NBI 병용위확대내시경의 임상적 유용성

백색광 확대내시경 진단의 항목에서 기술된 확대내시경의 임상적 유용성은

(1) 발적성 평탄 · 함요성 병변에 대하여, 위염과 위암의 감별진단

(2) 조기위암의 술 전 경계진단이다.

여기에 추가된 새로운 임상 응용은

(3) 미소부병변의 진단

(4) 잠재암(occult cancer)의 진단

(3) 일회성 암(의사를 난처하게 하는 암)의 진단 등이 있다.[45,61]

14.1.2 IIb, 미소암의 진단

이는 각각 독립된 임상응용이 아니라, 결국 IIb · 미소암의 진단을 각각의 임상적 국면에서 응용하는 것으로도 생각할 수 있다. 본 장에서는 앞의 장에서 해설된 확대내시경소견의 세세한 판독 · 기재법은 생략하고, 암과 비암을 감별하는 VS classification을 사용하여 대표적인 증례를 보여주면서 NBI 병용위확대내시경의 임상적 유용성에 초점을 맞추어 기술하고자 한다.

14.1.3 난이도별 Category에 따른 의한 임상적 유용성과 한계, 임상적 대응 (Table 13)

본 장에서는 임상에서 직면하는 경우마다 통상내시경진단의 난이도를 기준으로 한 category로 분류한다. 존재진단 · 질적 진단 · 경계진단 각각에 대하여, 통상관찰(색소관찰법)과 확대관찰별로, 가능 (○), 한계 (△), 불능 (×)으로 표기한다. 그리고 각각의 관찰법의 유용성과 한계, 덧붙여 ESD의 술 전 진단과 marking에 있어서의 임상적 대응에 대하여 기술하고, 마지막으로 임상적 strategy와 관찰법의 적응에 대하여 저자의 생각을 정리하고자 한다. 개개의 category별 임상적 대응은 각론에서 기재할 것이다.

14.1.4 임상적 strategy

처음부터 결론을 말하자면 위확대내시경의 술 전 검사에 대한 적응과 본 장에서 제시하는 strategy는 모두 분화형 조기위암이 적응이며, 이 중에서도 경계 불명료한 분화형암과 통상내시경으로 존재진단이 불가능한

분화형암(occult cancer)이 좋은 적응이다. 반면에 미분화형암은 확대내시경의 임상적 적응이 아니며, 특히 경계진단의 경우에는 주변점막으로부터의 4점 생검이 필요하다.

Table 13. 확대내시경에 의한 경계진단의 난이도별 Category

- **통상관찰과 동등예**
  Category 1. 통상관찰만으로도 암의 경계가 전주성으로 동정 가능한 경우
- **확대내시경 유용예**
  Category 2. 통상관찰에서 암의 경계 일부가 불명료(IIb양 경계)하지만, 확대관찰에서 경계가 명료한 경우

  Category 3. 통상관찰에서 암의 경계가 전주에 걸쳐 불명료한 경우(IIb)
  –3.1 확대관찰에서 전주성으로 명료한 경계가 동정 가능
  –3.2 확대관찰에서 거의 전주성으로 경계가 동정 가능하지만 일부에서는 확대관찰에서도 동정할 수 없는 경우

  Category 4. 통상관찰에서 존재진단이 불가능하고 확대관찰에서는 존재진단부터 경계진단까지 가능한 경우
  –4.1 통상관찰에서 경계명료라고 진단되지만 확대관찰에서 수반 IIb를 인지할 수 있는 경우
  –4.2 주병변의 근방에 부병변이 존재하는 경우
  –4.3 통상관찰에서 암의 경계는 말할 것도 없고 존재가 불명한 경우(occult cancer)
- **확대내시경 한계예**
  Category 5
  –5.1 통상관찰에서 존재진단은 불가능하며 확대관찰에서는 존재진단 · 질적진단은 가능하지만 경계진단이 불가능한 경우(비암점막과 다르지 않는 구조이형을 수반한 초고분화선암)
  –5.2 통상관찰에서 존재진단은 가능하지만, 질적진단 · 경계진단이 통상관찰과 확대관찰 모두에서 불가능한 경우(미분화형암)

14.2 경계진단의 난이도별 Category를 사용한 술 전 경계진단

14.2.1 술 전 경계진단의 기본

술 전 경계진단은 백색광 통상관찰과 인디고카민 색소산포법이 기본이다.

내시경진단의 과정은 병변의 존재진단, 질적진단, 술 전 진단(조직형, 심달도, 경계, 궤양합병의 유무, 크기)으로 크게 나눌 수 있다. 저자의 병원에서는 우선 위암의 술 전 정밀검사는 인디고카민 색소산포법을 병용한 표준적인 내시경검사나 X선검사를 이용하여, 병변의 심달도 진단 · 진전범위진단 · 생검의 소견을 참조하여 조직학적 분화도 진단을 상세히 하여 내시경 치료나 외과적 치료의 적응을 결정한다. 분화형암에서 내시경 치료의 적응병변 중에서도 경계가 불명료한 병변이나 병변부위를 대상으로 백색광 · NBI 병용확대내시경을 사용하여 정밀한 경계진단을 하고 있다.

그리고 확대관찰로밖에 경계를 동정할 수 없는 병변에 대해서는 확대관찰하에 내시경 절제술의 술 전 marking을 하고 있다.

또한 확대내시경을 사용해도 전주성으로 경계를 동정할 수 없는 병변에 대해서는 생검을 병용하거나, 동정할 수 없는 범위가 일부에만 있는 경우에는 그 주변의 regular MV pattern이나 regular MS pattern을 보이는 점막에 넓게 marking을 하고 있다. 이러한 방법이 요구되고 있는 배경에는 전형적인 육안상을 보이지 않는,

경계 불명료한 조기위암이 증가되고 있음[62,63]에 덧붙여, 치료법의 진보에 따라 엄밀한 전주에 걸친 진단법이 필요하게 되었다는 것이다.[62,63]

14.2.2 통상내시경에 대한 확대관찰의 추가효과와 한계

한마디로 통상내시경에 대한 확대관찰의 추가효과를 요약하면, 분화형암에 대해서는 종래에는 불가능했던 IIb, IIb양 경계부, 수반 IIb, 미소암의 진단이 가능하게 된 것이다. 그렇지만 새롭고 유용한 방법이라도 반드시 한계는 있다. 한계에는 어떠한 특징이 있는가, 그리고 한계예에 대해 어떠한 임상적 대응을 하면 좋은가는 대단히 중요하다.

그러므로 본 장에서는 암의 술 전 경계진단을 시작으로 하여 다양한 임상적 국면에서의 확대내시경의 유용성과 한계, 그리고 한계에 대한 임상적 대응을 기술하고자 한다.

저자 병원에서의 경험으로는,[64] ESD를 시행한 전체 350예 중에서 통상내시경으로 경계불명료한 병변은 67예(19%)였다. 이러한 경우에 확대내시경의 추가효과를 기대할 수 있다.

통상내시경으로 경계 불명료하다고 진단된 67병변 중 58병변에 대하여 확대내시경을 사용하여 경계진단을 시행한 결과, 모든 경계가 완전히 동정 가능했던 병변(가능병변)은 58병변 중 45병변(78%), 통상내시경으로 경계 불명료 부위에 대하여 확대내시경을 사용하여 경계진단이 가능했지만 일부에서 경계가 확대내시경을 사용해도 동정할 수 없었던 병변(한계병변)은 10병변(17%), 확대내시경을 사용해도 전혀 경계를 동정할 수 없었던 병변(불능병변)은 3병변(5%)였다. 즉, 가능병변과 한계병변을 합치면 통상내시경에서 경계 불명료로 진단되었던 병변에 대하여 확대내시경의 추가효과는 95%였다.

확대내시경의 한계병변이였던 10병변의 특징은, 육안적으로는 IIb양 경계나 수반 IIb를 동반한 광범위한 병변이 많았으며, 확대내시경으로도 경계 불명료한 부위의 조직학적 특징은 ① 7병변은 표층을 치환성으로 발육하는 초고분화선암(저이형도암), ② 2병변은 미분화암이 혼재된 경우, ③ 1병변은 중분화선암이었다. 불능병변 3병변의 내역은 미분화형암 2병변, 2 mm 크기의 조직학적 소견이 초고분화선암이었던 1병변이었다.

그러므로 미분화형암에 대해서는 NBI 병용확대내시경과 같은 최신 내시경을 사용하더라도 경계진단에는 한계가 있다. 미분화형암에 대한 경계진단은 술 전에 병변의 주변으로부터 4점 생검과 같은 다수 생검을 시행하여, 생검 부위에서 암이 조직학적으로 인지되지 않음을 확인하는 것에 따라 경계진단을 해야 한다. 수술예에 대해서도 병변 구측의 외과적 절제선이 되는 부위로부터 여러 개의 생검을 시행하여, 생검에 의해 예정되는 외과적 절제선에 암의 침윤이 없음을 확인하는 것이 필수적이다.

14.3 통상관찰과 동등 예

Category 1. 통상관찰만으로도 암의 경계가 전주성으로 동정 가능한 경우 (Table 14, 그림 97)

Table 14. 경계진단 : 통상가능 · 확대가능예 (Category 1)

	존재진단	질적진단	경계진단
통상관찰/색소산포법	○	○	○
확대관찰	○	○	○

임상적 대응 : 통상내시경/색소산포법을 사용하여 marking

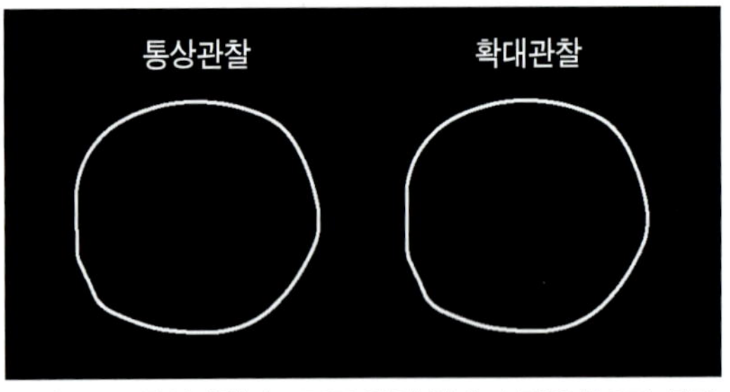

그림 97A. 통상관찰만으로도 암의 경계가 전주성으로 동정 가능한 경우

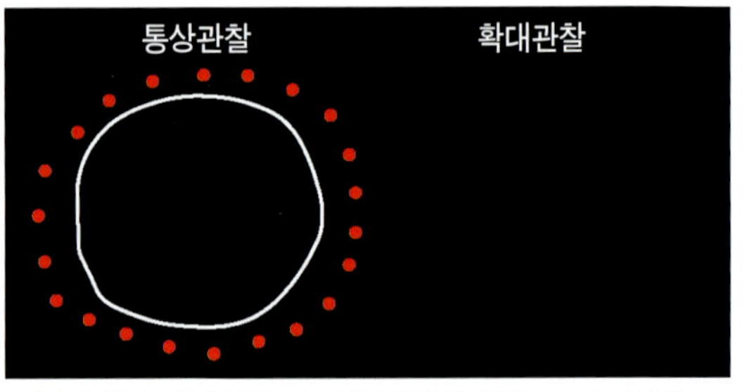

그림 97B. 임상적 대응 : 통상내시경하에서 marking한다.

본 category는 종래의 통상내시경에 의한 방법이므로 본 책에서는 굳이 증례를 제시하지 않았다.

14.4 확대내시경 유용례

Category 2. 통상관찰에서 암 경계의 일부가 불명료하나 확대관찰에서 명료한 경우 (Table 15, 그림 98, 99)

Table 15. 경계진단 : 통상한계 · 확대가능 예 (IIb양 경계) (Category 2)

	존재진단	질적진단	경계진단
통상관찰/색소산포법	○	○	△
확대관찰	○	○	○

임상적 대응 : 통상내시경/색소산포법에 추가해서 확대관찰을 사용하여 marking

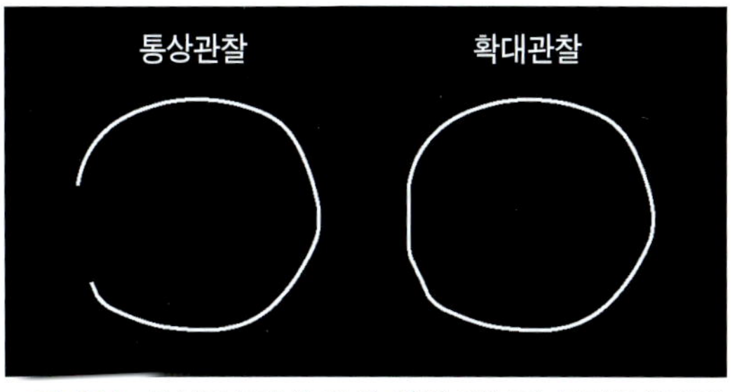

그림 98A. 통상관찰에서 암의 경계 일부가 불명료하지만 확대관찰에서 명료한 경우

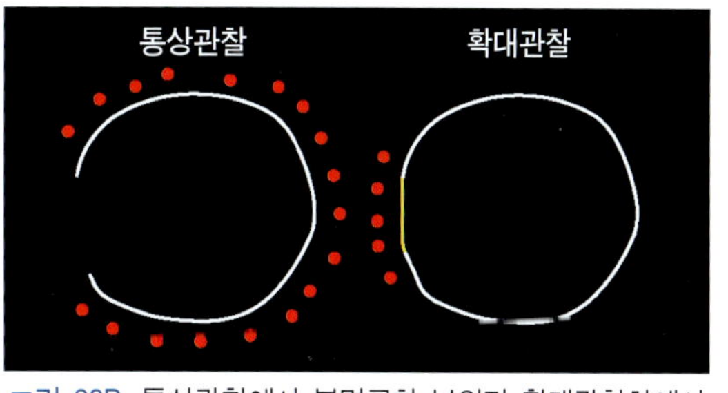

그림 98B. 통상관찰에서 불명료한 부위만 확대관찰하에서 marking한다.

Category 2 증례 : IIb양 경계 (그림 99)

전정부 전벽부터 소만, 0 IIa, 57 mm x 48 mm, very well to well differentiated adenocarcinoma, 심달도 M[45)]

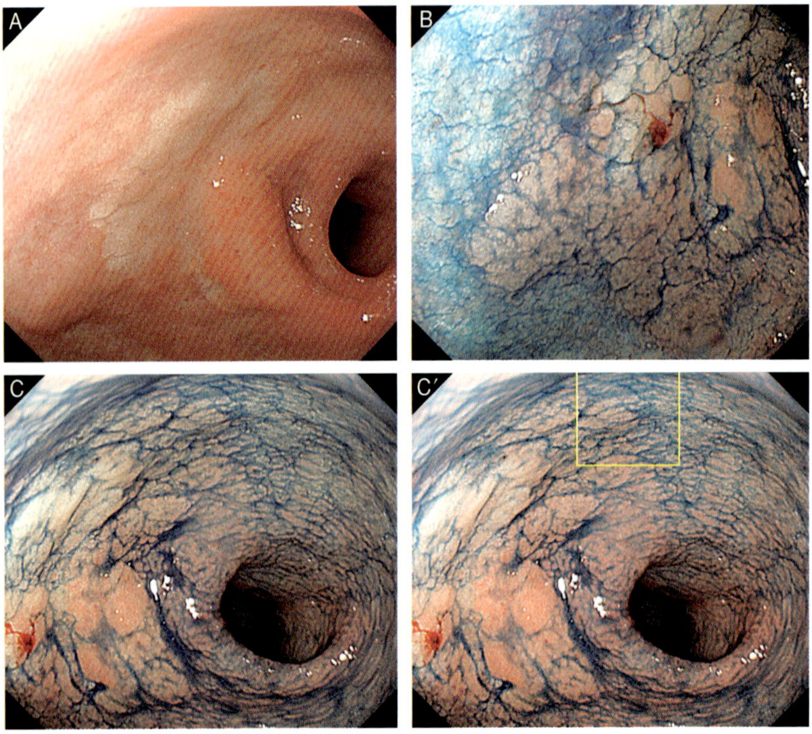

그림 99A-C. 통상내시경소견 (GF-240)
A. 측시경으로 정밀관찰 시, 전정부 전벽에 퇴색부터 발색조의 편평한 IIa양 집족양 융기성 병변이 관찰된다(본 증례와 같이 넓은 IIa양 집족성 병변은 IIb양 부분, 수반 IIb를 동반하는 경우가 많으므로 요주의 병변이다).
B. 색소산포를 시행하면 표면의 대소부동을 보이는 과립상 표면구조가 명확해지며, 구측과 대만측의 경계는 융기에 일치한다.
C. 병변의 소만측과 항문측의 경계는 과립상의 융기가 조금씩 불명료하게 되어 병변과 배경점막의 색조차 · 고저차가 명확하지 않아(IIb양 부분), ESD에 필요한 정밀한 경계진단이 곤란하였다.

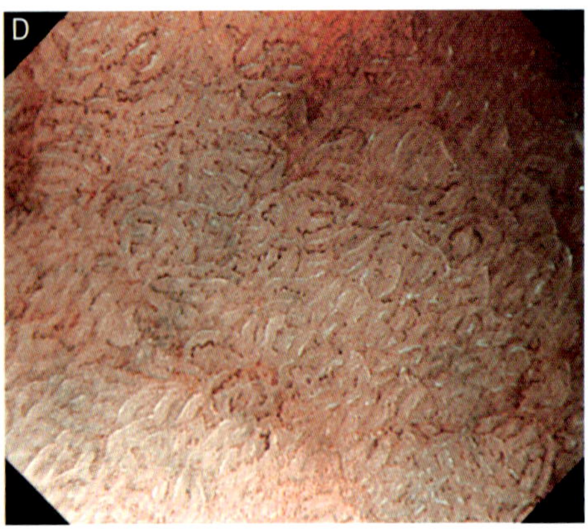

그림 99D. 그림 99C′의 사각형 부위의 소만항문측을 NBI 병용확대내시경을 사용하여 다시 관찰하였다. 비암배경점막에 특징적인 regular MV plus regular MS pattern (LBC +)가 명료하게 관찰되었다. 그러므로 이 부위는 장상피화생을 수반한 비암점막으로 판단하였다.

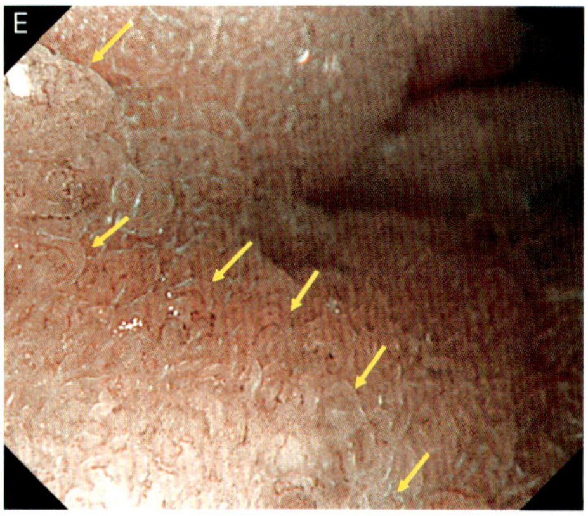

그림 99E. 이상의 배경점막의 확대내시경 소견을 지표로 주변의 배경점막부터 종양으로 향하여 확대관찰을 시행하면 regular MV pattern plus regular MS pattern이 소실된 명료한 demarcation line (DL, 화살표)이 관찰되며, 내측에 irregular MV pattern plus irregular MS pattern을 동정할 수 있어 암에 특이적인 경계라고 진단하였다.

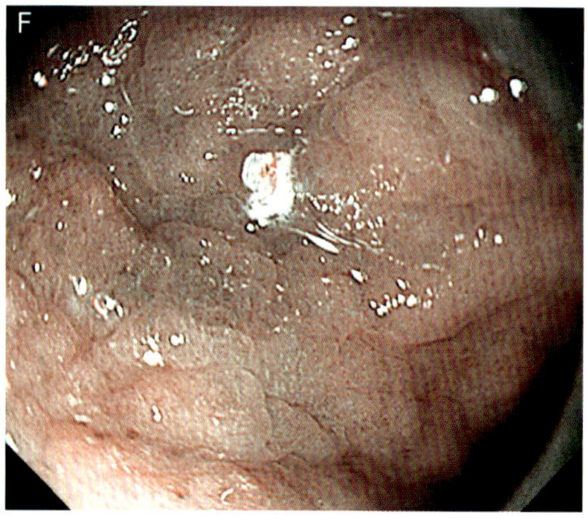

그림 99F. 이 부위에서는 확대관찰하에 DL의 외측에 marking을 시행하였다.

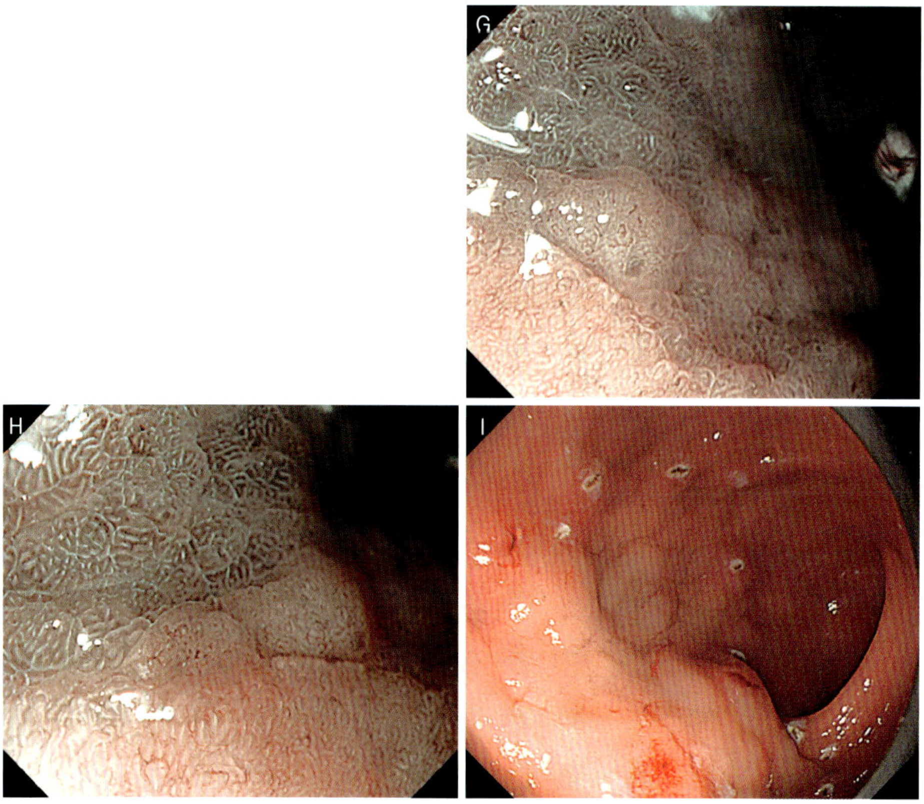

그림 99G-I. 소만측 경계부위는 NBI 병용확대관찰(약확대)로, 기타 부위의 경계는 통상관찰하에 쉽게 동정 가능하였다. 최종적으로 전주성에 걸쳐 병변의 동정이 가능하게 되어 demarcation line의 수 mm 외측에 marking을 시행하고 ESD로 marking을 포함하여 병변을 일괄절제하였다.

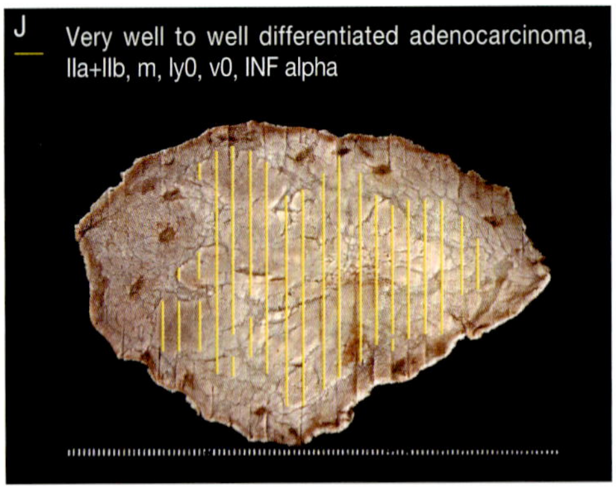

그림 99J. 내시경 절제표본, 포르말린고정 후 육안소견과 재구축도. 97 mm × 64 mm 크기의 내시경 절제표본. 암의 크기는 57 mm × 48 mm였다. 술 전의 marking도 명료하게 관찰되며, 암의 범위 바로 외측에 정확하게 marking되었다고 판정할 수 있다.

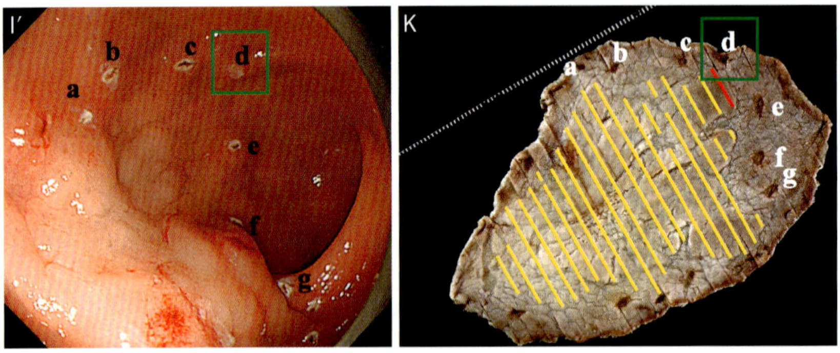

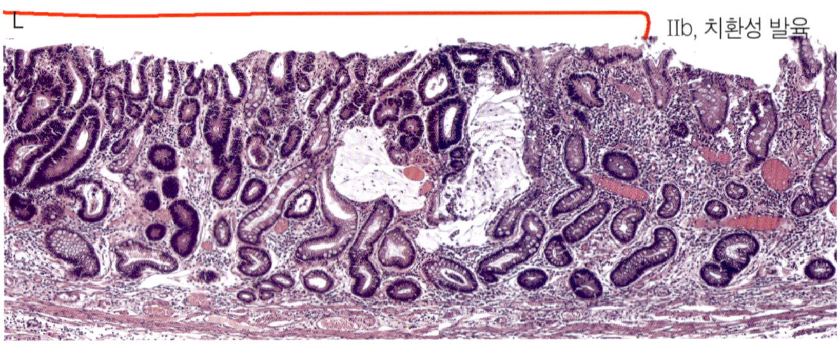

그림 99I′, K, L. 내시경소견 · 절제표본 · 조직상의 대비를 표시하고 있다. 그림 99I의 내시경상의 marking에 대응하는 방향으로 절제표본의 재구축상을 회전하여 비교하였다. 그림 99L에 d로 표시한 종양의 경계부위에 대응하는 병리조직학적 소견을 제시한다. 암부와 비암부에 고저차를 인지할 수 없다. 비암배경점막은 고유선을 인지할 수 없고 완전형 장상피화생 상피로 이루어져 있다. 즉, 화생성 위축성위염의 소견이다. 암점막은 이형선관이 비암선관의 표층을 얇게 치환성으로 발육하는 조직구축을 보이고 있다.

고찰

이러한 조직구축으로부터 내시경소견의 형성과정을 추리하면 비암배경점막은 위축성위염을 수반한 장상피화생 상피로 치환되어 있기 때문에 혈관밀도가 낮으며, 종양도 위축점막의 표층을 치환성으로 발육 · 진전하고 있기 때문에 종양 자체의 혈관밀도도 낮고 혈관의 불규칙성도 적어서 통상관찰만으로는 암 · 비암부의 차이를 파악할 수가 없었다. 그러나 NBI 병용확대내시경에서는 LBC의 소견도 있어 regular MV pattern plus regular MS pattern을 보이는 배경점막의 확대내시경상이 명료하게 되어, 암 · 비암부의 미소혈관 구축상의 차이도 명료하게 되었다. 이러한 소견에 추가해서 비암배경점막의 명료한 LBC가 암점막에서 소실되는 소견이 암의 경계를 쉽게 인식하게 한다는 점에서 유용하였다고 생각할 수 있다.

Category 3. 통상 관찰에서 암의 경계가 전주에 걸쳐 불명료함 (IIb)

Category 3.1 확대관찰에서 전주성으로 경계를 동정할 수 있는 경우 (Table 16, 그림 100)

Table 16. 경계진단 : 통상불능 · 확대가능 예 (Category 3.1)

	존재진단	질적진단	경계진단
통상관찰/색소산포법	○	○	×
확대관찰	○	○	○

임상적 대응 : 확대관찰을 사용하여 marking

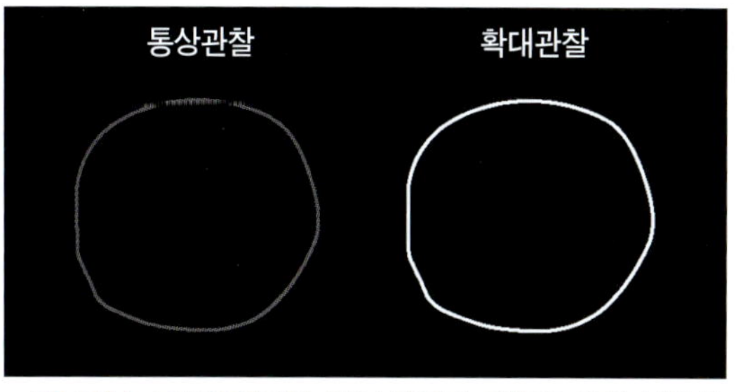

그림 100A. 통상관찰에서 암의 경계가 전주에 걸쳐 불명료하지만 확대관찰에서 전주성으로 경계를 동정할 수 있는 경우

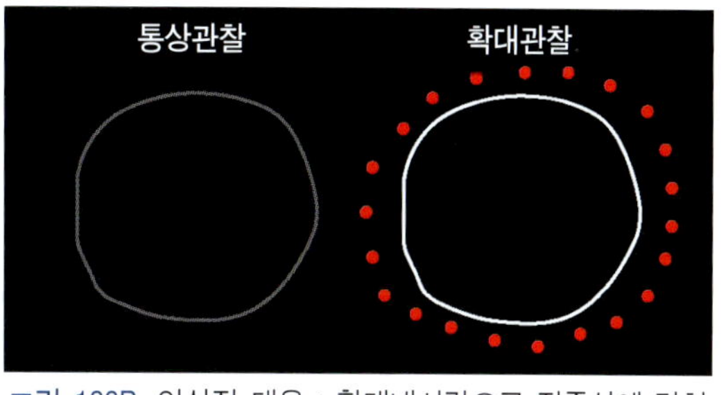

그림 100B. 임상적 대응 : 확대내시경으로 전주성에 걸쳐 marking한다.

본 category에 해당되는 증례는 「제6장의 6.7 확대내시경에 의한 경계진단」의 증례1, 증례 3이 있으므로 앞의 장을 참조하기 바란다.

Category 3.2 확대관찰에서 거의 전주성으로 경계를 동정할 수 있지만 일부에서는 확대관찰에서도 동정할 수 없는 경우 (Table 17, 그림 101, 102)

Table 17. 경계진단 : 통상불능 · 확대한계 예 (Category 3.2)

	존재진단	질적진단	경계진단
통상관찰/색소산포법	○	○	×
확대관찰	○	○	△

임상적 대응 : 통상내시경/색소산포법 + 확대관찰/생검을 이용하여 marking

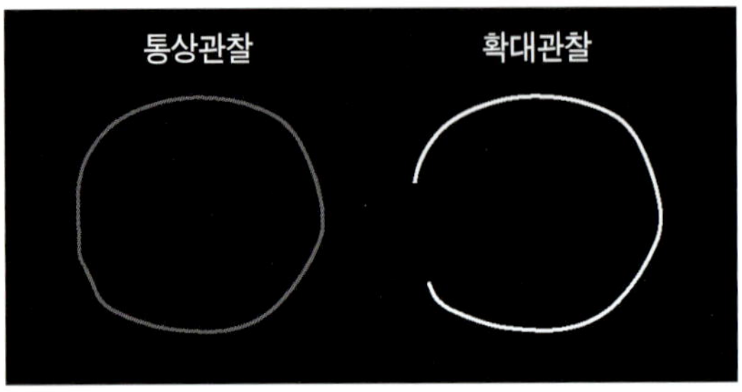

그림 101A. 통상관찰에서 암의 경계가 전주에 걸쳐 불명료하지만, 확대관찰에서 거의 전주성에 걸쳐 경계를 동정할 수 있으나 일부에서는 확대관찰에서도 동정할 수 없는 경우

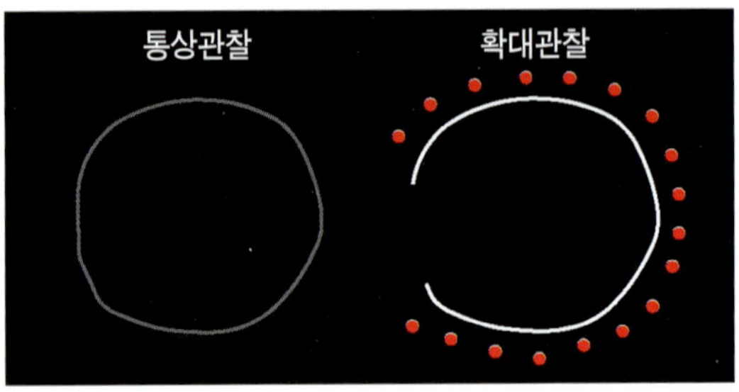

그림 101B. 임상적 대응 : 확대내시경하에 전주성에 걸쳐 marking한다.

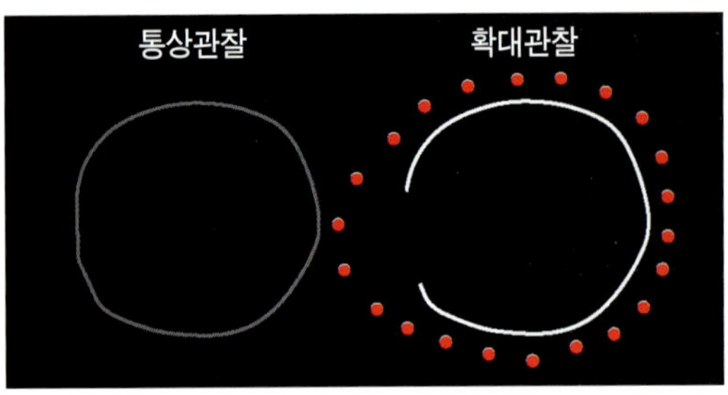

그림 101C. 임상적 대응 (1) : 일부 불명료한 부분은 RMVP/RMSP를 보이는 배경점막까지 넓게 marking한다.

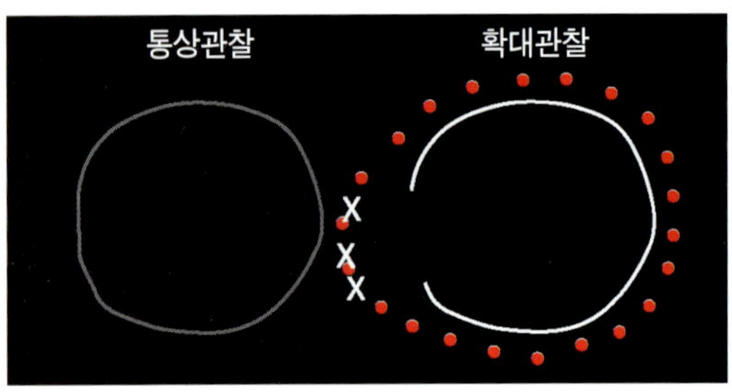

그림 101D. 임상적 대응 (2) : 일부 불명료한 부분은 RMVP/RMSP를 보이는 배경점막까지 넓게 marking과 생검(X)을 병용한다.

Category 3.2 증례 : IIb양 경계 (그림 102)

중부 체부 소만, 0 IIc+IIb, 62 × 35 mm, very well to well differentiated adenocarcinoma, 심달도 M[102)]

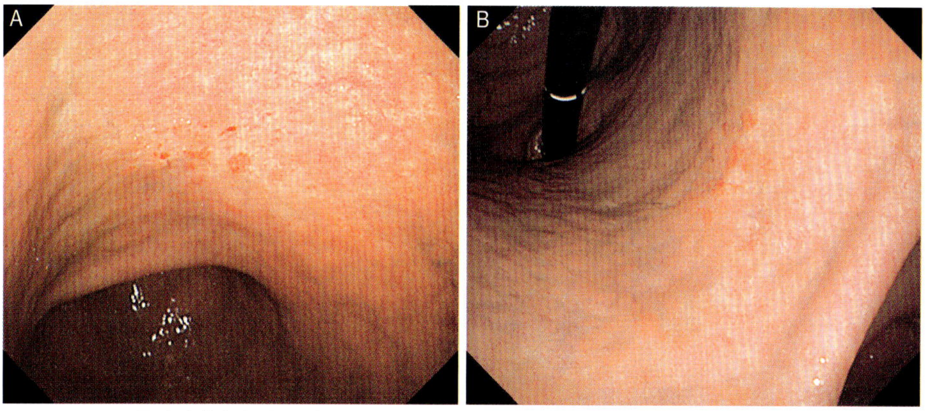

그림 102A, B. 통상내시경상. 중부체부 소만 전후벽에 변연이 부정하고 퇴색조부터 정색조의 고저차가 거의 없는 점막병변이 관찰되며, 병소 내에는 발적조의 과립상 융기가 여기저기서 관찰된다.

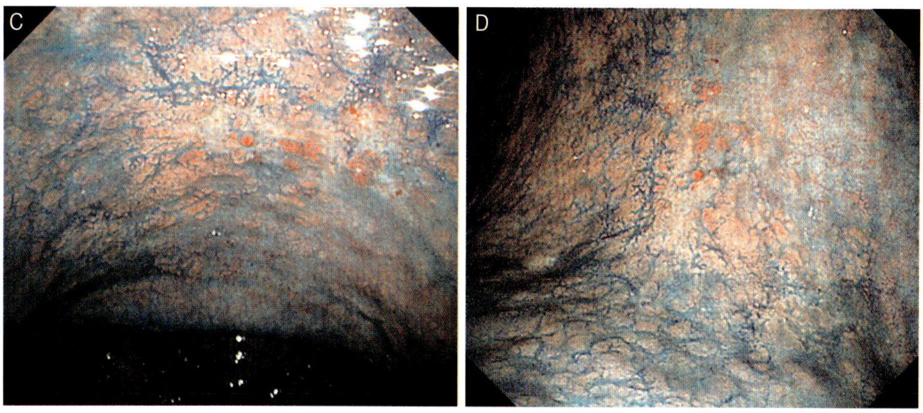

그림 102C, D. 색소산포상. 병변 구측경계에 부정한 극상의 함요경계와 함요 내의 미세과립상 점막을 인지할 수 있으나, 특히 항문측의 침윤 경계는 고저차, 점막표면구조의 변화가 거의 없어 통상관찰로는 경계의 동정이 곤란하였다.

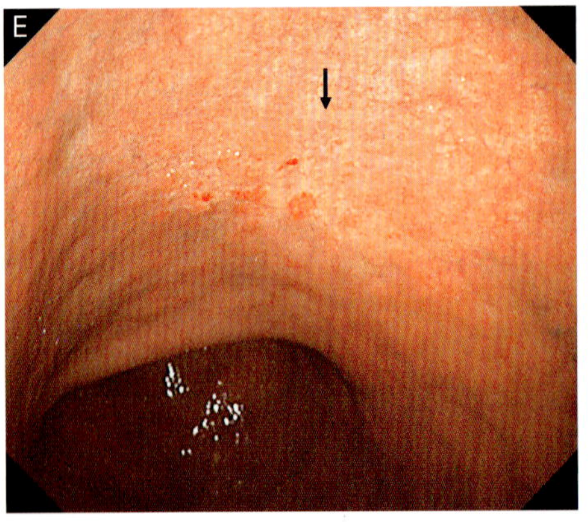

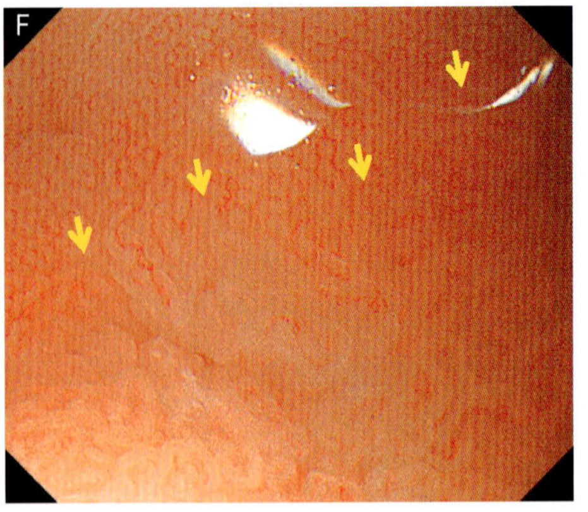

그림 102E, F. 102E의 화살표 부분의 확대내시경상을 그림 102F에 나타내고 있다. 우선 백색광 약확대에서 구측부터 병변으로 접근하면 주변의 regular MV pattern이 소실된 명료한 demarcation line(화살표)이 보인다.

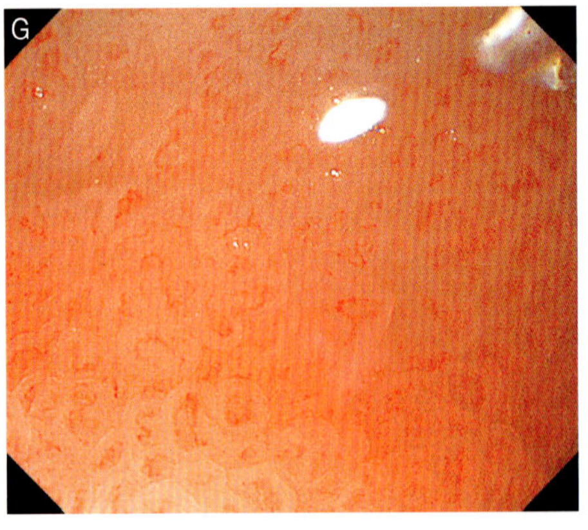

그림 102G. 그림 102F의 DL 내측의 미소혈관상을 최대배율로 확대하면 형상 불균일, 비대칭성 분포, 불규칙한 배열의 irregular MV pattern이 관찰되어, 그림 102의 화살표 부분이 암의 구측 경계라고 진단하였다.

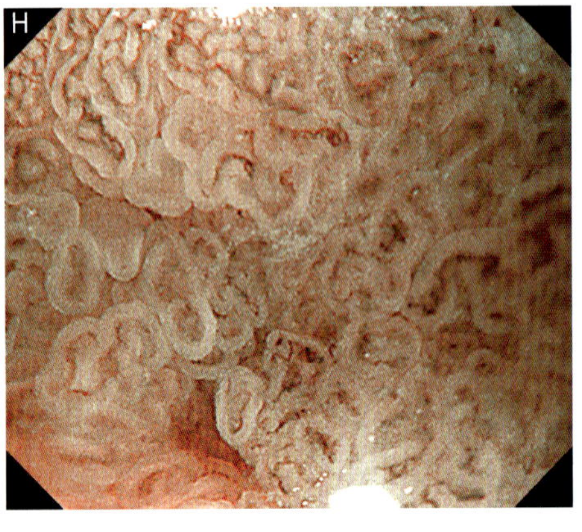

그림 102H. NBI로 전환하면 내부의 irregular MV pattern에 추가해서 호상부터 유원형의 MCE 형태로 판정되는 irregular MS pattern이 보이며, 관상부터 유두상의 꽤 분화가 좋은 선암으로 추측된다.

그림 102I, J. 그림 102I의 화살표 부분의 NBI 병용확대내시경상을 그림 102J에 표시하고 있다. Regular MV pattern plus regular MS pattern이 소실된 demarcation line의 내측에는 irregular MV pattern plus irregular MS pattern이 관찰된다. MCE 형태는 호상~유원형이며, 좁은 소형의 와간부 상피하에 일치하여 부정한 혈관의 증식이 관찰되고 있어 관상유두상의 선암에 특징적인 소견이라고 생각할 수 있다.

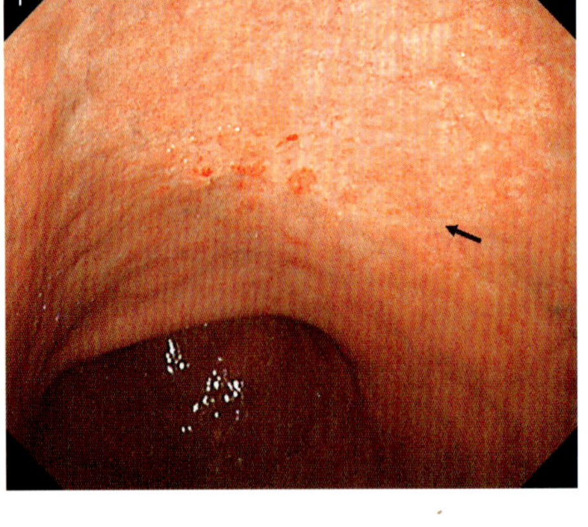

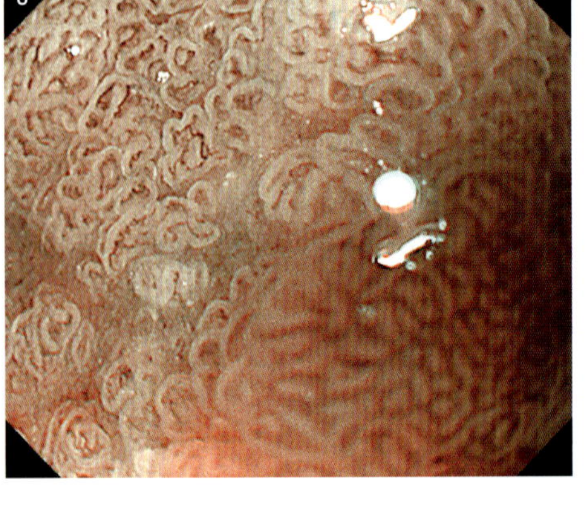

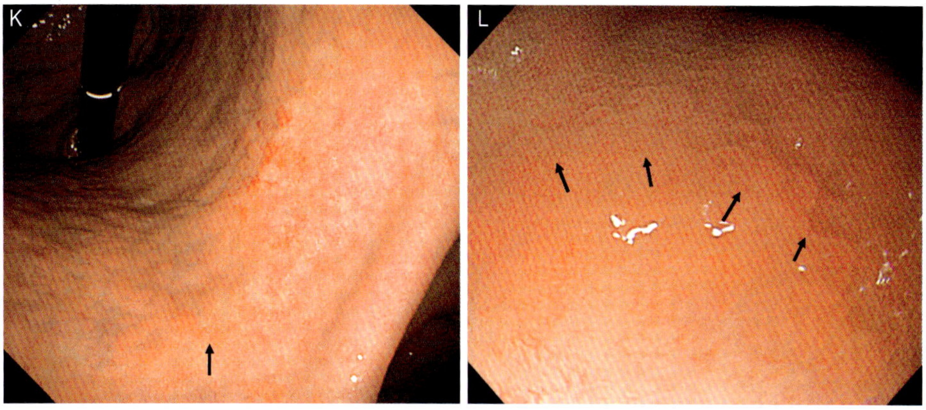

그림 102K, L. 본 병변은 거의 전주성에서 경계부의 동정이 가능하였고 최대배율로 가능한 한 demarcation line 상에 marking을 하였으나, 그림 102K의 전벽측의 부위에서는 demarcation line이 불명료하게 되어 그림 102L의 화살표로 표시한 부위에서 약간 주변과 다른 pattern만 인식할 수 있었다. 그래서 이 부위에서는 주위의 명확하게 regular MV pattern plus regular MS pattern을 인식할 수 있는 부위에 넓게 marking을 하였다.

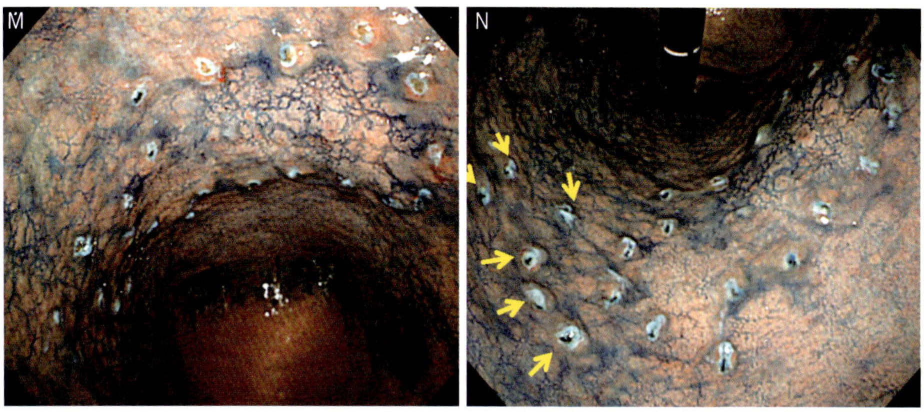

그림 102M, N. Marking 후의 색소산포상. 중부체부 소만의 전후벽측에 걸쳐져 있는 넓은 병변이었다. 그림 102N의 화살표로 표시된 부위가 확대관찰에서도 경계가 불명료하여 넓게 marking을 한 부위이다. 이 marking 부위를 포함하여 ESD로 일괄절제하였다.

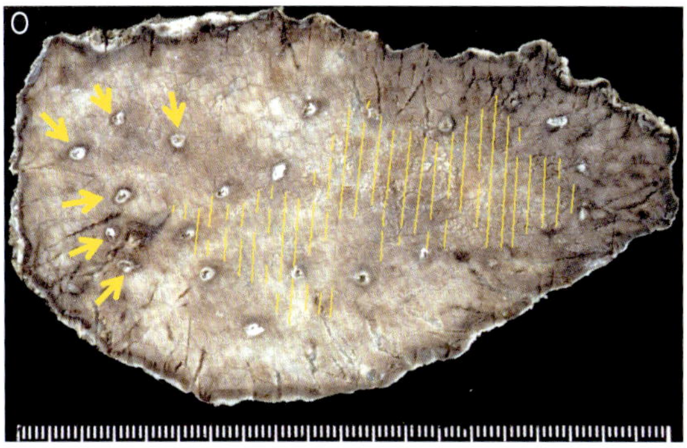

그림 102O. ESD 절제 후 포르말린 고정표본, 재구축도. Marking은 전부 동정가능하였고, 전벽측의 일부를 제외하면 정확히 종양의 경계부가 동정되었음을 증명할 수 있었다. 화살표는 그림 102N의 화살표에 해당한다. 동일한 marking의 내측에 종양이 국한되어 있다.

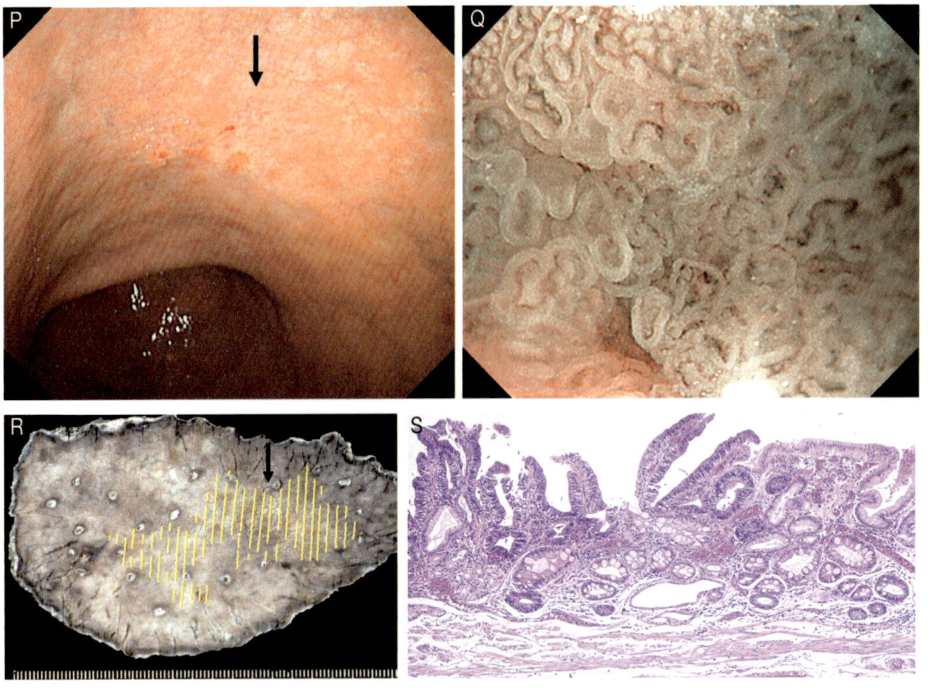

그림 102P-S. 구측경계의 병리학적 소견과의 비교. NBI 병용확대내시경에서는 호상~유원형의 MCE를 보였지만, 조직학적으로는 유두상~관상의 분화형 선암의 소견이었다.
P. 통상관찰상. 구측 경계(화살표). Q. NBI 병용확대내시경상. R. 절제표본 (화살표 : 그림 102P의 화살표 부위에 대응).
S. 대응하는 조직학적 소견.

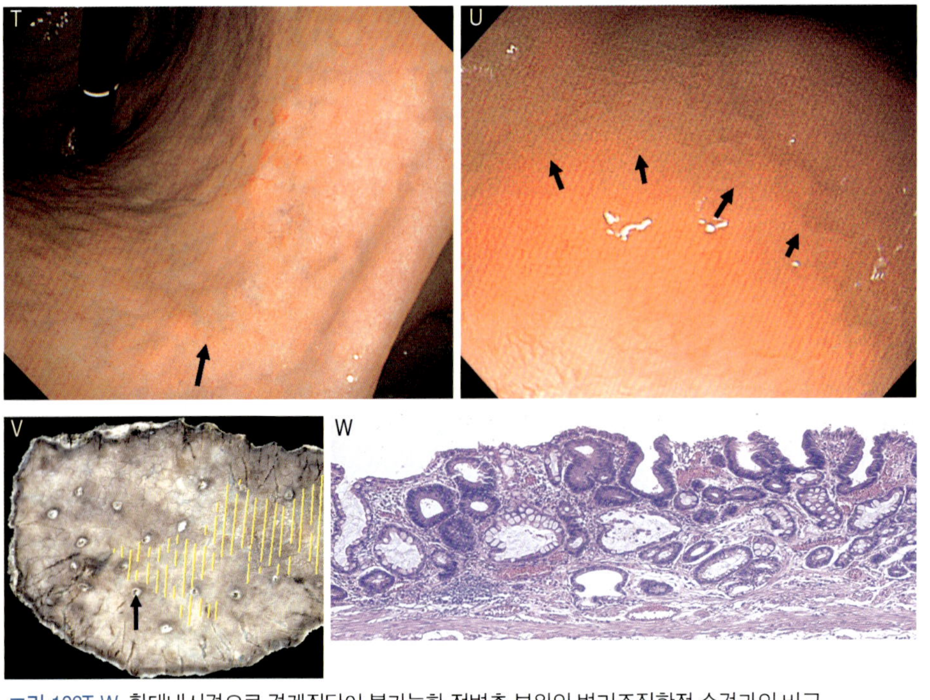

그림 102T-W. 확대내시경으로 경계진단이 불가능한 전벽측 부위의 병리조직학적 소견과의 비교.
T. 통상관찰상. 전벽측 경계(화살표). U. 백색광 확대내시경상. 전벽측 경계(화살표). V. 절제표본(화살표 : 그림 102T의 화살표 부위에 대응). W. 대응하는 조직학적 소견

X

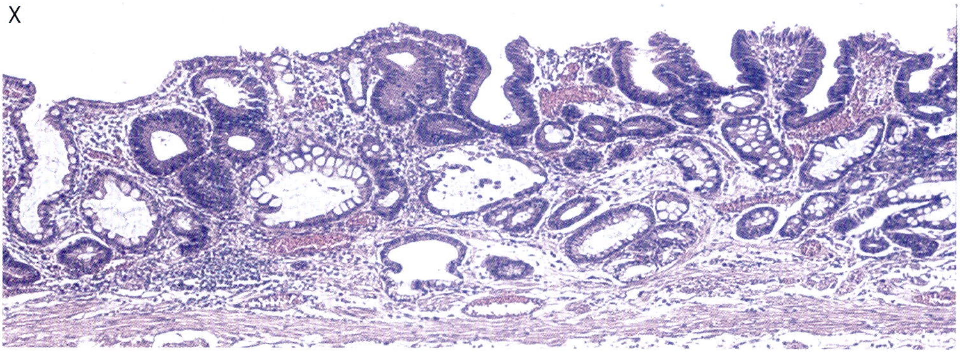

그림 102X. 그림 102W의 병리조직학적 소견의 확대상. 이 부위의 조직학적 소견은 주변점막과 고저차를 인지할 수 없는 점막으로, 관상의 이형이 약한 종양선관이 표층에 얇게 치환성으로 발육하고 있으며 좀 더 표층에서는 비종양선관과 혼재되어 있다. 즉, 초고분화선암(저이형도암)이 표층치환성 발육을 하며 비암선관과 혼재되어 있는 조직상이다.

고찰

① 이형이 약한 초고분화선암(저이형도암), ② 표층치환성 발육, ③ 표층에서 암선관과 비암선관이 혼재되어 있다는 점, 이 세 가지 조건을 가진 조직구축은 미소혈관 구축상과 표면미세구조를 지표로 하는 NBI 병용확대내시경진단의 한계 요인이라고 저자는 생각하고 있다.

Category 4 통상관찰에서 존재진단이 불가능하고, 확대관찰에서는 존재진단부터 경계진단까지 가능한 경우 (Table 18)

Table 18. 존재진단 : 통상불능 · 경계진단: 확대가능예 (수반IIb/occult cancer/미소 부병변의 경우) (Category 4)

	존재진단	질적진단	경계진단
통상관찰/색소산포법	×	×	×
확대관찰	○	○	○

임상적 대응 : 확대내시경을 사용하여 병변의 존재진단(약확대), 질적진단(최대배율), 경계진단을 시행한다.

Category 4.1 통상관찰에서 경계명료라고 진단되지만, 확대관찰에서 수반 IIb를 인지할 수 있는 경우 (그림 103, 104)

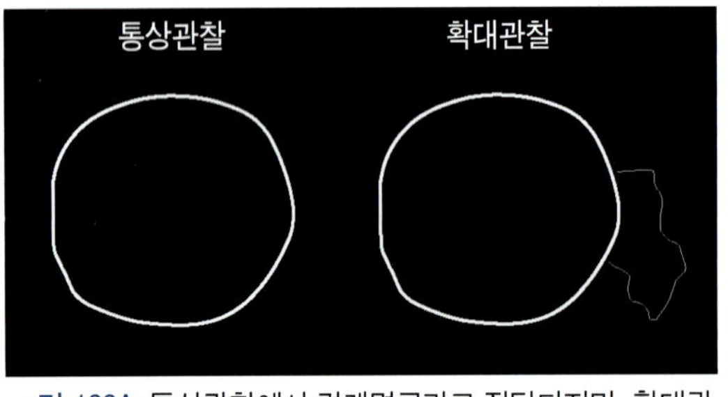

그림 103A. 통상관찰에서 경계명료라고 진단되지만, 확대관찰에서 수반 IIb를 인지할 수 있는 경우

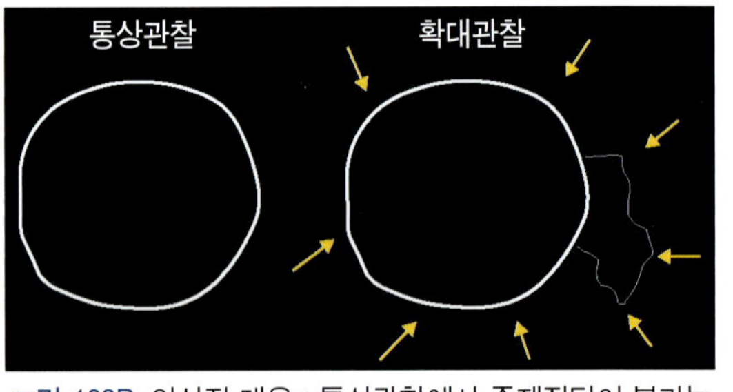

그림 103B. 임상적 대응 : 통상관찰에서 존재진단이 불가능한 수반 IIb의 존재를 염두에 두고, 병변주변점막을 약확대로 확대관찰한다.

Category 4.1 증례 : 수반 IIb (그림 104)

전정부 후벽, 0 IIa+IIc+IIb (UL +), 43 mm × 33 mm, well differentiated adenocarcinoma, 심달도 SM1 (250 μm)

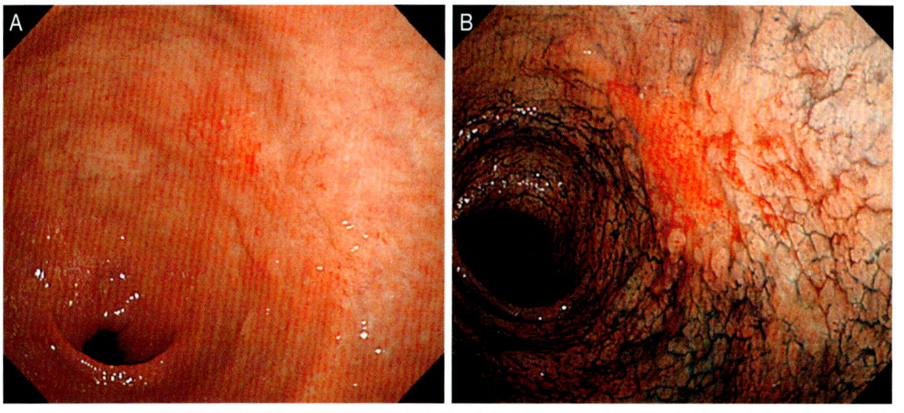

그림 104A, B. 측시경(GF-Q240)으로 본 통상관찰상. 전정부 후벽에 약 3 cm의 연한 발적조의 IIa+IIc형의 조기위암(분화형암)이 관찰된다. 색소산포 후에도 경계가 명료하며, 주변부터 점막주름을 집중하고 있으나 명확한 신전불량 소견이 관찰되지 않아 섬박내암으로 진단하였나. UL합병 에도, 크기 3 cm, 분화형, 심달도가 점막 내였기 때문에 ESD의 적응확대병변으로 판단하였다.

구측 대만측의 경계진단

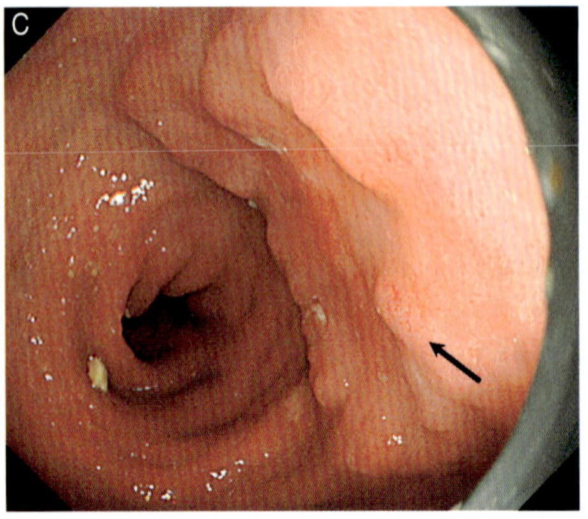

그림 140C. 비확대관찰. 화살표 부분을 확대관찰하였다.

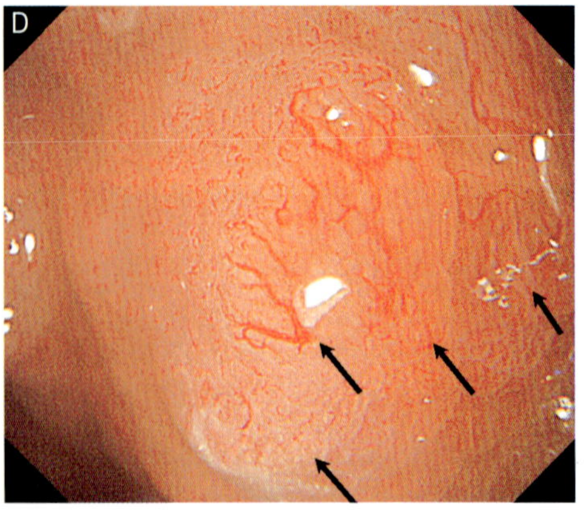

그림 140D. 확대관찰(약확대). Demarcation line을 확인할 수 있다(화살표).

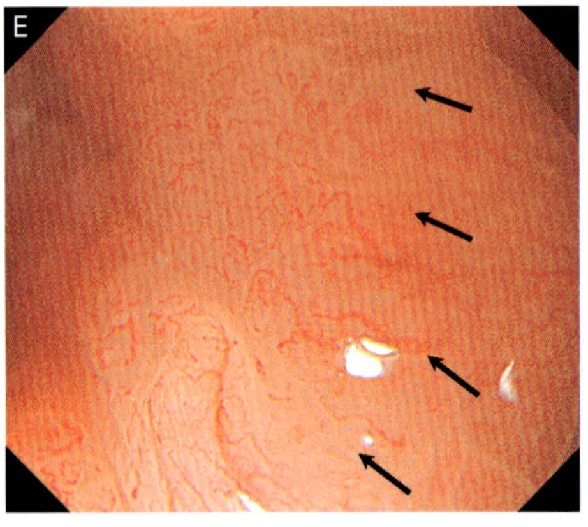

그림 140E. 최대배율(irregular MV pattern with a demarcation line). Demarcation line 의 내측에 irregular MV pattern이 관찰되며, 이 부분을 암의 특이적인 경계라고 진단하였다.

대만측의 경계진단

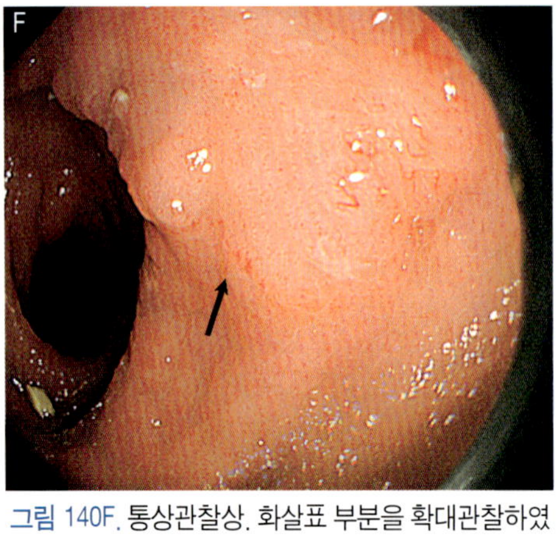

그림 140F. 통상관찰상. 화살표 부분을 확대관찰하였다.

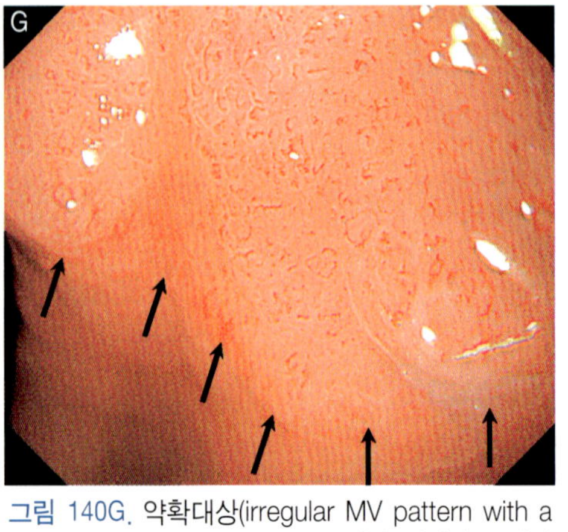

그림 140G. 약확대상(irregular MV pattern with a demarcation line). 이 부분은 육안적 경계와 일치하였다.

후벽구측의 경계진단

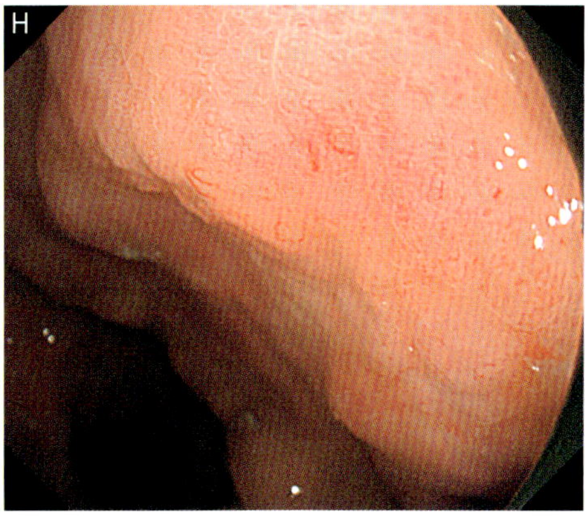

그림 104H. 후벽구측의 약확대상. 이 부위는 어떻게 해도 demarcation line 을 동정할 수 없었다.

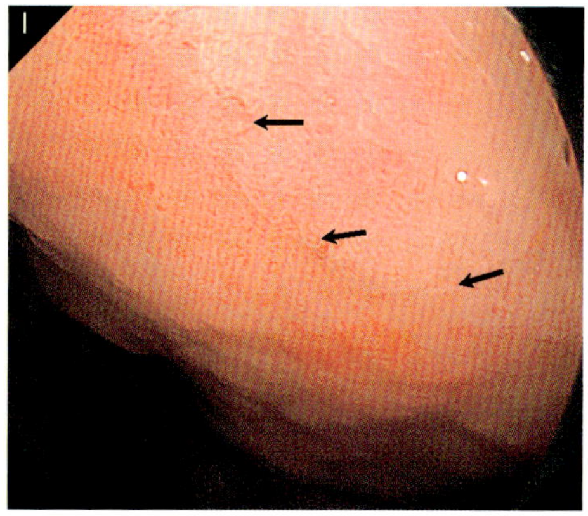

그림 104I. 경계진단의 원칙에 입각하여, 재차 내시경을 하부 체부 후벽까지 뺀 뒤 약확대로 후벽측의 비암점막부터 항문측으로 향하면서 내시경 선단의 일부를 가볍게 접촉시킨 뒤 내시경을 진행하여 demarcation line을 동정하였다(화살표).

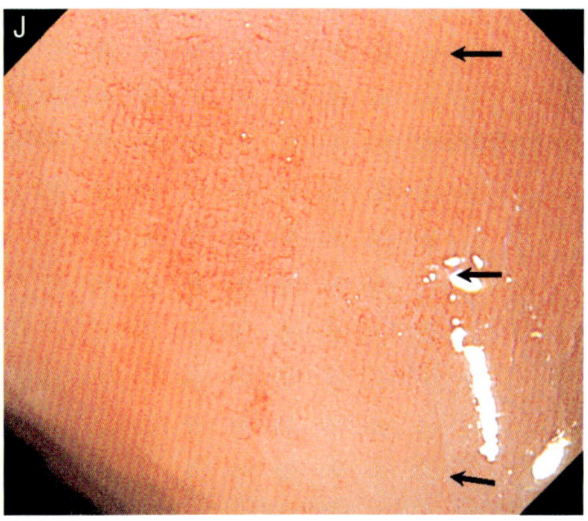

그림 104J. 배율을 올리면 내측에 irregular MV pattern이 인지되어, 암에 특이적인 경계로 진단하였다.

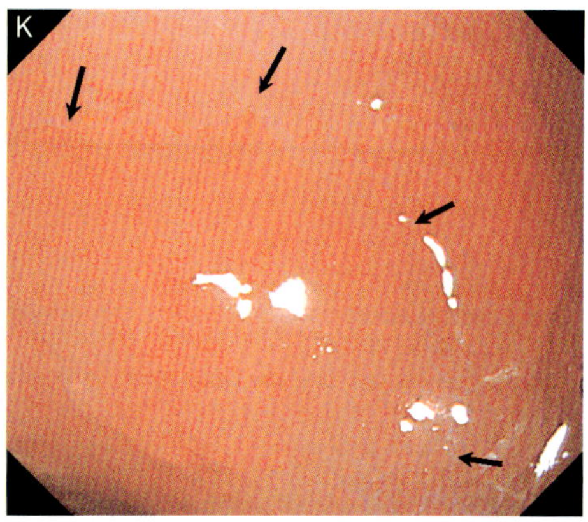

그림 104K. 같은 배율로 demarcation line을 추적해 보면, 후벽부터 소만측 방향으로 경계가 넓다고 판명하였다.

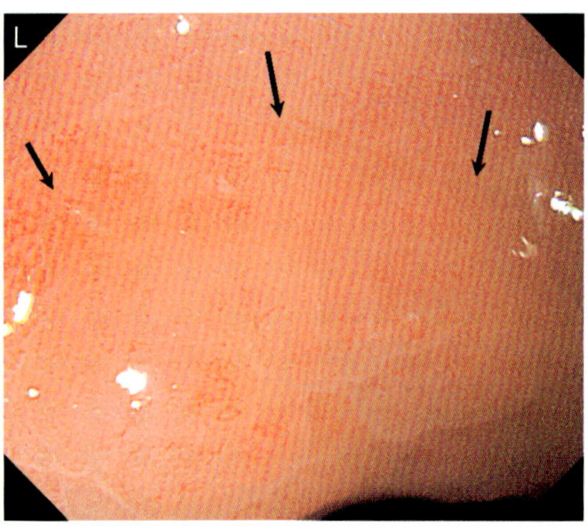

그림 104L. 동일한 배율로 demarcation line을 추적해 보면 암의 경계는 소만부터 수평방향으로 진전하고 있다.

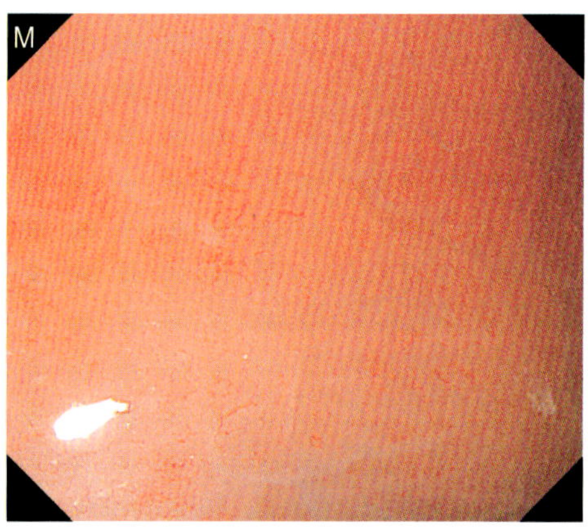

그림 104M. 최대배율로 같은 부위를 확대하면 암에 전형적인 irregular MV pattern with a demarcation line의 소견이었다.

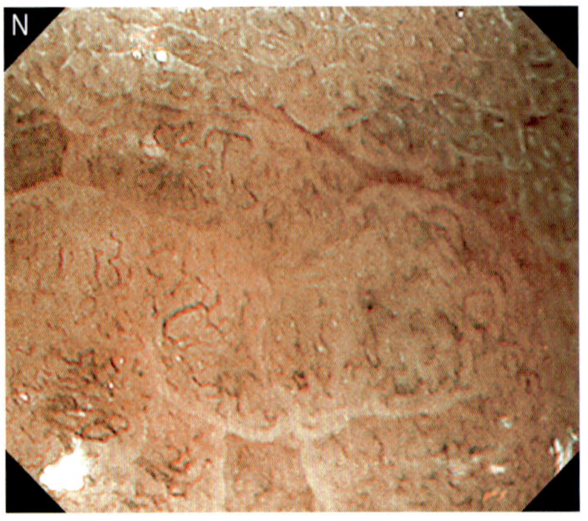

그림 104N. 그림 104M의 NBI 병용확대내시경상. NB I병용확대관찰에서도 비암배경점막의 regular MV pattern plus regular MS pattern (LBC +)이 소실된 demarcation line의 내측에 irregular MV pattern plus irregular MS pattern을 인지할 수 있어, 평탄한 암점막이 이 부위까지 진전하고 있음이 명확하였다.

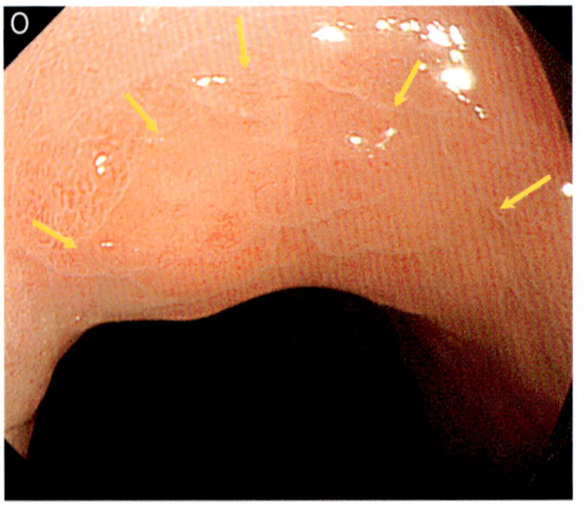

그림 104O. 확대배율을 내려서 약확대로 재차 병변부위를 동정해보면 놀랍게도 하부체부 소만의 전벽까지 병변이 진전되어 있음을 확인하였다.

임상경과

저자는 무언가 홀린듯한 착각에 빠졌지만, 수차례 확대하더라도 하부 체부 소만의 확대상은 암의 소견이어서 전정부 후벽의 IIa+IIc에 연속되어 있는 수반 IIb로 진단하였다. 이상의 결과로부터 병변의 크기는 3 cm를 훨씬 초월하는 UL (+)의 분화형암이었다. 그러므로 ESD의 적응확대병변이 아니기 때문에 외과적 수술의 적응 병변이라고 진단하고 치료방침을 수정하였다. 확대내시경하에 하부체부의 경계를 동정하여, 이 부위의 구측 비암점막에 clipping을 시행하고 동시에 생검표본으로 암이 음성임을 확인한 뒤 표준적인 원위측 위부분절제술 · D2 림프절 곽청술을 시행하였다.

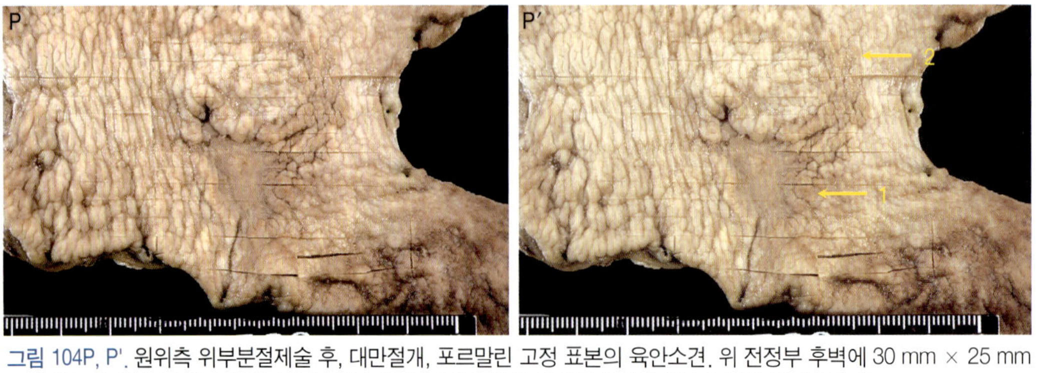

그림 104P, P'. 원위측 위부분절제술 후, 대만절개, 포르말린 고정 표본의 육안소견. 위 전정부 후벽에 30 mm × 25 mm 크기의 IIc+IIa형 조기위암만 인지할 수 있었다. 술 전에 수반 IIb를 인지하였기에 넓게 분할 절제하였다.

Q

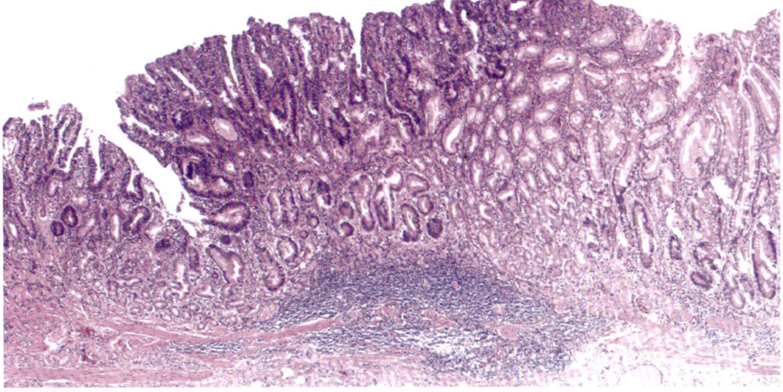

그림 104Q. IIc+IIa부의 구측경계(그림 104P'의 화살표1)의 조직학적 소견(약확대). 고분화선암(고이형도암)이 확대성으로 발육진전하여 명료한 조직학적 경계(화살표)를 인지할 수 있다.

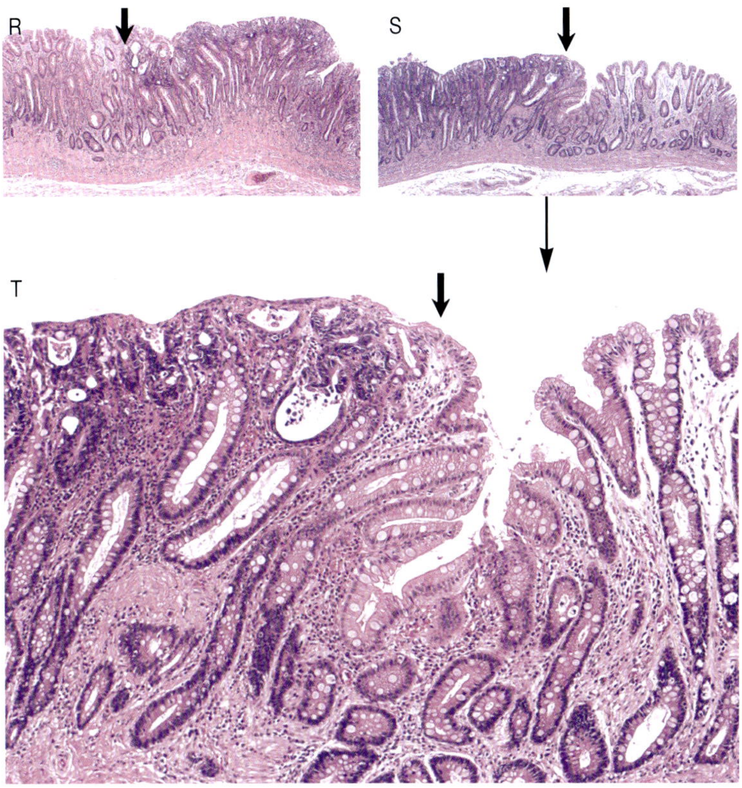

그림 104R-T. 하부 체부 소만의 수반 IIb부 절편의 조직학적 소견(그림 104P'의 화살표2).

R. 암의 항문측 경계(화살표)의 약확대상.

S. 암의 구측 경계(화살표)의 약확대상.

T. 암의 구측 경계부의 강확대상. 약확대에서는 주변과 고저차를 인지할 수 없으며, 이형이 강한 종양선관이 진전하고 있다. 강확대에서는 비암점막은 위축이 강한 점막에 미만성의 장상피화생 상피가 있으며, 극히 표층을 이형이 강한 고분화선암(고이형도암)이 치환성, 침윤성으로 발육진전하고 있어 비암점막과의 고저차를 인지할 수 없지만 명료한 조직학적 경계(화살표)를 형성하고 있다.

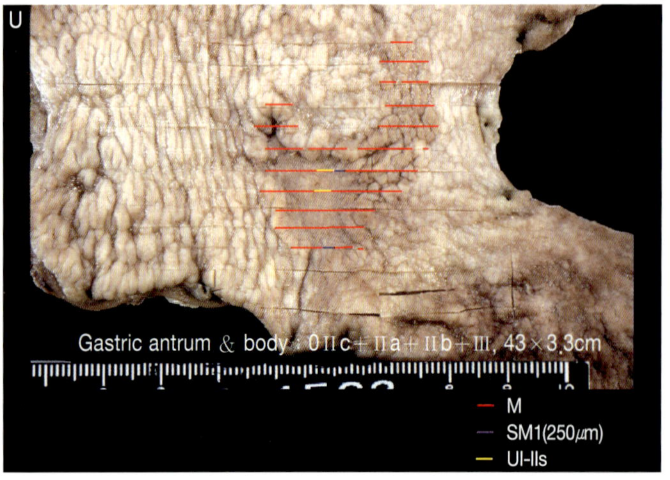

그림 104U. 암의 재구축도. 위 전정부 IIc+IIa형 암에 연속해서 육안적으로 평탄한 하부 체부까지 진전한 수반 IIb를 동반한 43 mm × 33 mm 크기의 0 IIc+IIa+IIb (UL (+))의 조기위암, 고분화선암(고이형도암), 심달도 SM1 (250 μm)으로 진단하였다. 림프절 전이는 음성이었다.

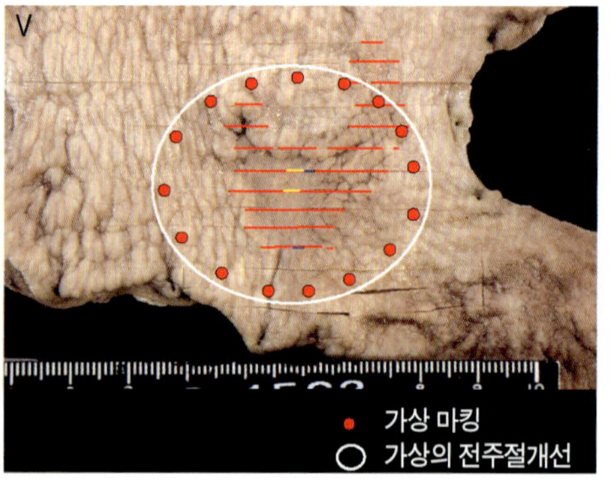

그림 104V. 통상관찰소견만을 토대로 ESD 적응확대병변으로 판단하여 ESD를 시행하였다고 가정하고 가상 marking과 가상 전주절개선을 재구축상에 표시하였다. 본 병변은 아마 절단양성 예이었을 것이다. 가장 중요한 임상적인 의의는 본 증례에 대하여 확대내시경검사를 시행하지 않았다면 절단양성이었을 것은 말할 것도 없이, 술 전에 내시경 절제의 적응인가, 외과수술의 적응인가를 결정할 수 없었다는 점이다.

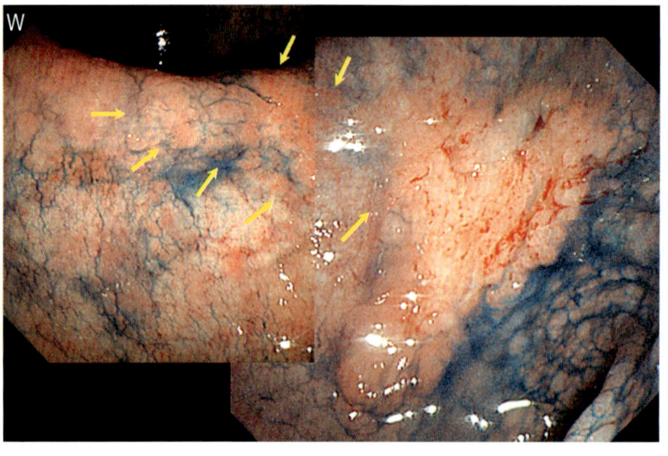

그림 104W. 절제 표본의 재구축도에 기초하여 색소산포법 후 얻어진 통상관찰상을 상세히 관찰하여 수반 IIb부를 화살표로 표시하였다. 그러나 객관적으로 암의 존재를 지적하는 것은 곤란하였다.

고안

본 증례는 엄밀히는 「Category 2. 통상관찰에서 암의 경계의 일부가 불명료하지만, 확대관찰에서 명료한 경우」에 해당된다고 생각한다. 하지만 임상적으로는 경계 명료한 병변으로 진단하여 통상관찰에서 존재진단이 곤란한 일정영역의 수반 IIb면이 존재 시 확대내시경을 시행하지 않으면 술 전에 전혀 진단을 할 수 없었다는 점으로부터 감히 통상내시경에서는 존재진단하기 곤란한 category로 제시하였다. 본 증례의 이러한 수반 IIb에 대한 존재진단 · 질적진단 · 경계진단은 확대내시경의 더할나위 없는 중요한 임상응용이다.

Category 4.2 주병변의 근방에 부병변이 존재하는 경우 (그림 105, 106)

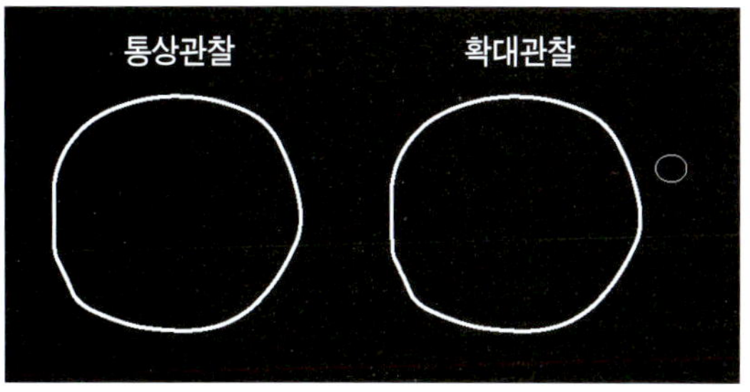

그림 105A. 주병변의 근방에 부병변이 존재하는 경우

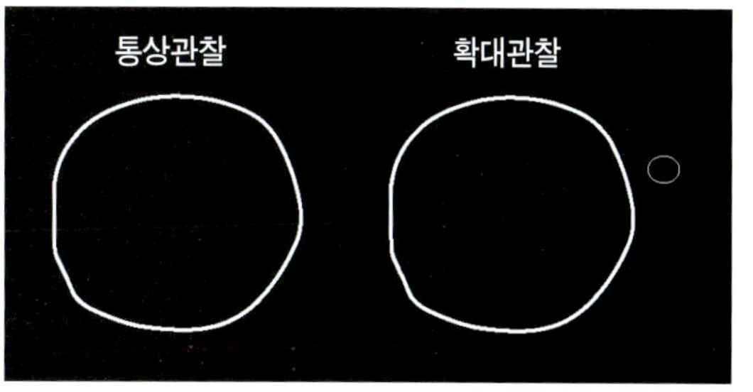

그림 105B. 임상적 대응 : 이러한 pattern이 있음을 숙지하고, 주병변 근방을 약확대로 관찰한다.

Category 4.2 증례 : 미소 부병변 (그림 106)

주병변 : 분문부 소만부터 하부식도, 0 IIc, 20 mm × 15 mm, well to moderately differentiated adenocarcinoma, 심달도 M

부병변 : minute 0 IIb, 3.2 mm × 3.2 mm, well differentiated adenocarcinoma, 심달도 M[45]

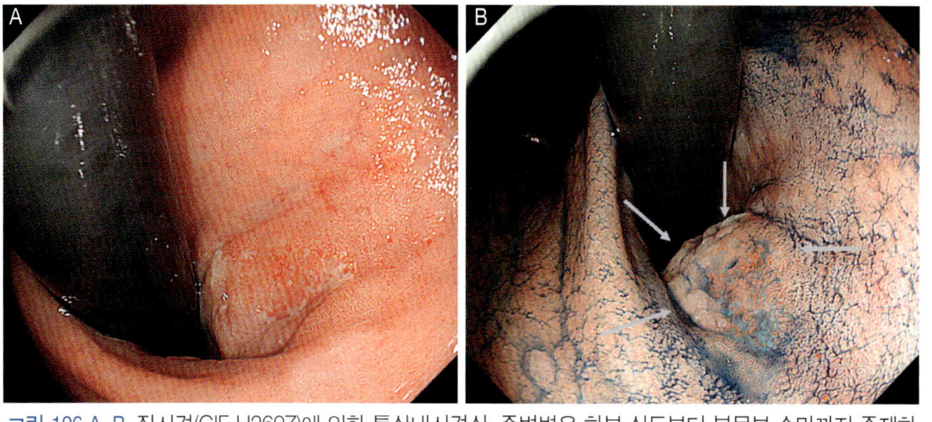

그림 106 A, B. 직시경(GIF-H260Z)에 의한 통상내시경상. 주병변은 하부 식도부터 분문부 소만까지 존재하는 부정형의 함요성 병변으로 신전양호하기 때문에 점막내암이라고 진단하였다.

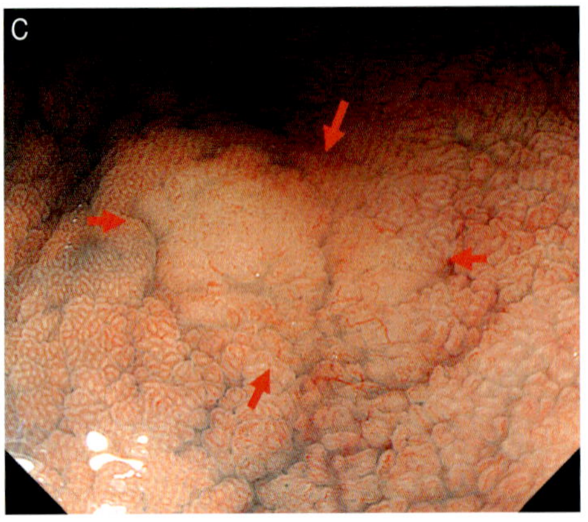

그림 106C. 확대내시경상(약확대, GIF-H260Z). 항문측의 경계는 다소 불명료하였기 때문에, 항문측을 중심으로 배경점막을 포함하여 약확대로 확대내시경관찰을 시행하였으며, 주병변의 항문측 경계로부터 떨어진 부위에 명료한 demarcation line (화살표)을 가진 점막영역이 관찰된다.

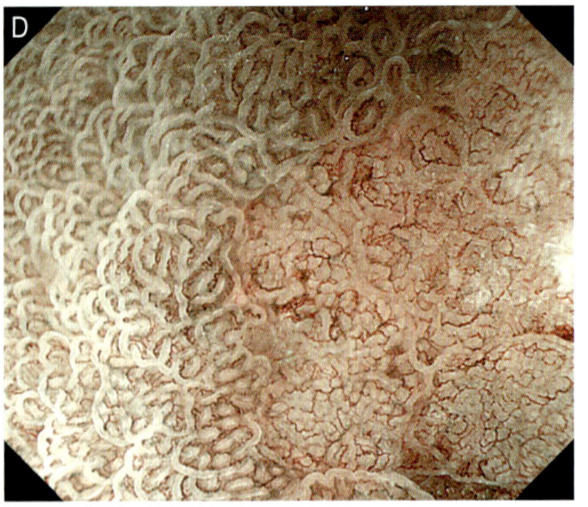

그림 106D. NBI 병용확대내시경상(최대배율). 최대배율에서 경계부를 관찰하면 주위의 regular MV pattern plus regular MS pattern이 소실된 부위에 명료한 demarcation line이 관찰되며, 내부에 암의 전형적인 irregular MV pattern plus irregular MS pattern을 인지할 수 있다. 즉, 식도부터 분문부까지 위치한 주병변의 근방에 별도로 존재하는 미소암(미소 부병변)으로 진단하였고, 후에 2병변을 포함하여 ESD로 일괄절제하였다.

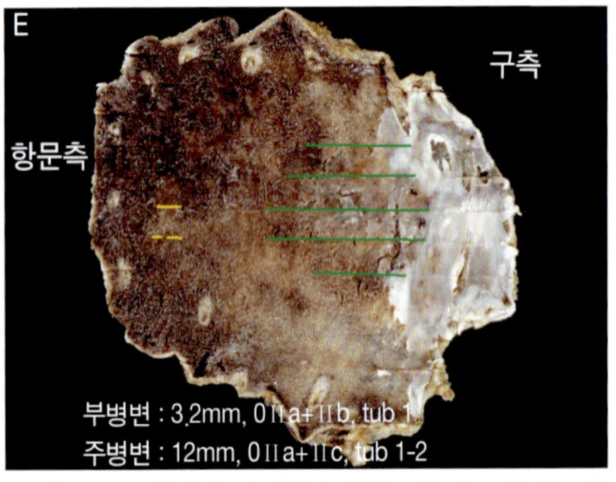

그림 106E. 내시경 절제표본의 포르말린 고정 후, 육안소견. 38 mm × 28 mm 크기의, 하부 식도를 포함하는 내시경 절제표본. 조직학적 소견을 토대로 재구축도에 표시한 바와 같이, 20 mm × 15 mm 크기의 0 IIc형 조기위암(고~중분화선암, 심달도 M)의 항문측 경계로부터 8 mm 떨어진 항문측에 3.2 mm × 3.2 mm 크기의 0 IIb형 조기암(고분화선암, 심달도 M)을 증명하였다. 절제 단단음성으로, marking 내측에 암이 존재하고 있음을 판정할 수 있다.

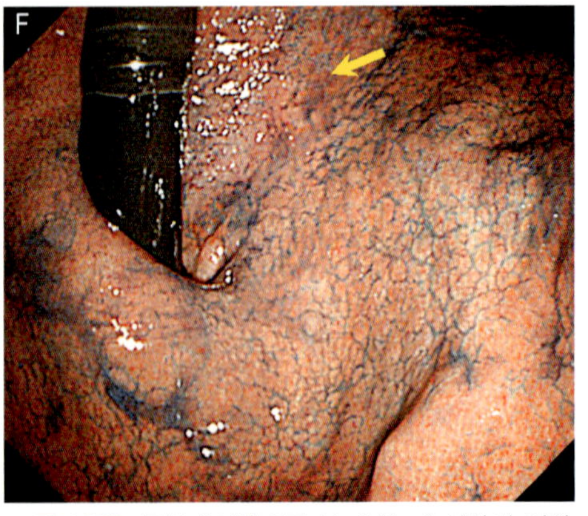

그림 106F. 통상내시경으로 본 소견. 측시경에 의한 정밀검사의 사진을 보면 가까스로 부병변의 존재를 지적할 수 있었지만 암이라고 진단하기는 곤란하였다.

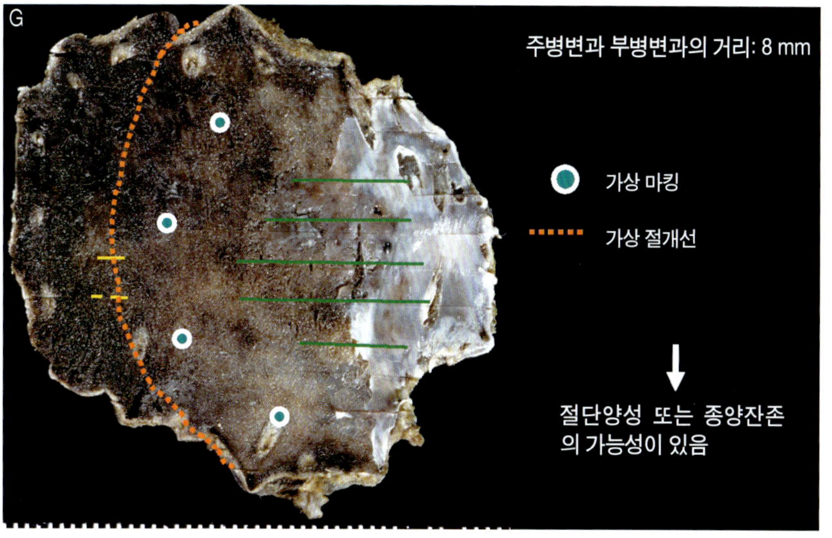

그림 108G. ESD 절제표본, 재구축도. 부병변은 주병변부터 8 mm 항문측에 존재하며, 만약 확대내시경을 시행하지 않았더라면 존재진단이 곤란하였다. 가상의 절개선으로 표시한 바와 같이 정확히 내시경 절개선 위에 있으므로 절단양성 또는 잔존의 원인이 되었을 가능성이 높다고 생각된다.

고찰

저자 등이 이전에 보고한 바와 같이[63] 조기암의 근처에는 부병변이 존재할 가능성이 있다. 小山 등[53]도 ESD의 단단양성의 원인은 ① 절제기술이 충분하지 않아 암이 있음을 알고 있음에도 절제되지 못한 경우 ② 측방진전 범위진단의 오류 ③ 부병변를 인지하지 못함의 3종류가 있으며, 확대내시경 관찰, NBI 병용확대내시경 관찰은 ②뿐만 아니라 ③의 예방에는 유용하다고 보고되고 있다.

임상적 대응은 우선 부병변의 존재가 있음을 유념해 두고 색소산포법으로 주병변이 경계명료한 암이라도 절제선이 되는 주변배경점막을 약확대로 관찰하여 부병변의 유무를 확인하는 것이다.

Category 4.3 통상관찰에서 암의 경계는 말할 것도 없고 존재도 불명한 경우 (occult cancer) (그림 107, 108)

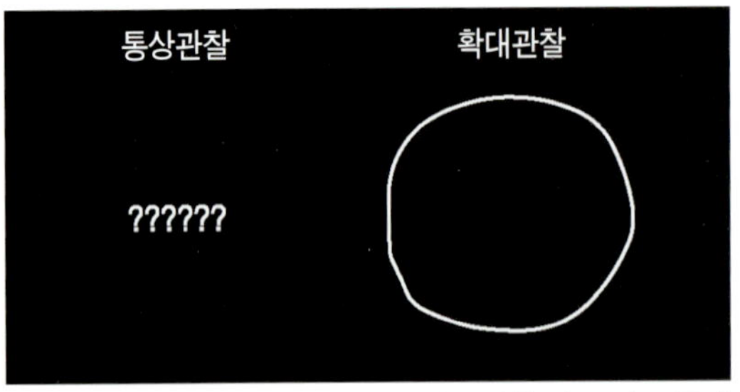

그림 107A. 통상관찰에서 암의 경계는 말할 것도 없고 존재도 불확실한 경우 (occult cancer)

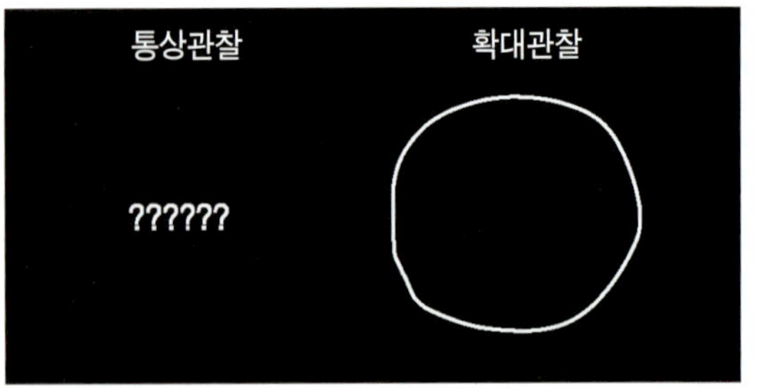

그림 108. 임상적 대응 : 확대내시경으로 병변의 존재진단 · 질적진단 · 경계진단을 시도한다.

Category 4.3 증례 : Occult cancer (그림. 108)

하부체부 대만, 0 IIc+IIb, 18 mm x 10 mm, well differentiated adenocarcinoma, 심달도 M[65]

병력 : 타병원에서 하부 체부 대만에 궤양반흔을 중심으로 4군데에서 생검을 시행하였다. 병리조직학적 소견에서 고분화선암으로 진단되어 ESD 목적으로 본 병원으로 전원되었다.

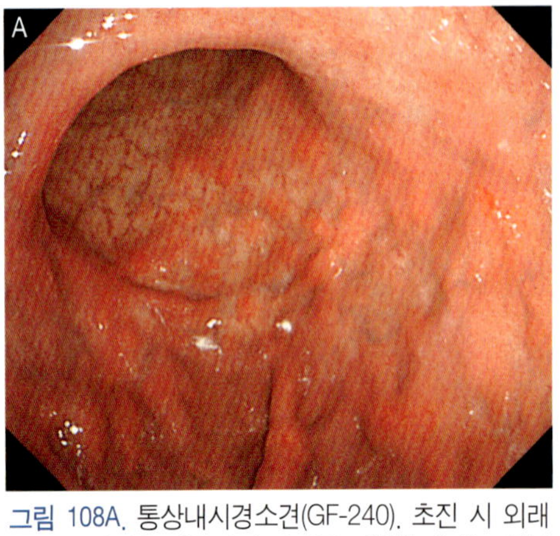

그림 108A. 통상내시경소견(GF-240). 초진 시 외래에서 측시경을 사용하여 검사를 시행할 때에는 하부 체부 대만에 궤양 반흔이 다발하고 있었다.

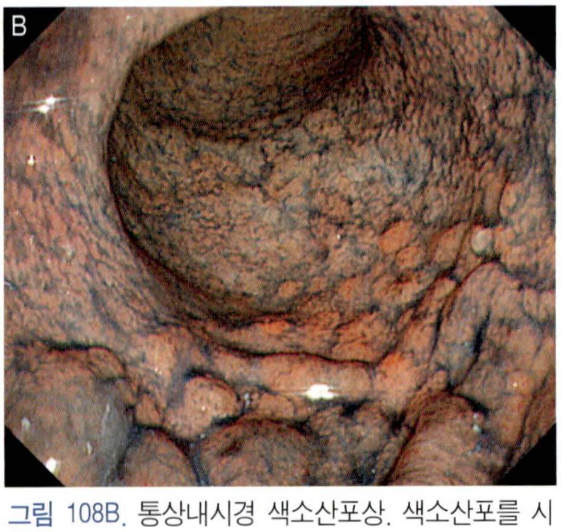

그림 108B. 통상내시경 색소산포상. 색소산포를 시행해도 생검 흔적을 포함하는 암의 존재진단은 곤란하였다.

(1) 종래의 임상적 대응

만약 조기위암의 확대내시경 진단이 임상응용되어 있지 않았다고 가정한다면, 본 병변에 대해서 종래에는 어떠한 임상적 대응을 했을까 생각해보고 싶다.

아래와 같이 marking을 실시하기까지 적어도 3회의 내시경 검사와 다수의 생검이 필요했을 것이다.

Step 1. 존재진단 + 질적진단

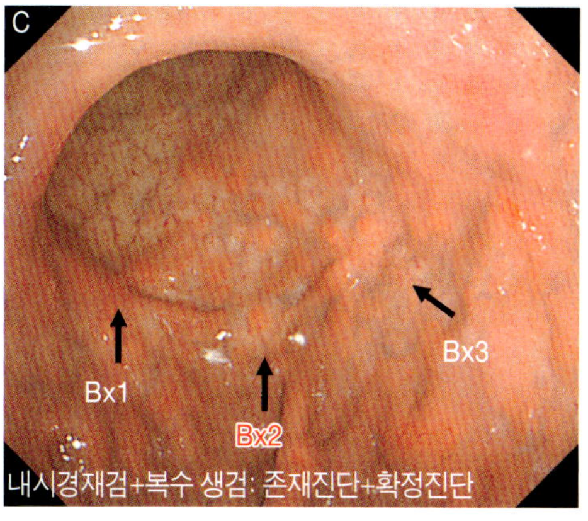

그림 108C. 첫 번째 내시경 검사 + 복수 생검. 종래에서는 병변이 의심되는 부위를 몇 군데 선택해서 각 부위에서 복수 생검(Bx)을 시행하여 생검의 결과를 참조하여 병변의 존재진단과 암의 질적진단을 시행한다.

Step 2. 경계진단

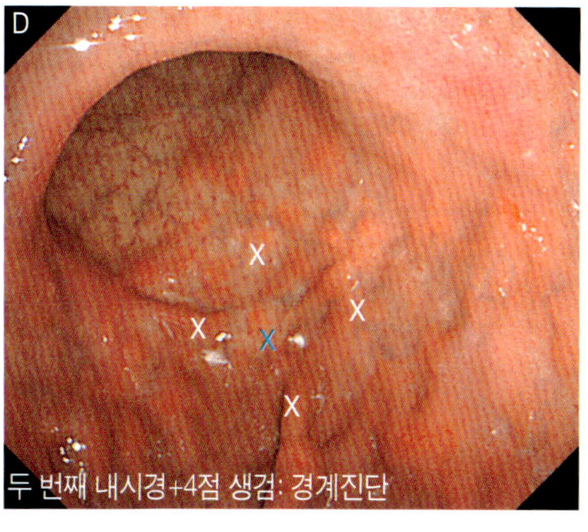

그림 108D. 두 번째 내시경 검사 + 복수 생검. 만약 2번 생검표본(Bx2)에서 병리조직학적으로 암이 진단되었다면 재차 내시경을 시행하여 생검 부위의 주변으로 4점 생검을 시행하여, 생검 결과 암이 없음을 확인함에 따라 경계진단을 하여 절제범위를 결정한다.

Step 3. Marking

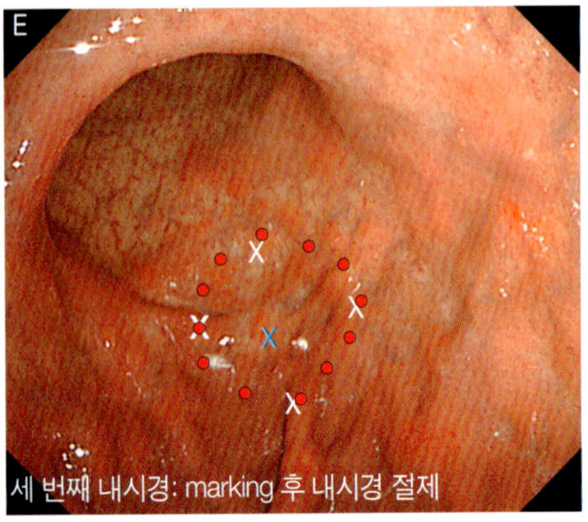

그림 180E. 세 번째 내시경 검사. 4점 생검의 생검부위를 지표로 병변 주변에 marking을 시행한 뒤 내시경 절제술을 시행한다.

(2) 위확대내시경을 임상응용한 본 증례의 경우

Occult cancer에 대해서 확대내시경을 응용한 본 증례의 경우에는 종래에 불가능하였던 임상적 대응이 가능하다. 즉, 아래와 같이 step 1: 존재진단 + 질적진단, step 2 : 경계진단, step 3 : marking의 일련의 연속적인 step을 한 번의 검사로 완결할 수 있다.

Step 1. 존재진단 + 질적진단

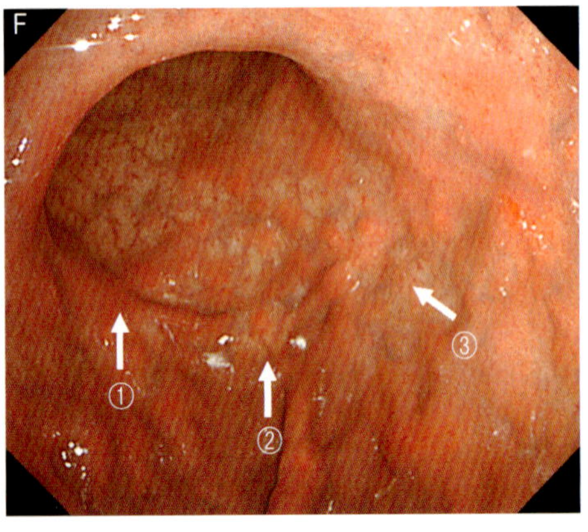

그림 108F. 하부체부 대만과 병변의 대략적인 존재부위의 정보가 있으므로 확대내시경을 사용한다. 통상관찰에서 의심되는 부위(①, ②, ③)를 순차적으로 확대관찰을 시행하였다.

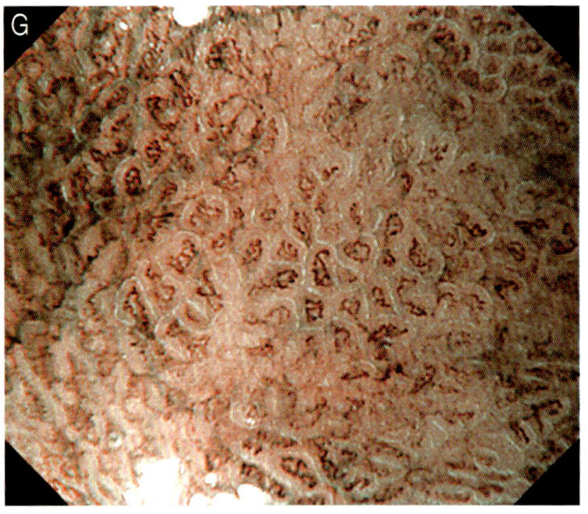

그림 108G. 그림 108F의 부위 ①(경도발적의 궤양반흔)의 NBI 병용확대내시경소견. Regular MV pattern plus regular MS pattern.

V. 개개의 미소혈관은 소형의 개방성부터 폐쇄성 loop상 혈관이며, 형상은 균일하지 않지만 대소부동도 없고 대칭적인 분포, 규칙적인 배열을 보이므로 regular MV pattern이라고 판정하였다.

S. MCE는 가장자리에 LBC가 있고 폐쇄상이며, 유원형부터 다각형의 형태를 보이고 있다. 이것들로 둘러싸인 와간부에 대소부동이 관찰되지 않으므로 regular MS pattern으로 판정하였다. 발적조와 비발적조 사이에 demarcation line을 인지할 수 없었다. 이상의 소견으로 비암점막이라고 진단하였다.

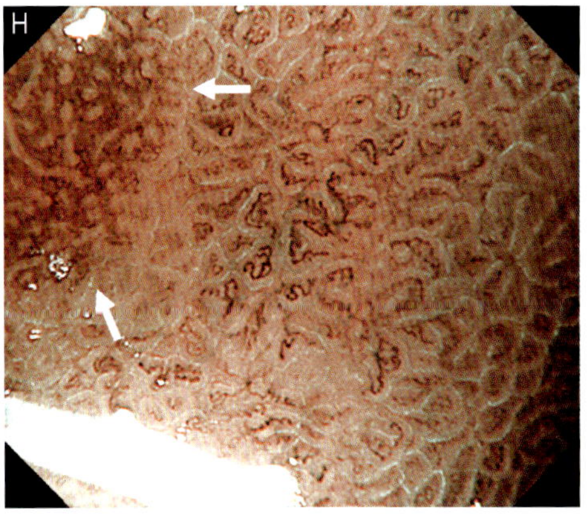

그림 108H. 그림 108F의 부위 ②(퇴색 중간에 발적을 보이는 궤양반흔)의 NBI 병용확대내시경소견. Regular MV pattern plus regular MS pattern.

V. 개개 혈관의 형태는 주로 소형의 loop상 혈관이며, 형상도 비교적 균일하다. 분포는 대칭적이고 배열은 규칙적이다. 발적부(화살표의 내측)에서 혈관의 밀도가 증가되어 있으나 형상이 균일하고 대칭적인 분포, 규칙적인 배열을 보이고 있다. 이상의 소견으로 regular MV pattern으로 판정하였다.

S. MCE는 가장자리에 LBC가 있는 호상의 형태를 보이고 있으며 형상은 균일하다. 와간부도 규칙적이다. 이상의 소견으로 regular MS pattern으로 판정하였다. 발적부(화살표) 부분에서 VS의 구조가 변화하고 있으므로 엄밀하게는 demarcation line이 존재한다. 그렇지만 내부의 VS classification은 regular MS pattern plus regular MV pattern이므로 비암점막이라고 진단하였다.

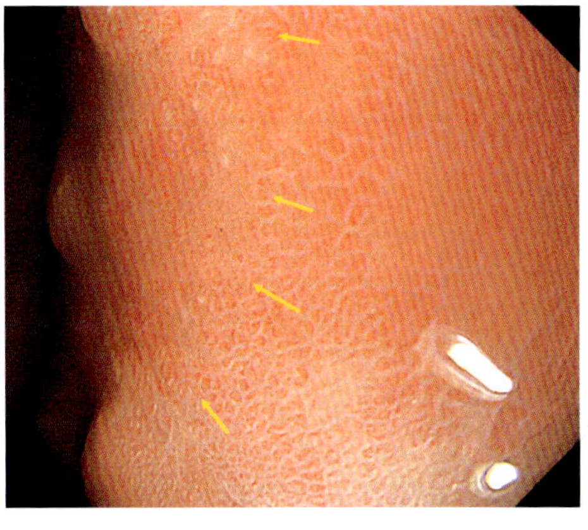

그림 108I. 그림 108F의 부위 ③(편평한 점막부위)의 백색광 확대내시경소견(약확대). Presence of demarcation line.

이 부위를 약확대로 관찰하면 주위의 미소혈관 구축상과 점막표면 미세구조가 소실된 영역을 확인할 수 있었다.

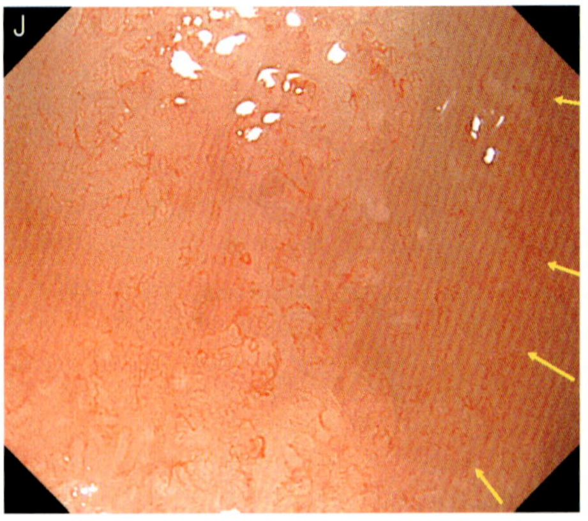

그림 108J. 그림 108I의 백색광 확대내시경소견(최대배율). 배율을 최대까지 올려 초점을 맞추면 주위의 regular MV pattern이 소실된 demarcation line (화살표)의 내측에 불균일한 형상, 비대칭성 분포, 불규칙적인 배열의 미소혈관 증식을 인지할 수 있어 irregular MV pattern으로 진단하였다. 이상의 소견으로부터 이 부위는 암이라고 진단하였다. 즉, 암의 존재진단과 질적진단이 가능하였다.

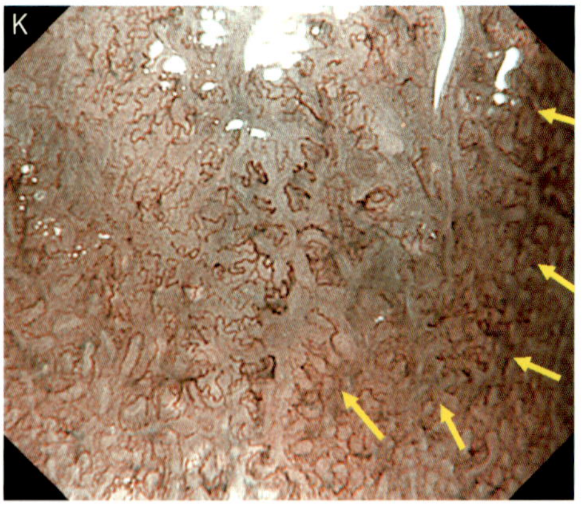

그림 108K. NBI 병용확대내시경소견(최대배율). 백색광 관찰에서 NBI로 전환하면 미소혈관상이 보다 선명해지고 demarcation line (화살표)의 동정도 용이해진다. 이 부위에서 MCE를 포함하여 점막표면 미세구조는 동정하기 어려워 absent MS pattern이라고 진단하였다. 백색광과 동일하게 암의 존재진단과 질적진단이 가능하였다.

Step 2. 경계진단

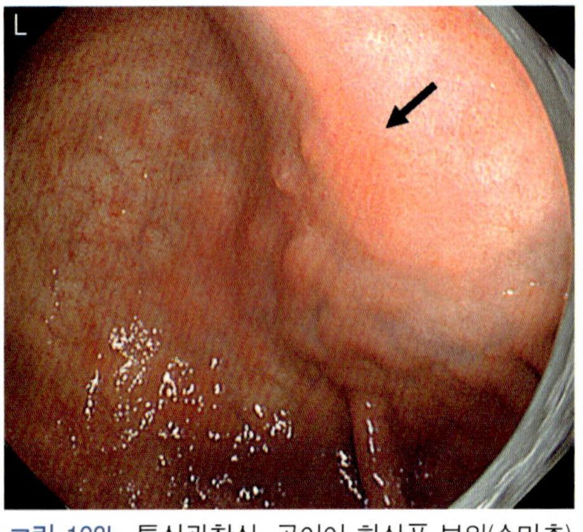

그림 108L. 통상관찰상. 곧이어 화살표 부위(소만측)의 경계진단을 시행하였다.

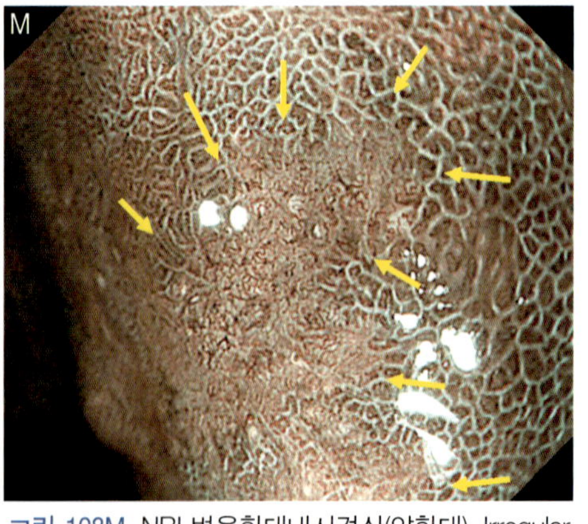

그림 108M. NBI 병용확대내시경상(약확대). Irregular MV pattern plus absent MS pattern with a demarcation line.
일단 병변의 존재진단과 질적진단을 최대배율로 시행한 후에는 약확대에서도 배경점막의 LBC 가장자리를 가진 regular MS pattern이 명료하여, 이것들이 소실된 demarcation line (화살표)의 동정이 용이하였다.

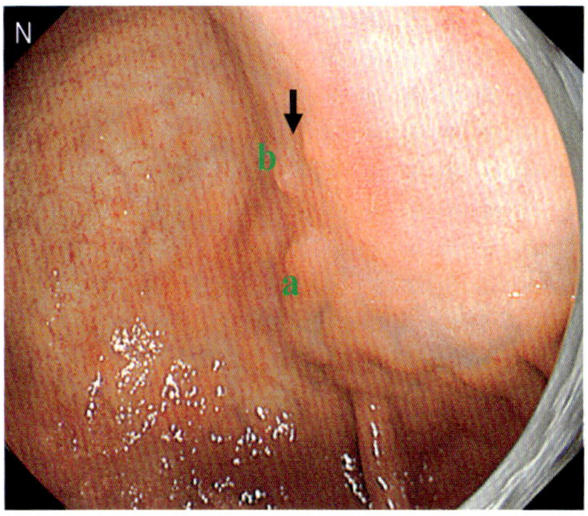

그림 108N. 통상관찰상. 항문측 경계부(화살표). 평탄한 점막이지만, 두 개의 미소융기(a, b)가 좋은 landmark가 된다.

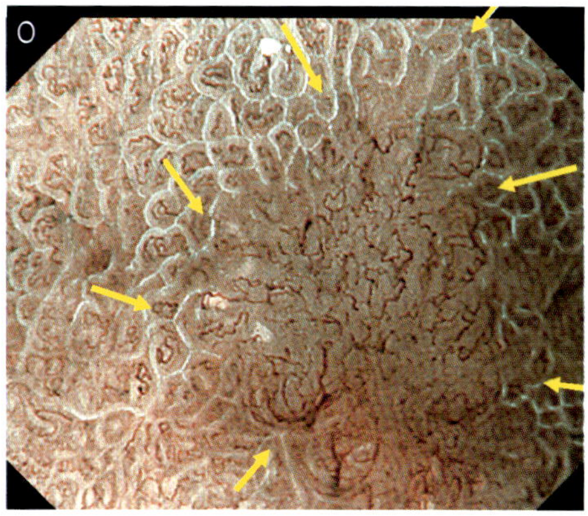

그림 108O. 그림 108N (화살표 부분)의 NBI 병용확대내시경상(최대배율). Demarcation line의 내측에 irregular MV pattern plus absent MS pattern이 관찰되며, 확대관찰에서는 항문측의 경계도 명료하였다. 배경점막에서는 LBC가 저명하다.

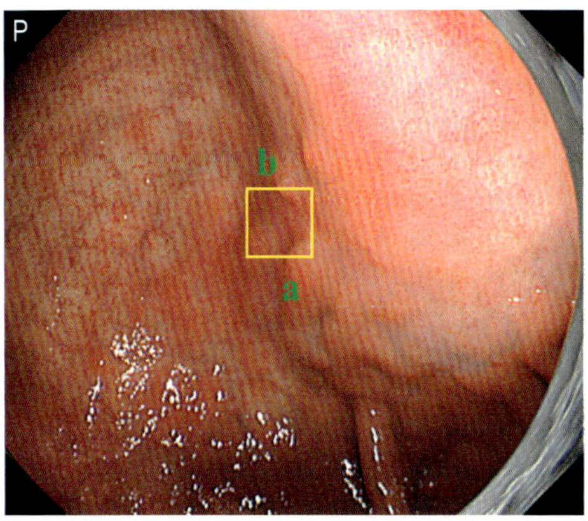

그림 108P. 두 개의 미소융기(a, b)로 둘러싸인 병변의 대만측의 확대내시경상을 다음에 표시한다.

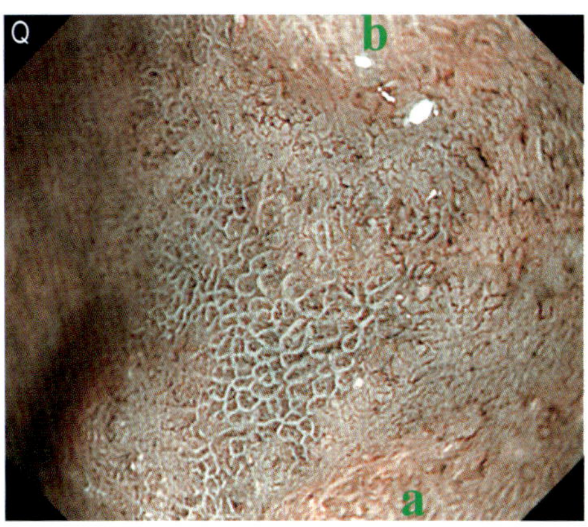

그림 108Q. NBI 병용확대내시경상(약확대). 두 개의 미소융기(a, b) 사이에 irregular MV pattern plus absent MS pattern을 보이는 점막이 진전되어 있으며, 이 사이에 regular MV pattern plus regular MS pattern 을 보이는 비암점막이 존재하고 있다.

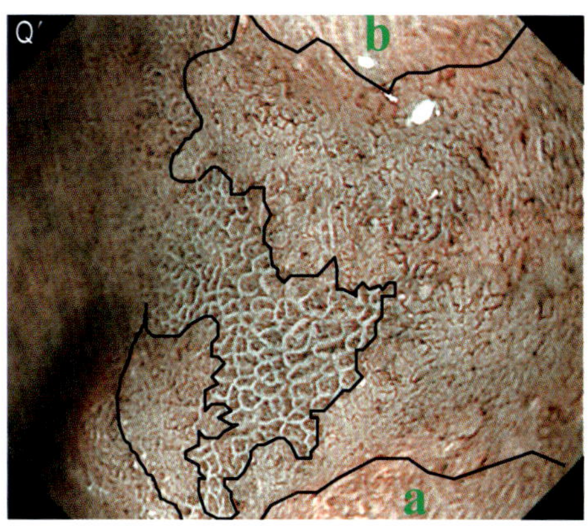

그림 108Q'. 암과 비암점막의 경계부를 검은선으로 표시하였다.

Step 2. 마킹

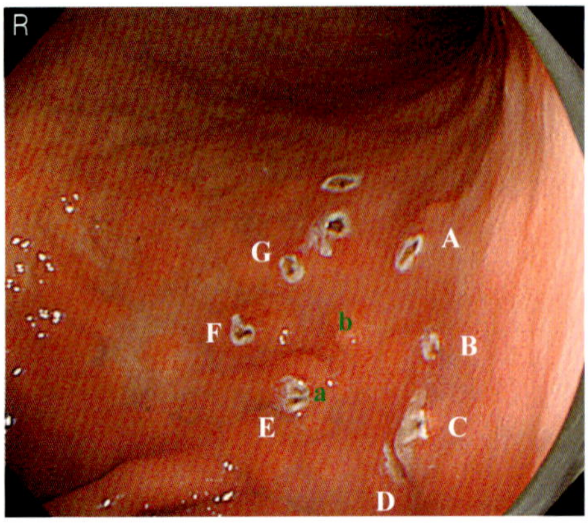

그림 108R. 암의 경계부 주위의 비암배경점막의 7곳에서 marking을 하고 절제 후에 조직학적 소견과 비교하기 위하여 항문측의 2곳에 orientation marking을 추가하였으며, ESD로 marking을 포함하여 일괄 절제하였다.

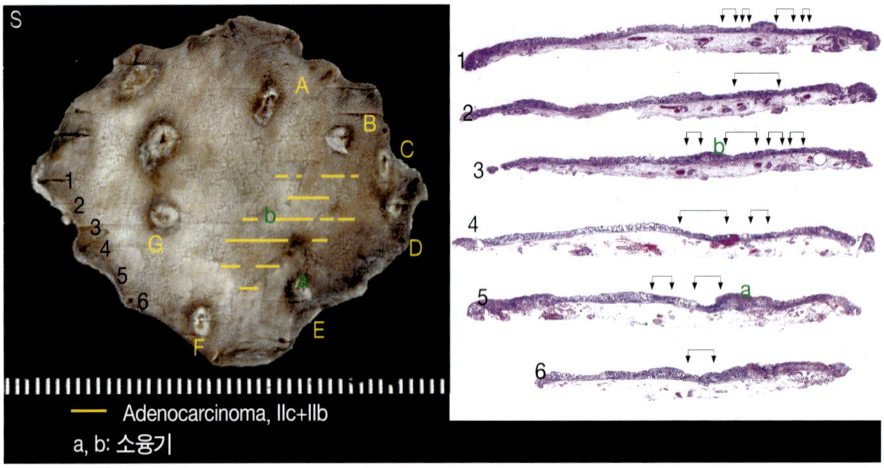

그림 108S. 절제표본의 구축상과 lupe상. A-G는 술 전 marking에 대응, a, b는 내시경의 미소융기에 대응. 고분화선암, 0 IIc+IIb, 심달도 m, ly0, v0였다. Marking이 암의 바로 외측에 정확히 위치하고 있음을 증명할 수 있었다.

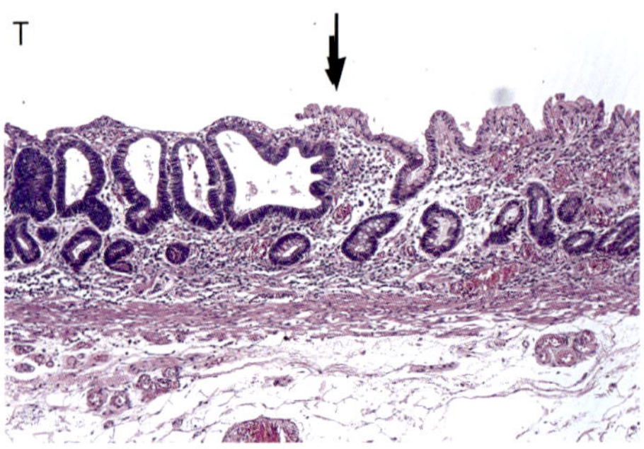

그림 108T. 그림 108S 절편2의 암경계부의 병리조직학적 소견(HE 염색, 강확대상). 암과 비암부에 점막의 고저차를 인지할 수 없는 고분화선암이다.

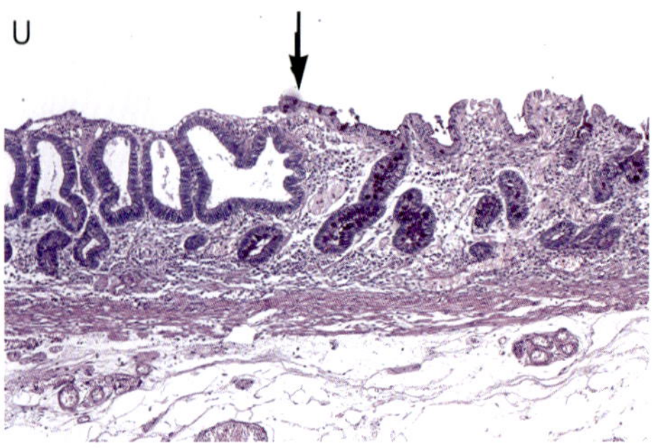

그림 108U. 그림 108T의 AB-PAS (Alcian blue-Periodic acid Schiff) 염색상. AB-PAS 염색을 시행하면 비암배경점막은 위축성위염에 AB 양성의 배세포(goblet cell)가 있는 저명한 장상피화생을 수반하고 있음이 명확해진다. 즉, LBC 양성을 보이는 배경점막상에 일치하는 소견이다.

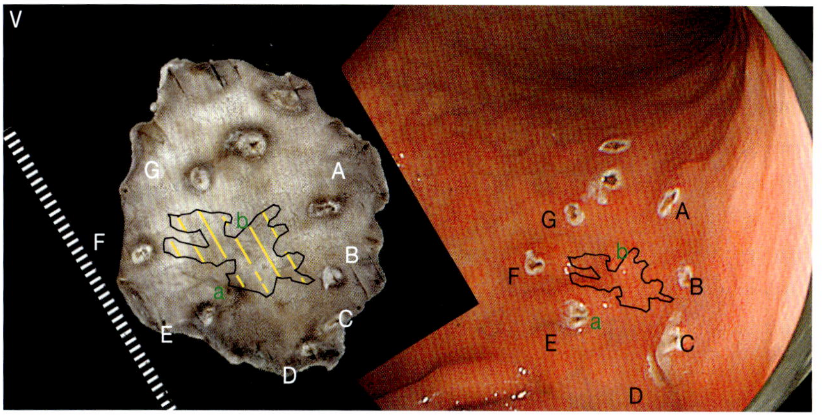

그림 108V. 절제표본의 재구축도와 통상내시경상의 대비. Marking과 소융기를 landmark로 하여 병변의 존재부위를 내시경사진에 표시하였다. 그림 108Q′의 확대내시경에 보인 바와 같이 소융기 사이에 복잡한 형상을 보이는 암의 진전범위가 상세히 진단될 수 있음을 알 수 있다.

고안

본 병변은 종래의 진단법으로는 병변의 존재진단을 할 수 없는 색조변화, 표면구조의 변화가 미미한 암이다. 본 증례와 같이 생검조직진단에서는 암으로 진단되지만, 통상내시경의 진단지표인 색조나 표면구조의 변화가 미미하여 통상내시경에서 존재진단이 곤란한 암을 「잠재암(occult cancer)」이라고 저자는 부르고 있다.[31,45]

본 병변은 타병원에서 궤양근방의 점막으로부터 몇 개의 생검을 채취하여 미리 대략의 병변 장소와 조직형이 분화형암이라는 것이 판명되었기 때문에, 확대내시경소견에 따라 병변의 존재진단, 질적진단과 동시에 경계진단이 가능하였다.

앞에서 기술한 바와 같이 occult cancer의 존재진단, 질적진단, 경계진단까지를 종래의 방법으로 시행하면 수 차례의 생검을 병용하여 적어도 2회의 통상내시경검사가 필요하다. Marking까지 포함하면 전부 3회의 내시경검사가 필요하다. 그렇지만 확대내시경을 사용하면 암의 존재진단, 질적진단, 경계진단에 연속해서 marking까지 생검없이 1회의 내시경검사로 완료할 수가 있다.

종래의 내시경검사에서는 진단 불가능했던 occult cancer는 확대내시경의 절호의 목표이다.

14.5 확대내시경 한계 예

Category 5.1 통상관찰에서 존재진단은 불가능하며, 확대관찰에서는 존재진단 · 질적진단은 가능하지만 경계진단이 불가능한 경우 (Table 19, 그림 109, 110)

Table 19. 존재진단 : 통상불능 · 경계진단: : 확대한계 예 (초고분화선암) (Category 5.1)

	존재진단	질적진단	경계진단
통상관찰/색소산포법	×	×	×
확대관찰	○	○	△

임상적 대응 : 확대내시경을 사용한 광범위한 marking.

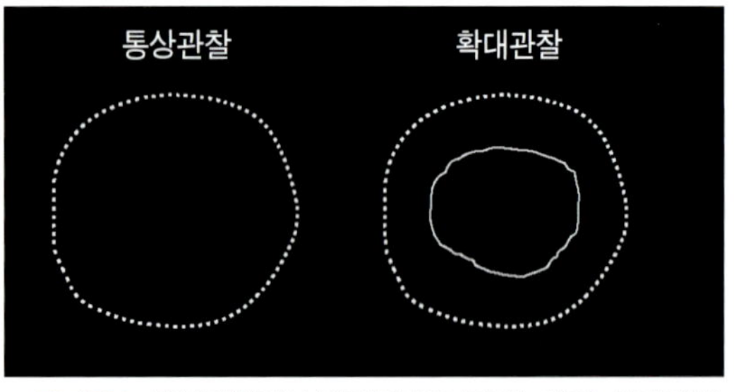

그림 109A. 통상관찰에서 존재진단은 불가능하며, 확대관찰에서 존재진단 · 질적진단은 가능하지만 경계진단이 불가능한 경우.

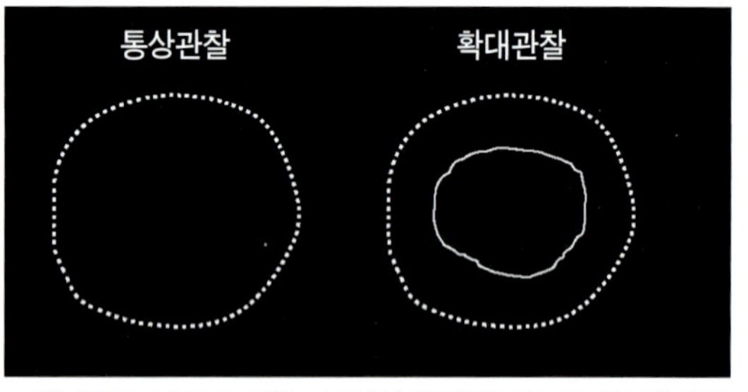

그림 109B. 임상적 대응 : 이전의 생검표본을 토대로 범위를 안다.

Category 5.1 증례 : 초고분화선암 (그림 110)

위각부 소만전벽측, 0 IIc+IIb, very well to well differentiated adenocarcinoma, 22 mm × 12 mm, 심달도 M[61]

증례의 요약 : 위각부 소만 전벽측의 궤양에서 채취한 생검에서 분화형암으로 진단된 뒤, 저자의 병원으로 내원한 증례. 처음 통상내시경검사에서 조기위암에 특징적인 소견이 없어 다시 시행한 생검에서도 확정진단이 되지 않은, 소위「일회성 암(의사를 난처하게 하는 암)」으로 진단되어 5년에 걸쳐 경과를 관찰하였다.

초회 검사부터 30개월이 지난 시기에 확대내시경으로 존재진단 · 질적진단이 가능하였다. 환자가 치료를 거부하였기 때문에 총 5년간 경과관찰을 하였다.

5년 후에 병변 범위가 진전하였기 때문에, 내시경 절제의 필요성을 환자에게 설명하여 동의를 얻었다. 그래서 확대내시경으로 경계진단을 시행하여 marking 한 뒤 내시경으로 절제하였다. 그러나 절제표본을 상세히 검토해보면 확대내시경으로 동정된 경계의 주변에 초고분화선암(저이형도암)이 진전되어 있어 최종적으로 확대내시경에 의한 경계진단이 불가능했다고 판정한 예이다.

초회 검사

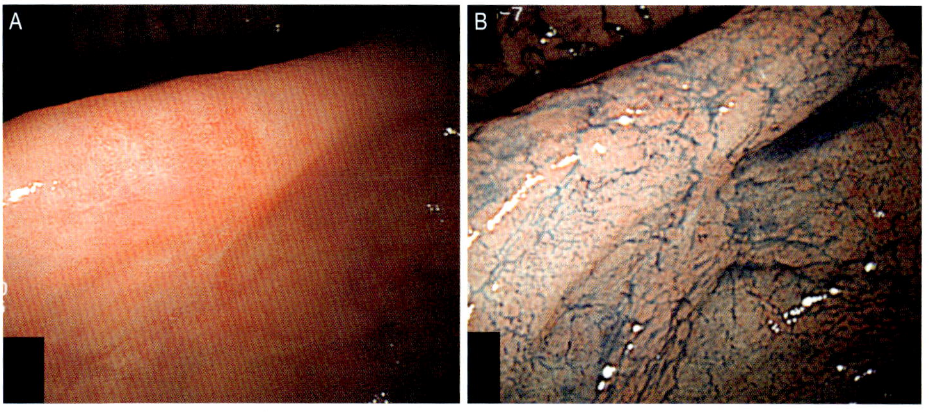

그림 110A, B. 초회 검사 시 통상내시경상(A)과 색소산포상(B). 위각부 소만 전벽측에 궤양 반흔이 관찰되지만 집중된 주름에 잠식상과 같은 암의 특징적인 소견을 볼 수 없다. 이 부위에서 생검을 채취하여 이형선관이 관찰되었지만 암의 확정진단은 할 수 없었다. 이후 반 년에 걸쳐 경과관찰을 하였으나 동일한 소견이었다.

30개월 후

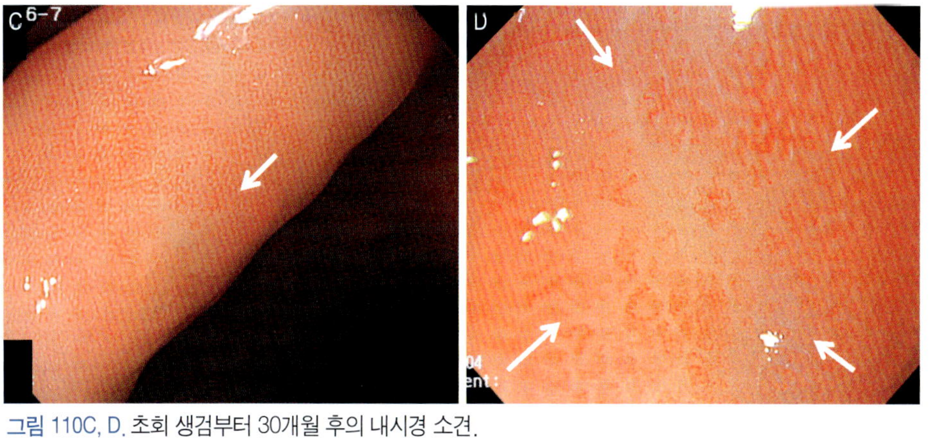

그림 110C, D. 초회 생검부터 30개월 후의 내시경 소견.
C. 통상관찰상. 경과관찰했던 부위에 미소한 퇴색상의 2 mm 크기 점막영역이 관찰되었다.
D. 백색광 확대관찰상. 퇴색의 경계에 일치하여 주위의 regular MV pattern이 소실된 demarcation line이 관찰되고 내부에 irregular MV pattern을 동정할 수 있어, 확대내시경으로 암의 존재진단, 질적진단이 가능하였다. 최대배율에서는 내시경화면의 횡경이 3.2 mm이므로, 크기는 2 mm라고 계측할 수 있다.

초회 검사로부터 60개월 후(5년 후)

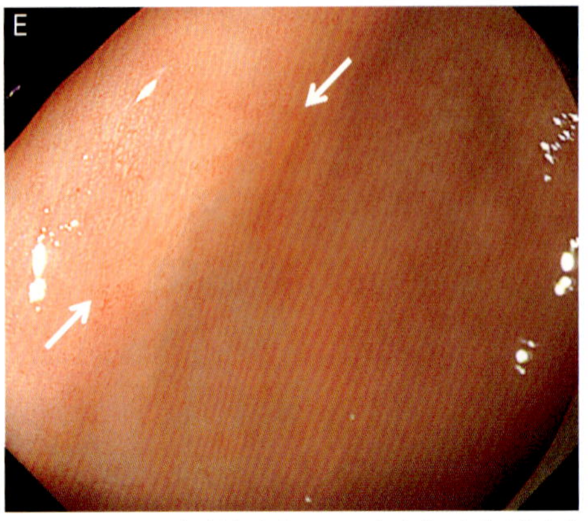

그림 110E. 통상관찰에서 조금 퇴색된 경계 불분명한 약 8 mm 크기의 점막영역이 관찰된다.

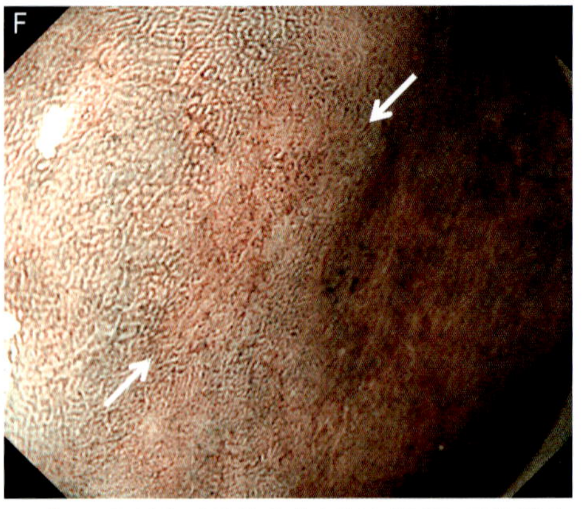

그림 110F. NBI 병용확대내시경상. NBI로 전환하면, 엷은 LBC를 가진 배경점막이 소실된 점막영역을 인지할 수 있다.

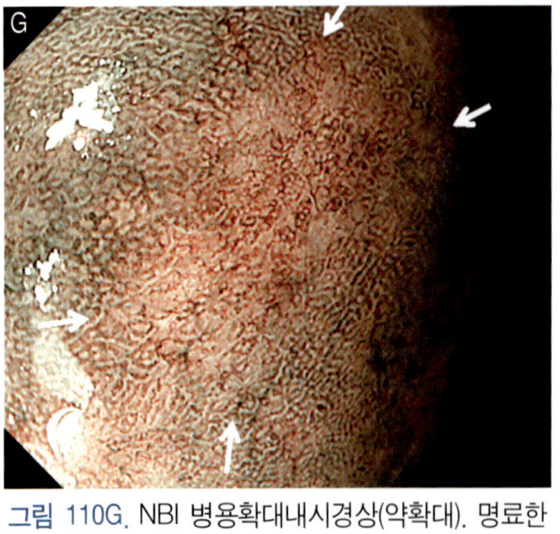

그림 110G. NBI 병용확대내시경상(약확대). 명료한 demarcation line (화살표) 내부의 미소혈관 구축상은 규칙적인 미세 network만 보이고 있어, 이 정도의 배율에서 보이는 미소혈관 구축상으로는 암의 질적진단은 불가능하여 위염이라고 밖에 진단할 수 없다.

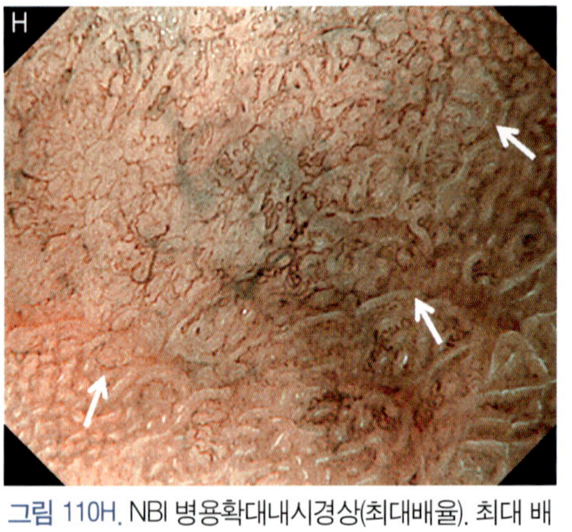

그림 110H. NBI 병용확대내시경상(최대배율). 최대 배율에서 경계부를 관찰하면 내부에는 형상이 불균일하고 분포는 비대칭성이며, 배열이 불규칙한 다양성을 가지는 미소혈관이 증식하고 있다. Irregular MV pattern plus absent MS pattern with a demarcation line이라고 판정하며, 암의 존재진단과 질적진단이 가능하였다. 그림 110D보다 범위가 넓음이 명확해진다.

Marking 시의 내시경소견

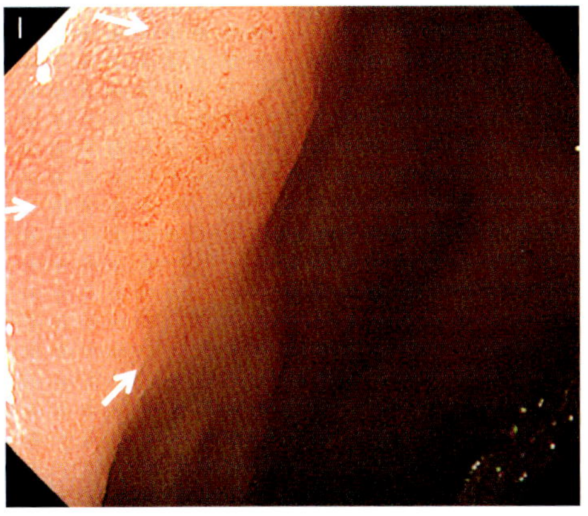

그림 110I. 백색 확대관찰상(약확대). 우선 백색광 약확대에서 병변의 전벽측부터 소만의 경계부를 파악하였다.

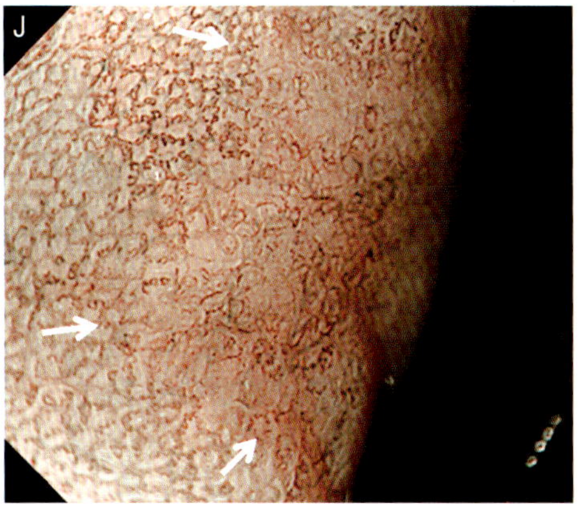

그림 110J. NBI 병용확대관찰상(약확대). NBI에서 demarcation line (화살표)이 보다 명료해졌다.

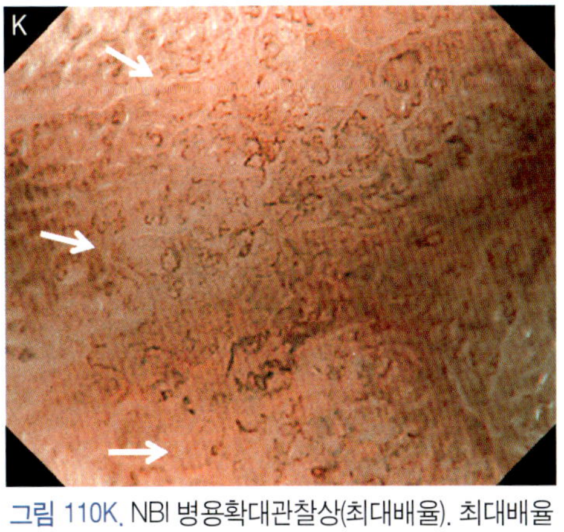

그림 110K. NBI 병용확대관찰상(최대배율). 최대배율에서 demarcation line의 내측에 irregular MV pattern이 존재하고 있음을 재확인하였다. 그리고 확대관찰하에 demarcation line의 외측의 regular MV pattern plus regular MS pattern을 가진 점막에 확신을 가지고 marking하였다.

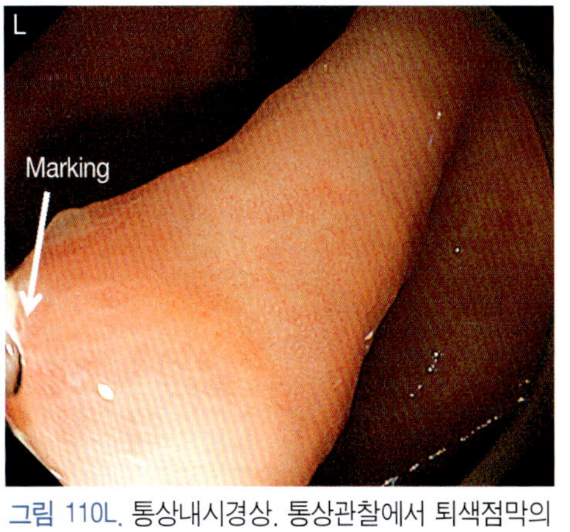

그림 110L. 통상내시경상. 통상관찰에서 퇴색점막의 주변에 marking이 정확히 되었음을 확인할 수 있었다.

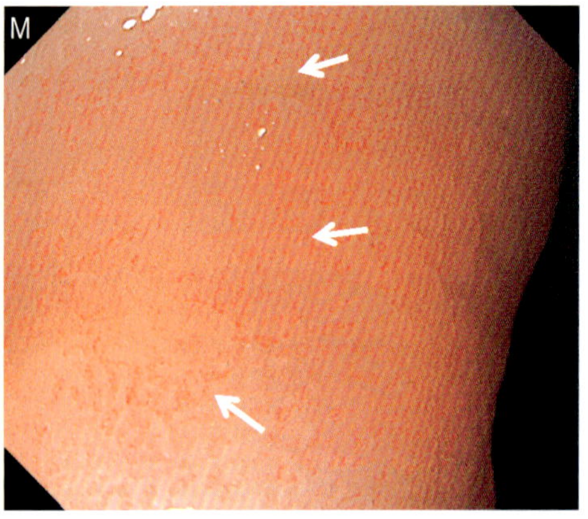

그림 110M. 백색 확대관찰상(약확대). 백색광 약확대에서 병변의 소만항문측 경계부를 파악하였다.

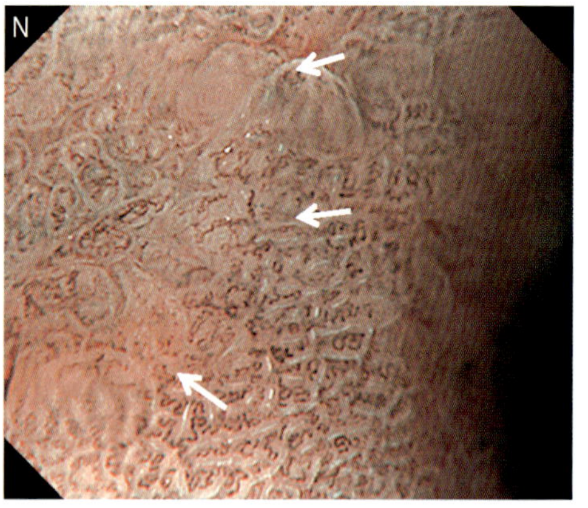

그림 110N. NBI 병용확대내시경상(최대배율). 최대배율에서 demarcation line의 내측에 irregular MV pattern이 존재함을 확인하였다. 그리고 demarcation line의 외측에 marking하였다.

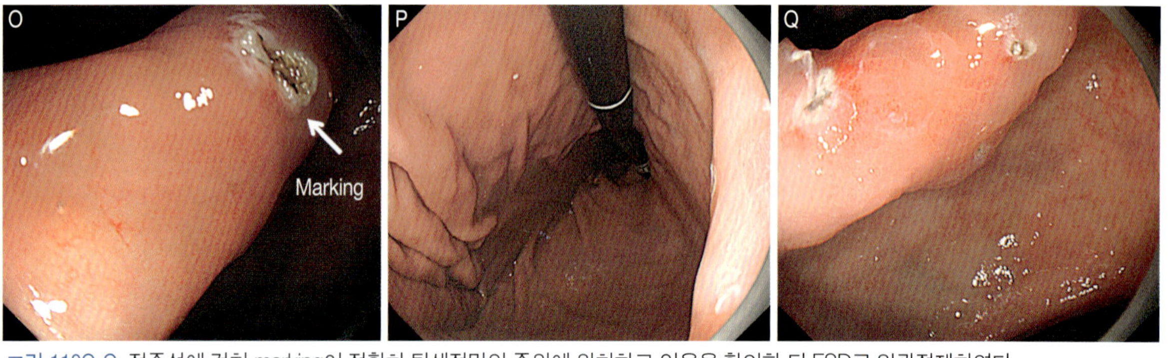

그림 110O-Q. 전주성에 걸쳐 marking이 정확히 퇴색점막의 주위에 위치하고 있음을 확인한 뒤 ESD로 일괄절제하였다.

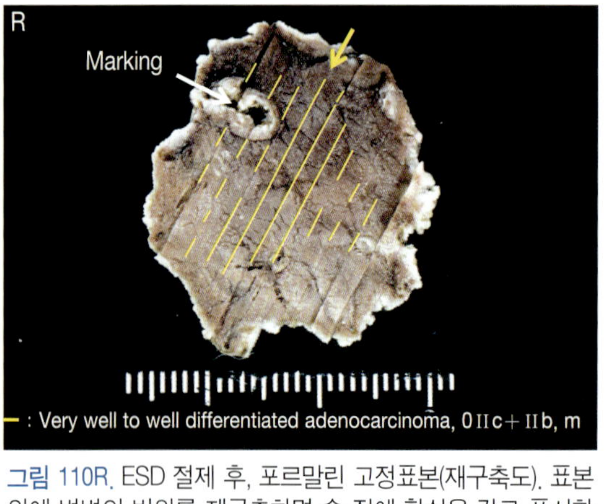

그림 110R. ESD 절제 후, 포르말린 고정표본(재구축도). 표본 위에 병변의 범위를 재구축하면 술 전에 확신을 갖고 표시한 marking을 넘어 암이 진전하고 있다.

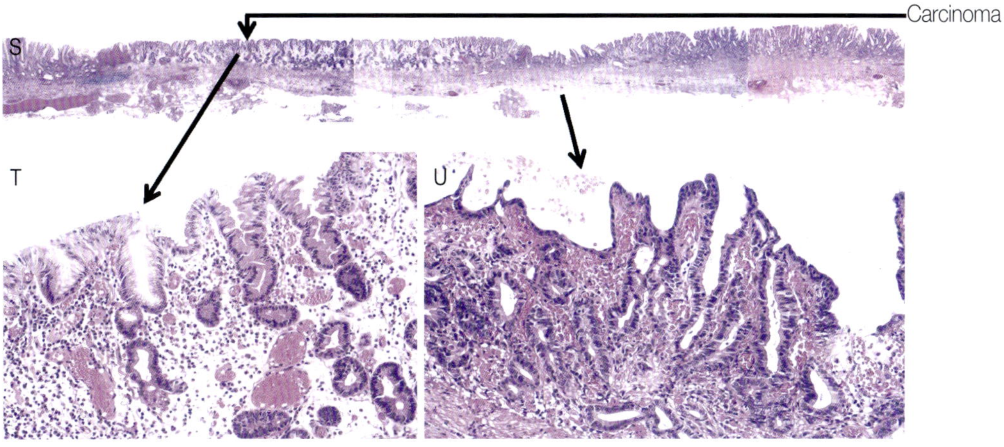

그림 110S-U. 그림 110R 노란색 화살표로 표시한 절편의 조직학적 소견.
T. 그림 110S의 lupe상의 함요부 주위의 고저차를 인지할 수 없는 점막에도 이형선관이 증식하고 있다. 화살표가 경계부이지만, 주위의 선관과 구별되지 않을 정도로 세포이형 · 구조이형도 약한 이형선관이 관찰된다. 중심의 함요부와 연속하여 매우 이형이 약한 초고분화선암(저이형도암)이 진전하고 있음을 판명하였다.
U. 한편 그림 110S의 lupe상의 함요된 부위의 약확대상에서는 관상의 고분화선암(고이형도암)의 소견을 보이고 있다.

고안

본 증례의 임상적 의의는 우선 위확대관찰이 일회성 암(의사를 난처하게 하는 암)의 경과관찰에 유용하였다는 점이다. 경과관찰 후 30개월(2년 반)후에 통상관찰에서는 암의 존재진단이 불가능하였으나, 확대내시경으로 약 2 mm 크기의 전형적인 초미소암을 진단하였다. 총 5년간의 경과관찰 중에 8 mm 크기까지 발육했음에도 불구하고 점막 내에 국한되어 있었던 경과를 추적할 수 있다는 점은 대단히 시사하는 바가 크다.[62]

그렇지만 확대내시경의 한계도 명확하였다. 즉, 암에 특징적인 확대내시경상을 보이는 점막의 외측에 이형이 극히 약한 종양이 존재하고 있었다. 이 부위 종양의 상피와 간질의 형태는 주변 배경점막과 유사하였기 때문에, 확대내시경에서 전혀 종양을 인지할 수 없었다. 본 증례와 같이 특히 이형이 약한 주변부의 초고분화선암(저이형도암)에 대해서는 확대내시경을 사용해도 진단이 불가능하다.

실제의 임상에서는 병변의 생검에 의해 조직상을 얻을 수 있더라도 암의 확정진단은 붙지않고 경과관찰을 하는 수밖에 없다고 생각된다. 적극적인 임상적 대응을 기술하자면 최초의 생검을 관찰하여 본 증례와 같이 이형이 상당히 약한 조직상이라면 확대내시경진단 · 생검진단의 한계라고 판단하여 확대내시경으로 경과를 관찰하든지, 진단적 치료목적으로 내시경 절제를 할 수 있을 것이다. 즉, 적을 알고 자신의 한계를 알면서 진단치료에 임해야 하는 것이다. 본 증례는 위암이 다양한 조직상과 형태를 보일 수 있음을 가르쳐 주는 교훈적인 증례이다.

관찰법이라고 하는 기술적 관점에서 고찰을 더한다면, 그림 110G에 표시된 NBI 병용 약확대상도 진단의 pitfall이라고 생각된다. 즉, 이 정도의 분해능에서는 암에 특징적인 미소혈관상을 파악하는 것이 불가능하다는 사실이 일목요연하다. 미소혈관을 지표로 사용하는 진단학에서는 적어도 7.9 ㎛의 분해능으로 촬영된 확대내시경상이 필요하다는 것을 의미하는 것이다.

Category 5.2 통상관찰에서 존재진단은 가능하지만, 질적진단 · 경계진단이 통상관찰과 확대관찰 모두에서 불가능한 경우 (미분화형암)(Table 20, 그림 111, 112)

Table 20. 존재진단 : 통상한계 · 경계진단: 확대한계 예 (미분화형암) (Category 5.2)

	존재진단	질적진단	경계진단
통상관찰/색소산포법	○	×	△
확대관찰	○	×	△

임상적 대응 : 사전에 생검(4점 생검)을 시행하여, 이 결과를 참조한 marking.

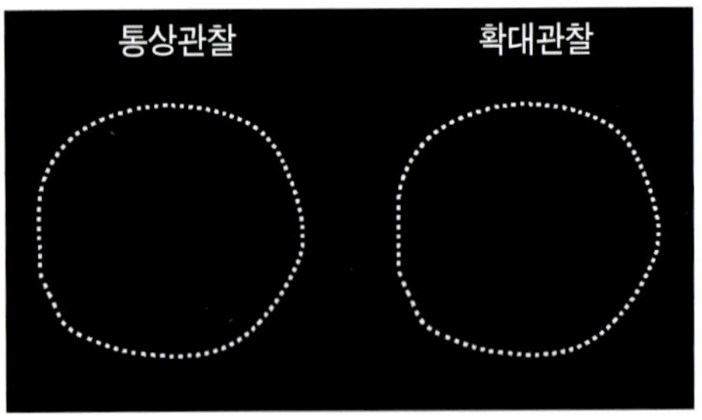

그림 111A. 통상관찰에서 존재진단은 가능하지만, 질적진단 · 경계진단이 통상관찰과 확대관찰 모두에서 불가능한 경우 (미분화형암)

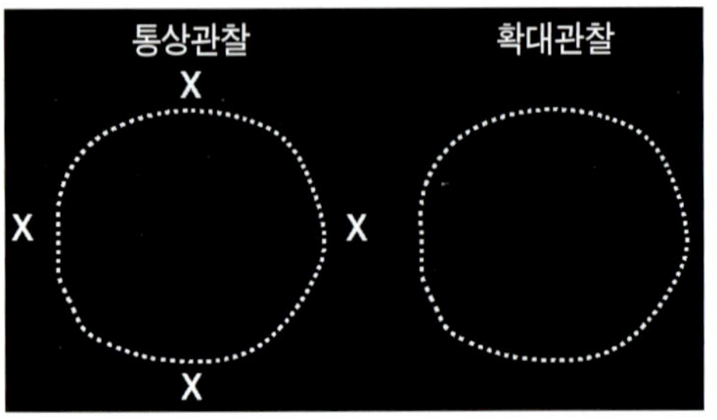

그림 111B. 임상적 대응 : 통상관찰에서 비암점막에 4점 생검을 한다(×).

Category 5.2 증례 : 미분화형암 (그림 112)

중부 체부 대만후벽측, 0 IIc, poorly differentiated adenocarcinoma with signet ring cell carcinoma, 심달도 SM (540 μm)

본 증례의 요약 : 본 증례는 타병원에서 중부체부 대만후벽측의 퇴색점막에서 생검을 시행하여 병리조직학적으로 미분화형암으로 진단되었다. 미분화형암은 ESD의 적응 외 병변이다. 그러나 경계가 불명료하고 술 전에 병변의 크기를 판정할 수 없다는 점, 술 전의 심달도는 점막 내이라는 점, 고령자라는 점까지 환자에게 충분한 설명을 한 뒤 환자의 적극적인 동의를 토대로 진단적 치료목적으로 ESD로 절제하였다.

통상내시경상

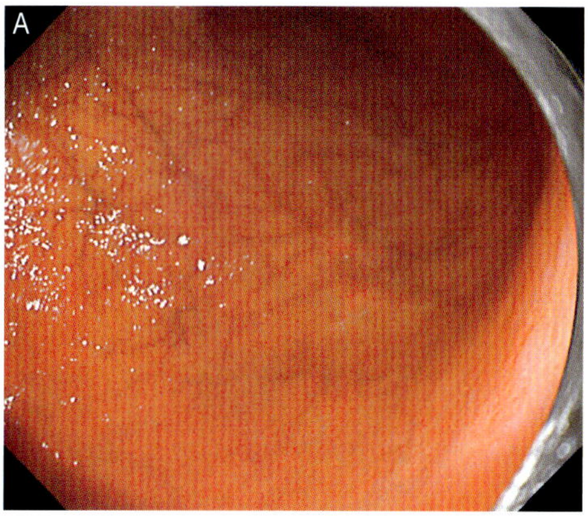

그림 112A. 중부 체부 대만후벽측에 경계가 불명료한 퇴색 점막영역이 관찰되며, 이 부위가 타병원에서 발견된 미분화형암이라고 생각되었다. 하지만 이 부위가 암인가 하는 객관적인 소견이 없어, 질적진단과 엄밀한 경계진단은 불가능하였다.

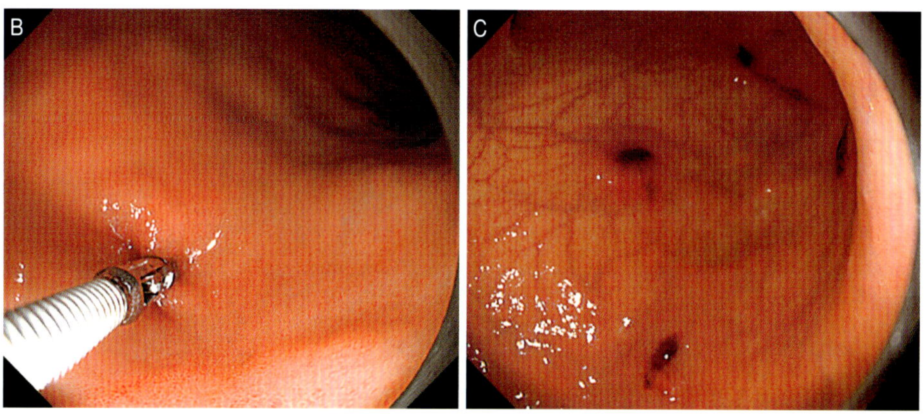

그림 112B, C. 조직학적으로 미분화형이라고 판정되었기 때문에, 본 증례의 절제범위의 진단목적으로 우선 통상내시경하에서 퇴색영역의 주변점막으로부터 4점 생검을 시행하여 생검부위에서 암세포가 존재하지 않음을 확인하였다.

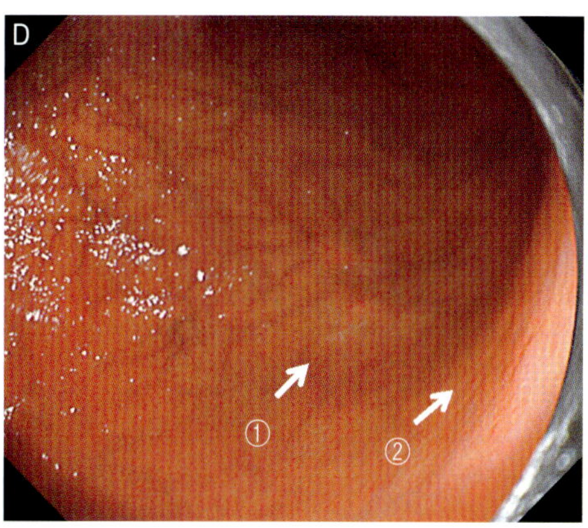

그림 112D. 4점 생검 후에 화살표 ①②의 부위에 대해 시행한 확대관찰을 각각 그림 112E-H에 표시하였다.
화살표 ① : 암점막(미분화형암)
화살표 ② : 비암점막(만성위염)

NBI 병용확대내시경상

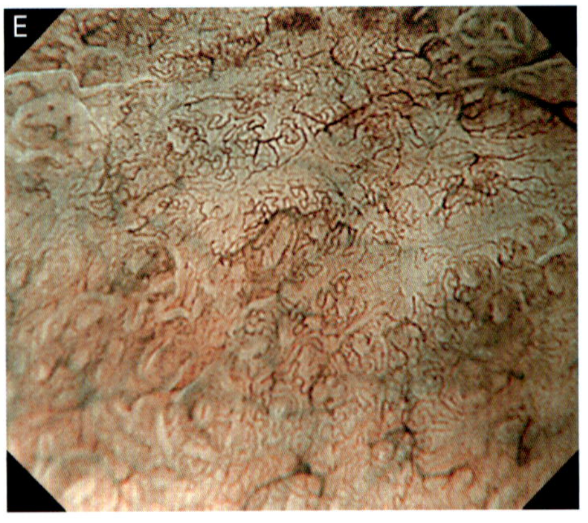

그림 112E. NBI 병용확대내시경상. 그림 112D의 화살표 ①의 퇴색을 향하여 확대관찰을 시행하면, 주변의 regular MV pattern의 밀도는 별로 변하지 않지만 regular MS pattern이 조금씩 불명료해지는 absent MS pattern이었다.

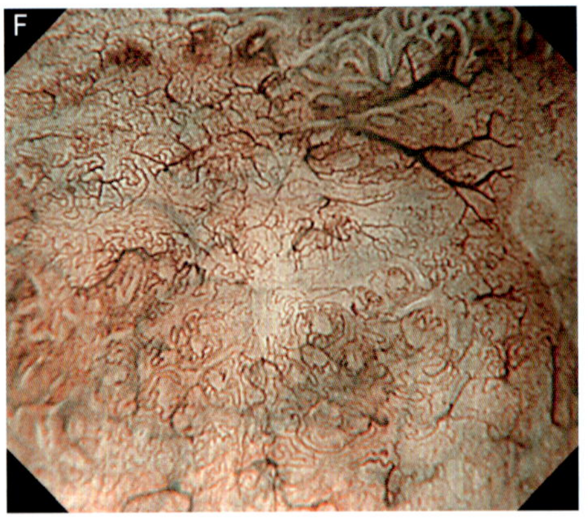

그림 112F. 암점막(미분화형암). NBI 병용확대내시경상. 퇴색의 내부를 관찰하면 absent MS pattern이다.

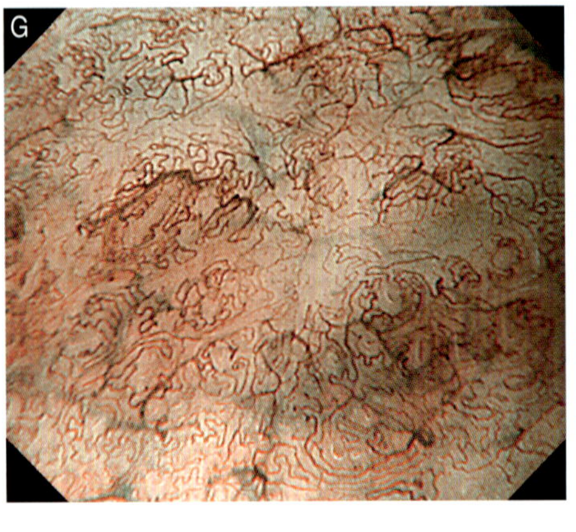

그림 112G. 암점막(미분화형암). NBI 병용확대내시경상(최대배율). Absent MS pattern을 보이는 부위는 점막상피하의 모세혈관과 집합세정맥이 신전된 소견을 보이고 있다. 상피하 모세혈관의 network는 등간격이며, 규칙적인 미로상 혈관(maze-like appearance)상을 보인다. 즉, VS classification은 regular MV pattern plus absent MS pattern without a demarcation line이며, 내시경상만 가지고는 암의 확정진단을 할 수 없다.

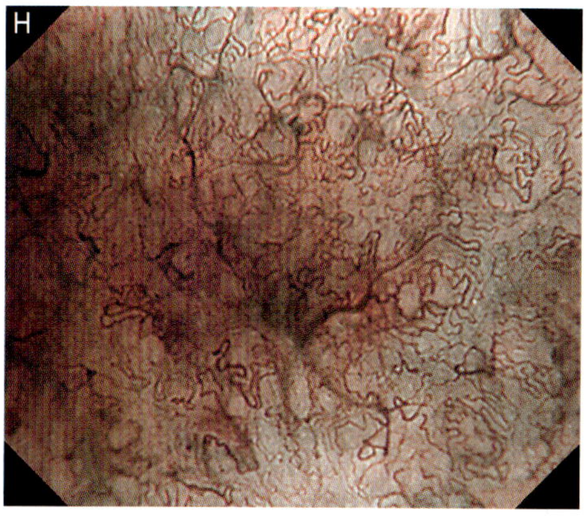

그림 112H. 비암점막(만성위염). NBI 병용확대내시경상(최대배율). 그림 112D의 화살표 ②로 표시된 부위는 병변부터 떨어져 있는 비암점막이지만, 그림 112E보다 정도가 경한 상피하 모세혈관과 집합세정맥이 신전되어 있는 규칙적인 미로상 혈관을 보이고 있다. 즉, VS classification은 regular MV pattern plus absent MS pattern이다. 이러한 소견으로는 암과 비암의 감별진단은 불가능하다.

Marking, 절제표본과 NBI 병용확대내시경상의 비교

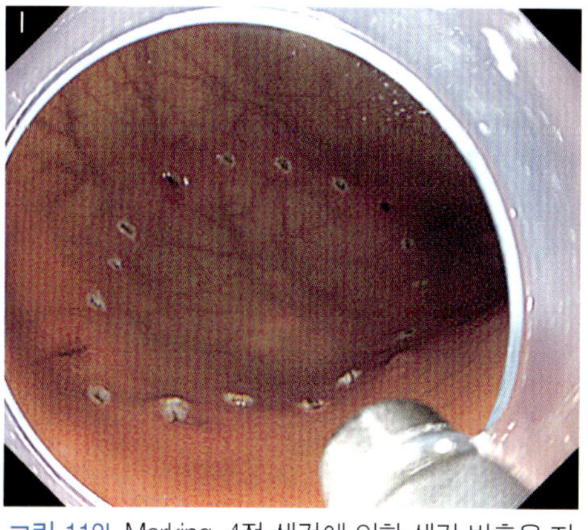

그림 112I. Marking. 4점 생검에 의한 생검 반흔을 지표로 하여 생검 반흔을 포함하여 marking을 한 뒤 ESD로 일괄절제하였다.

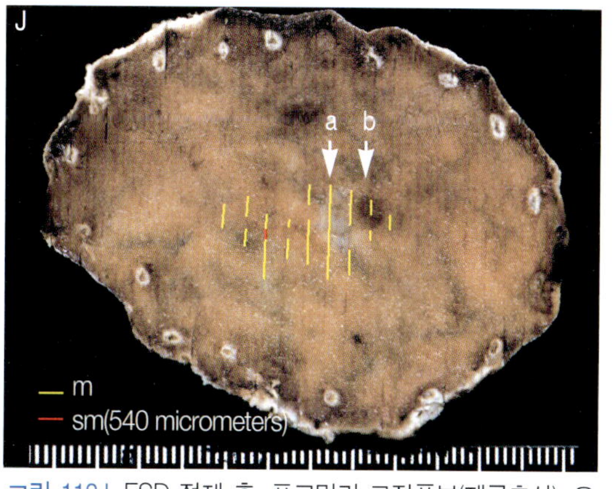

그림 112J. ESD 절제 후, 포르말린 고정표본(재구축상). 우측이 구측. 병변의 재구축상으로부터 암의 크기는 24 mm × 12 mm였다. 심달도는 SM (540 ㎛)였다.

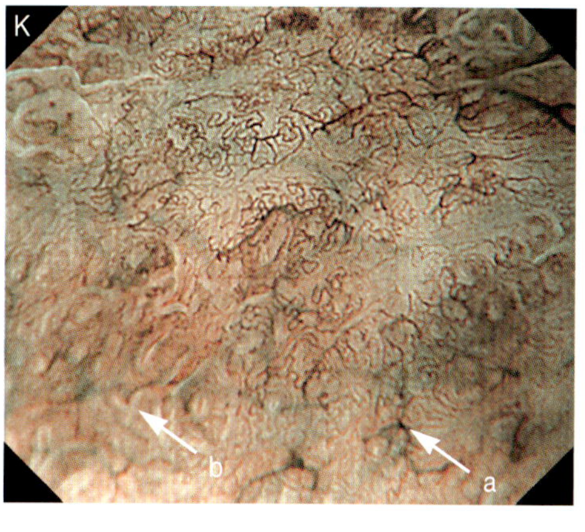

그림 112K. NBI 병용확대내시경상. 그림 112J의 화살표 a의 미로상 혈관에 대응하는 절제표본의 조직학적 소견을 그림 112 L, L′에, 화살표 b의 V · S와 함께 대부분 변화가 없는 부위에 대응하는 절제표본의 조직학적 소견을 그림 112M, M′에 보여주고 있다.

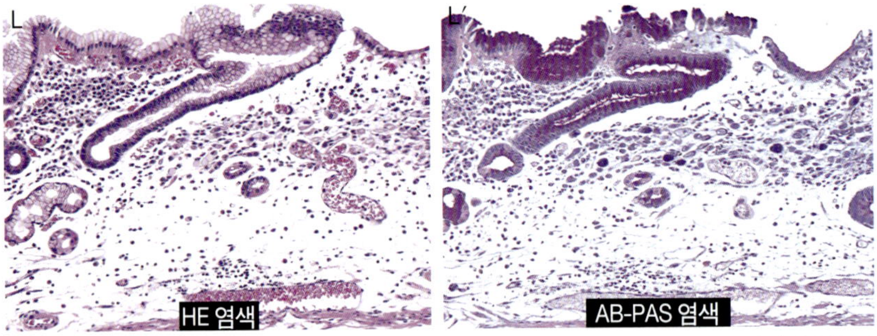

그림 112 L, L'. 인환세포를 가지는 저분화선암이 점막고유층의 표층 1/2을 점거하면서 침윤하고 있다. 암세포가 침윤하는 부위의 피개상피는 평탄하다.

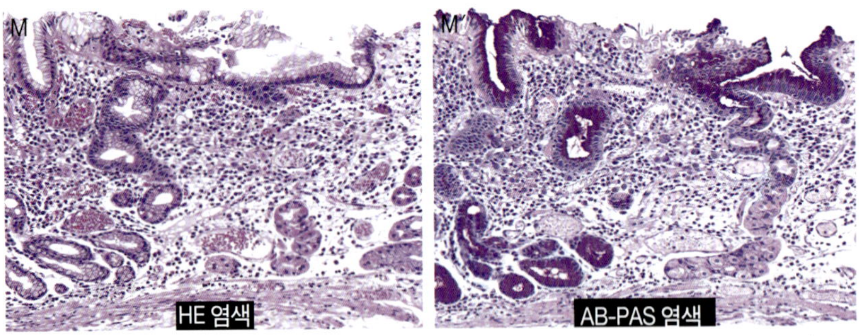

그림 112M, M'. 저분화선암은 점막고유층 중층을 얇게 침윤하고 있으며, 피개상피의 변화는 거의 인지할 수 없다.

고찰

본 증례는 통상내시경이나 확대내시경으로 존재진단이 가능하지만, 질적진단 · 경계진단이 불가능하였다. 조직학적으로 미분화형암이 점막 내에서 발육 침윤하는 경우는, 혈관을 포함하는 고유의 간질증식을 수반하지 않는다. 그러므로 암세포의 양이 적고, 암이 점막 내 중층에 얇게 존재하는 경우에는 기존의 만성위염 점막의 미소혈관이나 점막상피에 변화를 보이지 않는다.[66] 암세포의 양이 증가하여 암이 점막전층에 두껍게 존재하게 되면 기존의 선와변연상피(MCE)를 파괴하여 표층의 피개상피를 엷게 만든다.[66] 그 결과 NBI 병용 확대내시경 소견에서 absent MS pattern을 보이며, 기존의 상피직하의 모세혈관이나 집합세정맥이 신전되기 때문에 규칙적인 미로상 혈관(regular MV pattern with maze-like appearance)을 보인다고 생각된다.

주위의 비암점막을 최대배율로 관찰하면, 그림 112H에 표시된 바와 같이 미분화형암과 같은 모양의 NBI 병용확대내시경소견이 자주 보이게 된다. 그러므로 매우 조기의 미분화형암은 만성위염과의 감별진단이 곤란한 증례가 많아서 NBI 병용확대내시경에 의한 질적진단이나 경계진단능의 한계이다. 반드시 생검조직진단을, 질적진단이나 경계진단의 근거로 해야함을 강조하고 싶다.

14.6 조기위암의 경계진단에 대한 확대내시경의 위치와 임상적 대응

본 장으로부터 이끌어낼 수 있는 조기위암의 경계진단에 대한 확대내시경진단의 위치와 임상적 대응의 알고리즘을 그림 113에 표시하였다.

내시경에 의한 경계진단은 조직형에 따라, 즉 분화형암인가 미분화형암인가에 따라 다르다. 구체적으로 살펴보면, 분화형암의 경우는 색소산포법을 병용하는 통상내시경소견에서 경계가 명료한 경우는 Category 4.1, 4.2에 표시한 바와 같으며, 드물지만 수반 IIb나 부병변이 존재할 수 있음을 염두에 두고 약확대로 절제 범위가 되는 주변의 점막을 관찰하기를 바란다. 또한 분화형암에서 통상내시경으로 경계가 불명료한 경우는 Category 2.3에 표시된 바와 같이 확대내시경을 사용하여 경계진단을 시행한다.

반면 미분화암의 경우는 Category 5.2에 표시된 바와 같이 우선은 통상관찰로 비암부로 진단한 점막에서 생검을 시행한다. 채취한 생검표본의 조직학적 진단에 의해 암이 음성이라는 것이 증명됨에 따라 내시경 절제선이나 외과 절제선을 결정해야 한다. 「미분화형암에 대해서는 통상내시경이나 확대내시경만으로 경계진단을 하지 말아야 한다」고 강조하고 싶다.[67]

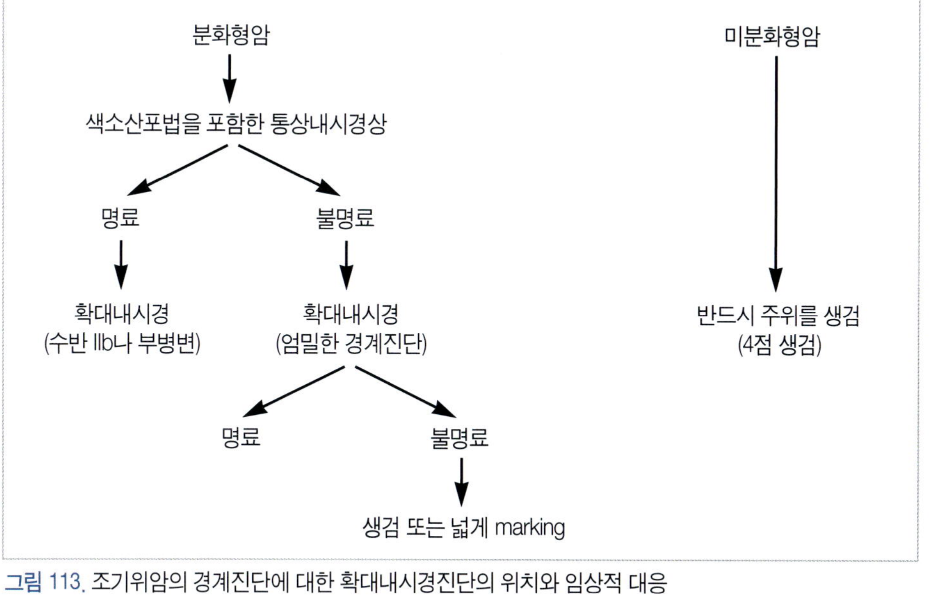

그림 113. 조기위암의 경계진단에 대한 확대내시경진단의 위치와 임상적 대응

약어 일람표

CO	crypt-opening	선개구부
CV	collecting venule	집합세정맥
DL	demarcation line	경계선
IEMI	intraepithelial microinvasion	상피 내 미소침윤
IMSP	irregular microsurface pattern	불규칙한 표면미세구조
IMVP	irregular microvascular pattern	불규칙한 미소혈관 구축상
IP (BC)	intervening part (between crypts)	(선)와간부
LBC	light blue crest	선와변연에서 인지되는 청백색의 선상 반사광
MCE	marginal crypt epithelium	선와변연상피
MS	microsurface structure	표면미세구조
MV	microvascular architecture	미소혈관 구축상
RMSP	regular microsurface pattern	규칙적인 표면미세구조
RMVP	regular microvascular pattern	규칙적인 미소혈관 구축상
S	microsurface pattern	표면미세구조
SEC	subepithelial capillary	상피하 모세혈관
SECN	subepithelial capillary network	상피하 모세혈관총
V	microvascular pattern	미소혈관 구축상
VEC	vessels within epithelial circle	원형상피 내 혈관
VS	vessel plus surface	미소혈관 구축상과 표면미세구조
WOS	white opaque substance	점막 백색불투명물질

참고문헌

1) 八尾建史, 岩下明捘. 擴大內視鏡の胃疾患への應用. GastroenteroI Endosc 2006;48:1091-1101

2) Yao K, Takaki Y, Matsui T, et al. Clinical application of magnification endoscopy and narrow-band imaging in the upper gastrointestinal tract : New imaging techniques for detecting and characterizing GI neoplasia. Gastrointest Endosc Clin N Am 2008;18: 415-433

3) Yao K, Iwashita A, Matsui T. A new diagnostic classification system by magnification endoscopy and narrow-band imaging in the stomach : microvascular (MV) architecture and microsurface (MS) structure. Tajiri H, Nakajima M, Yasuda K (editors). New challenges in gastrointestinal endoscopy. Springer, pp169-176, 2008

4) Yao K, Anagnostopoulos GK, Ragunath K. Magnifying endoscopy for diagnosing and delineating early gastric cancer. Endoscopy 2009;41:462-468

5) 工藤惠子, 爲我井芳郎, 中田高央. 早期胃癌の擴大內視鏡觀察における微細表面構造と微小血管像の對比. Gastric Cancer 第80回 日本胃癌學會總會記事 2008:212

6) 八尾建史, 長浜 孝, 松井敏幸. 胃粘膜微小血管像をタ-ゲットにした胃擴大內視鏡觀察手技. GastroenteroI Endosc 2008:50:1145-1153

7) 八尾建史, 津田純郎, 八尾恒良. 畵像處理の應用. 丹羽寛文, 井田和德 編. 色素・擴大內視鏡の最前線. 日本メディカルセンタ-, pp250-254, 1998

8) Yao K, Kato M, Fujisaki J. Techniques using the hemoglobin index for gastric mucosa. Endoscopy 2005:37:479-486

9) Yao K, Oishi T, Matsui T, et al. Novel magnified endoscopic findings of microvascular architecture in intramucosal gastric cancer. Gastrointest Endosc 2002;56:279-28

10) 八尾建史, 岩下明籍, 八尾恒良, ほか. IIb・IIcと鑑別を要する平坦・發赤病變の擴大內視鏡像-微小血管構築所見の良惡性所見における有用性を求めて. 胃と腸 2002:37:1725-1733

11) Yao K, Iwashita A, Matsui T, et al. Microvascular architecture in gastric flat reddened lesions visualized by magnified endoscopy : usefulness for differentiating between gastritis and gastric cancer. Gastrointest Endosc 2003;57 :AB156

12) Yao K, Iwashita A, Matsui T, et al. The magnified endoscopic findings of an irregular microvascular pattern is a very useful marker for differentiating between gastritis and gastric cancer : a prospective study. Gastrointest Endosc 2004;59:AB169

13) Yao K, Iwashita A, Haraoka S, et al. Novel zoom-endoscopy technique visualizing the mucosal

microvascular architecture is useful for making a correct diagnosis of gastric reddened flat mucosal lesions (gastritis vs. gastric cancer). Endoscopy 2004;36(Suppl I):A6

14) Yao K, Iwashita A, Sou S, et al. Novel zoom endoscopy technique based on gastric microvascular architecture is useful to differentiate between flat early gastric cancers and gastritis. Gut 2006:25(Suppl II):A66

15) Yao K, Iwashita A, Kikuchi Y, et al. Novel zoom endoscopy technique for visualizing the microvascular architecture in gastric mucosa. Clin Gastroenterol Hepatol 2005;3:S23-S26

16) Yao K, Iwashita A, Tanabe H, et al. Novel zoom endoscopy technique for diagnosis of small flat gastric cancer, a prospective, blind study. Clin Gastroenterol Hepatol 2007;5:869-878

17) Yao K, Yao T, Iwashita A. Determining the horizontal extent of early gastric carcinoma : two modern techniques based on differences in the mucosal microvascular architecture and density between carcinoma and non-carcinomatous mucosa. Dig Endosc 2002;14(Suppl):S83-S87

18) 八尾建史, 賴岡 誠, 高木靖寛, ほか. 胃粘膜の擴大觀察：微小血管構築像を指漂とした分化型早期胃癌の場界診斷. 胃と腸 2003:38:1687-1700

19) Yao K, Iwashita A, Yao T. Early gastric cancer : proposal for a new diagnostic system based on microvascular architecture as visualized by magnifying endoscopy. Dig Endosc 2004;16:S110-S117

20) Yao K, Kikuchi Y, Tanabe H, et al. Novel zoom-endoscopy technique for visualizing the microvascular architecture of early gastric cancer enables the precise margin of the cancer to be determined thereby allowing successful resection by the endoscopic submucosal dissention method. Endoscopy 2004;36(Suppl):A6

21) 八尾建史, 岩下明得. 胃粘膜微小血管構築像を指標にした早期胃癌の擴大內視鏡診斷. 消化管擴大內視鏡の實際. 田尻久雄, 田中信治 篇, 金原出版, pp97-109, 2004

22) Badreldin R, Barrett P, Wooff DA, et al. How good is zoom endoscopy for assessment of villous atrophy in coeliac disease? Endoscopy 2005;10:994-998

23) Yabe H. Magnifying ratio and resolution of electronic endoscopes. Dig Endosc 2002;14(Suppl):S88-S90

24) Yao K, Oishi T. Microgastroscopic findings of mucosal microvascular architectures as visualized by magnifying endoscopy. Dig Endosc 2001;13(Suppl):S27-S33

25) Yao K. Gastric microvascular architecture as visualized by magnifying endoscopy : body mucosa and antral mucosa without pathological change demonstrate two different patterns of microvascular architecture. Gastrointest Endosc 2004;59:596-597

26) 八木一芳, 中村厚夫, 關根厚雄, ほか. *Helicobacter pylori* 陰性・正常胃粘膜內視鏡像の檢討. Gastroenterol Endosc 2000;42:1977-1987

27) Yagi K, Nakamura A, Sekine A. Characteristic endoscopic and magnified endoscopic findings in the normal stomach without *Helicobacter pylori* infection. J Gastroenterol Hepatol 2002;17:39-45

28) Gannon B, Browning J, O'brien P. The microvascular architecture of the glandular mucosa of rat stomach. J Anat 1982;135:667-683

29) Gannon B, Browning J, O'brien P, et al. Mucosal microvascular architecture of the fundus and body of human stomach. Gastroenterology 1984;86:866-875

30) Nakagawa S, Kato M, Shimizu Y, et al. Relationship between histopathologic gastritis and mucosal microvascularity : observation with magnifying endoscopy. Gastrointest Endosc 2003;58:71-75

31) Yao K, Nagahama T, Hirai F, et al. Clinical application of magnification endoscopy with NBI in the stomach and the duodenum. In Cohen J, editor, Comprehensive atlas of high-resolution endoscopy and narrow band imaging. Blackwell Publishing Ltd, pp83-103, 2007

32) Prokopiw I, Hynna-Liepert TT, Dinda PK, et al. The microvascular anatomy of the canine stomach - A comparison between the body and the antrum. Gastroenterology 1991:100:638-647

33) Raschke M, Lierse W, van Ackeren H. Microvascular architecture of the mucosa of the gastric corpus in man. Acta Anat 1987;130:185-190

34) Yagi K, Nakamura A, Sekine A. Comparison between magnifying endoscopy and histological, culture and urease test findings from the gastric mucosa of the corpus. Endoscopy 2002;34:376-381

35) Anagnostopolous GK, Yao K, Kaye P, et al. High-resolution magnification endoscopy can reliably identify normal gastric mucosa, *Helicobacter pyIori*-associated. gastritis, and gastric atrophy. Endoscopy 2007;39:202-207

36) 八木一芳, 中村厚夫, 關根厚雄. 胃炎の擴大內視鏡診斷. GastroenteroI Endosc 2007:49:1251-1257

37) 後藤田卓志, 下田忠和, 藤城光弘, ほか. 內視鏡的に良性とされ生検で確診された早期胃癌の特徵. とくに慢性胃炎と鑑別困難な早期胃癌について. 胃と腸 1999:34:1495-1503

38) Gono K, Yamazaki K, Doguchi N, et al. Endoscopic observation of tissue by narrow band illumination. Optical Review 2003;10:211-215

39) Gono K. An introduction to high-resolution endoscopy and narrow band imaging. Cohen J (editor). Comprehensive atlas of high-resolution endoscopy and narrow band imaging. Boston : Blackwell Publishing, pp9-22, 2007

40) Uedo N, Ishihara R, Iishi H, et al. New diagnostic modality of gastric intestinal metaplasia : narrow band imaging system with magnifying endoscopy. Gastrointest Endosc 2005;61:AB184

41) Uedo N, Ishihara R, lishi H, et al. A new method of diagnosing gastric intestinal metaplasia : narrow-band imaging with magnifying endoscopy. Endoscopy 2006;38:819-824

42) Tahara, T, Shibata T, Nakamura M, et al. Light blue crest sign, a favorable marker for predicting the severity of gastric atrophy in the entire stomach. Endoscopy 2008;40:880

43) Uedo N. Light blue crest (blue fringe) : Endoscopic diagnosis of pathology. Endoscopy 2008;40:881

44) Yao K, Nagahama T, Iwashita A, et al. White opaque substance may be another marker of intestinal

metaplasia, and light blue crests can be detected within gastric neoplasia. Gastrointest Endosc 2009 (in press)

45) 八尾建史, 中村 守, 長浜 孝, ほか. 擴大內視鏡による癌の進展範圍診斷. 胃と腸 2007;42:735-745

46) Yao K, Iwashita A, Matsui T, et al. White opaque substance (WOS) within superficial-elevated gastric neoplasia as visualized by magnification endoscopy with narrow-band imaging : A new useful marker for discriminating adenoma from carcinoma. Endoscopy 2007;39(Suppl I):A16

47) Yao K, Iwashita A, Tanabe H, et al. White opaque substance within superficial elevated gastric neoplasia as visualized by magnification endoscopy with narrow-band imaging : a new optical sign for differentiating between adenoma and carcinoma. Gastrointest Endosc 2008;68:574-580

48) Yao K, Iwashita A, Nagahama T, et al. White opaque substance as visualized by magnifying endoscopy with narrow-band imaging : a new useful sign for differentiating high-grade dysplasia/early carcinoma from low-grade dysplasia in the gastric neoplastic lesions. Endoscopy 2008:40(Suppl I):A61

49) Matsushita M, Mori S, Uchida K, et al. "White opaque substance" and "light blue crest" within gastric flat tumors or intestinal metaplasia : same or different signs? Gastrointest Endosc 2009 (in press)

50) 八尾建史, 岩下明德, 松井敏幸. NBIによる早期胃癌の內視鏡像. 長南明道, 田中信治, 田尻久雄編. 改訂版 內視鏡診斷のプロセスと疾患別內視鏡像, 上部消化管. 日本メディカルセンタ-, pp334-342

51) 八尾建史, 松井敏幸, 岩下明接. 早期胃癌診斷におけるNBI併用擴大內視鏡の臨床應用. 日消誌 2007:104:782-789

52) Uedo N, Ishihara R, Iishi H, et al. A new method of diagnosing gastric intestinal metaplasia : narrow-band imaging with magnifying endoscopy. Endoscopy 2006;38:819-824

53) 小山恒男, 友利彰壽, 堀田欣一, ほか. ESDに必要な胃癌術前診斷-內視鏡診斷, 側方進展診斷を中心に-酢酸・擴大觀察を含めて. 胃と腸 2005;40:761-768

54) 八尾建史, 長浜 孝, 宗 祐人, ほか. 陷凹性小胃癌の鑑別診斷 : 擴大內視鏡所見と通常內視鏡鏡所見の對比. 胃と腸 2006;41:781-794

55) Anagnostopoulos GK, Yao K, Kaye P, et al. Novel endoscopic observation in Barrett's oesophagus using high resolution magnification endoscopy and narrow band imaging. Gut 2006;55:S11:A105

56) Anagnostopoulos GK, Yao K, Kaye P, et al. Novel endoscopic observation in Barrett's oesophagus using high resolution magnification endoscopy and narrow band imaging. Aliment Pharmacol Ther 2007;26:501-507

57) 瀧澤登一郎. 第4章 II.1. 乳頭線癌. 胃の病理形態學. 醫學書院, pp114-115, 2003

58) 瀧澤登一郎. 第4章 III. 乳頭線癌と管狀線癌の比較. 胃の病理形態學. 醫學書院, pp123-125, 2003

59) Arima M, Tada M, Arima H. Evaluation of microvascular patterns of superficial esophageal cancers by magnifying endoscopy. Esophagus 2005;2:191-197

60) 瀧澤登一郎. 第4章 胃癌. 胃の病理形態學. 醫學書院, pp108-179, 2003

61) 長浜 孝, 松井敏幸, 槙信一朗, ほか. 內視鏡的經過例からみた早期胃癌の深達度と時間的推移. 胃と腸 2008;43:1735-1751

62) 細川 治, 海崎泰治, 渡邊國重, ほか. 非癌との境界のわかりにくい胃癌は增加しているのか. 胃と腸 2001;36:1229-1237

63) 八尾建史, 宗 祐人, 菊池陽介, ほか. 早期胃癌の現況と將來-內視鏡の立場から, 擴大內視鏡と切開・剝離法は早期胃癌診斷をどう變えたか? 胃と腸 2005:40:49-64

64) 武市昌郎, 長浜 孝, 八尾建史. 內視鏡治療のための胃癌範圍診斷. Gastroenterol Endosc 2008;50(Suppl 2):2220

65) 中村 守, 長浜 孝, 八尾建史, ほか. 浸潤範圍診斷が困難であった胃型形質を有する胃超高分化線癌 0 IIc+IIbの1例. 胃と腸 2007;42:1182-1185

66) 八尾恒良, 藤原 侃, 渡邊英伸, ほか. 胃癌の浸潤範圍の內視鏡診斷. 胃と腸 1972;7:725-738

67) 梨本 篤, 八尾建吏, 大倉康男, ほか. 座談會 : 未分化型胃粘膜內癌に對するESD適應擴大の可能性. 胃と腸 2009;44:101-117

INDEX

‖ ㅈ

‖ ㅊ

‖ ㅍ

‖ ㅎ

‖ A

‖ B

‖ C

‖ D

‖ E

‖ F

U

V

W